子どもの睡眠ガイドブック

― 眠りの発達と睡眠障害の理解 ―

駒田陽子・井上雄一

[編]

朝倉書店

序

　成長途上にある子どもにとって，規則正しく，十分な睡眠が重要であることは誰しも認めるところである．にも関わらず，現代社会に生きる子どもたちは必要な睡眠時間を確保できていない．我が国における生活の夜型化と睡眠時間の短縮は，大人だけでなく子どもでも認められ，国際的に強く問題視されている．就学前の子どもをもつ親は，子どもの睡眠・覚醒リズムが安定しないこと，夜間睡眠中の中途覚醒，夜泣きなどに困って，小児科や健診現場，幼稚園・保育園で悩みを訴える．また子どもが思春期に入ると，睡眠や生体リズムの変化といった生物学的な要因だけでなく，学校や課外活動による時間的制約，電子機器やインターネットなどの社会環境が複合的に，子どもたちの睡眠を阻害し始める．増加する不登校生徒の実に3分の1が生体リズムや睡眠の問題を抱えており，睡眠専門外来では子どもの受診数が，近年増加している．睡眠の問題は，学校生活に直接的に影響し，子どもの健やかな成長を妨げることから，子どもの睡眠に関する科学的知識，生活習慣の指導のあり方を模索する医師・教師が増えている．

　本書では，このような現状を踏まえて，医師や心理士をはじめとした医療・保健スタッフ，教育関係者などを対象として，子どもの睡眠の基礎知識と子どもの睡眠障害の病態生理，臨床特性と治療法について幅広く概説しており，わが国で初めて，子どもの睡眠の基礎と臨床を過不足なく網羅したものになったと自負している．睡眠問題のもたらす症状や心身への影響は，大人と子どもではかなり異なっており，より総合的な判断と慎重な対応が求められるが，本書により子どもの睡眠・睡眠障害に関する理解が深まり，将来を担う子どもたちの健やかな発達につながることを強く期待したい．

2019年6月

駒田陽子・井上雄一

編集

駒田　陽子	明治薬科大学リベラルアーツ
井上　雄一	東京医科大学睡眠学講座／睡眠総合ケアクリニック代々木

執筆者 (五十音順，敬称略)

池田このみ	東京慈恵会医科大学附属第三病院耳鼻咽喉科
井上　雄一	東京医科大学睡眠学講座／睡眠総合ケアクリニック代々木
碓氷　　章	睡眠総合ケアクリニック代々木
岡島　　義	東京家政大学人文学部心理カウンセリング学科
加藤　稲子	三重大学大学院医学系研究科周産期新生児発達医学講座
神山　　潤	東京ベイ・浦安市川医療センター
駒田　陽子	明治薬科大学リベラルアーツ
柴田　重信	早稲田大学先進理工学部電気・情報生命工学科
志村　哲祥	東京医科大学精神医学分野／菅野病院精神科・睡眠外来
白川修一郎	睡眠評価研究機構
鈴木みゆき	国立青少年教育振興機構
高江洲義和	杏林大学医学部精神神経科学教室
田中　秀樹	広島国際大学心理学部心理学科
田村　典久	兵庫教育大学学校教育研究科
千葉伸太郎	太田総合病院睡眠障害センター／東京慈恵会医科大学耳鼻咽喉科学教室
對木　　悟	神経研究所研究部睡眠学研究室／睡眠総合ケアクリニック代々木
中村　真樹	青山・表参道睡眠ストレスクリニック
樋口　重和	九州大学大学院芸術工学研究院デザイン人間科学部門
福田　一彦	江戸川大学社会学部人間心理学科／江戸川大学睡眠研究所
古谷　真樹	神戸大学大学院人間発達環境学研究科人間発達専攻
水野　一枝	東北福祉大学感性福祉研究所
山仲勇二郎	北海道大学大学院教育学研究院生活健康学研究室

目　　次

第1章　眠りは命の源—眠りの大切さ— 〔白川修一郎〕 1
1.1 睡眠現象はあらゆる生命体に—哺乳類の動物種と1日の総睡眠時間— 1
- 1.1.1 睡眠とは　*1*
- 1.1.2 動物種と人間の睡眠時間　*3*

1.2 成長発達と睡眠—なぜ眠りが必要か，人の年齢別の睡眠時間— 4
- 1.2.1 年齢別に必要とされる睡眠時間と睡眠構造の発達的変化　*4*
- 1.2.2 睡眠・覚醒リズムの発達に伴う変化　*5*
- 1.2.3 子どもの発達における睡眠の必要性　*6*

●コラム1　子どもの寝相はなぜ悪い 〔水野一枝〕 9

第2章　生体リズムと心身の健康 11
2.1 食と生体リズム 〔柴田重信〕 11
- 2.1.1 体内時計作用栄養学　*12*
- 2.1.2 時間栄養学　*15*

●コラム2　受験勉強を乗り切る塾弁・夜食って？ 〔柴田重信〕 18

2.2 光と生体リズム 〔樋口重和〕 20
- 2.2.1 光の非視覚的な作用　*20*
- 2.2.2 ヒトの概日リズムの測定　*20*
- 2.2.3 光による概日リズムの位相シフト　*21*
- 2.2.4 光によるメラトニンの分泌抑制　*23*
- 2.2.5 光の波長による違い　*23*
- 2.2.6 子どもへの光の影響　*24*
- 2.2.7 メディアとの関係　*26*

●コラム3　ブルーライトと睡眠 〔柴田重信〕 27

2.3 運動と生体リズム 〔山仲勇二郎〕 28
- 2.3.1 ヒト生物時計の基本性質　*29*
- 2.3.2 運動による生物時計の調節機序　*31*
- 2.3.3 異なる照明条件下での運動が生物時計に与える影響　*34*
- 2.3.4 運動時刻の違いが睡眠と生理機能に与える影響　*36*
- 2.3.5 子どもの生活時間と生体リズムの乱れ　*37*

- 2.4 社会的ジェットラグと健康 〔駒田陽子〕 39
  - 2.4.1 クロノタイプ　39
  - 2.4.2 社会的ジェットラグ　40
  - 2.4.3 社会的ジェットラグが心身の健康に及ぼす影響　41
  - 2.4.4 社会的ジェットラグから概日リズム変調へのグラデーション　42
  - 2.4.5 社会的ジェットラグに対する取り組み　44

第3章　日本の子どもの眠りと睡眠教育―世界と比較して― 48

- 3.1 子どもの睡眠の文化的特徴 〔駒田陽子〕 48
  - 3.1.1 乳児の睡眠の文化差　48
  - 3.1.2 幼児の睡眠の文化差　52
  - 3.1.3 児童思春期の睡眠の文化差　53
- 3.2 就学前の子どもへの睡眠教育 〔福田一彦〕 55
  - 3.2.1 就学前の子どもの眠りについて　55
  - 3.2.2 寝ることに対する抵抗　55
  - 3.2.3 睡眠教育を誰に行うのか　56
  - 3.2.4 保育園の午睡が夜ふかしを促す　57
  - 3.2.5 食事と入浴の順序を変更する　59
  - 3.2.6 暗めでオレンジ色の照明に変更する　59

●コラム4　「保育所保育指針」の改定と指針における午睡について 〔鈴木みゆき〕 61

- 3.3 小中高校生への睡眠教育 〔田中秀樹・田村典久・古谷真樹〕 62
  - 3.3.1 児童, 思春期の睡眠問題とその影響　62
  - 3.3.2 日中, 授業中の眠気を強める要因　63
  - 3.3.3 学校での睡眠教育のポイント　63
  - 3.3.4 睡眠教育プログラム　63
  - 3.3.5 生活リズムチェックリストの活用法―目標設定の重要性―　64
  - 3.3.6 睡眠日誌を読み取るポイント　66
  - 3.3.7 高校生への睡眠マネジメントの実践　66
  - 3.3.8 学校での睡眠マネジメント実施形態と効果評価　68
  - 3.3.9 遅刻・欠席日数の増加, 不登校への対応と実践例　69
  - 3.3.10 今後の課題と期待　71
- 3.4 子どもの睡眠・眠気の自覚的評価法 〔駒田陽子〕 72
  - 3.4.1 睡眠の評価　73
  - 3.4.2 生体リズムの評価　75
  - 3.4.3 眠気の評価　79

第4章　臨床編―子どもの眠りの病気― ―――――――――― 83

4.1 乳幼児突然死症候群（SIDS） ……………………………………〔加藤稲子〕83
4.1.1 乳幼児突然死症候群（SIDS）と乳幼児突発性危急事態（ALTE）の定義　83
4.1.2 疫　学　83
4.1.3 病　態　86
4.1.4 診　断　87
4.1.5 発症リスクの軽減　87
4.1.6 家族への支援　88

4.2 睡眠中の異常行動―夜尿，夜泣き，悪夢― ………………〔白川修一郎〕89
4.2.1 夜　尿　89
4.2.2 夜泣き　92
4.2.3 悪　夢　93

●コラム5　金縛りは霊のしわざなのか？　夢を見るのは眠りが浅いからか？
　　　　　………………………………………………………………〔福田一彦〕98

4.3 覚醒障害―小児期の睡眠中の異常行動― ……………………〔井上雄一〕100
4.3.1 覚醒障害の概要　100
4.3.2 症状と経過　100
4.3.3 鑑別診断　101
4.3.4 疫学的事項　102
4.3.5 病態生理　102
4.3.6 覚醒障害の治療　103

4.4 概日リズム睡眠・覚醒障害（CRSWD） ………………………〔碓氷　章〕106
4.4.1 概日リズム睡眠・覚醒障害の診断　106
4.4.2 DSWPD，N24SWD の有病率，発症機序，合併症　109
4.4.3 DSWPD，N24SWD の治療　110

4.5 過　眠　症 ……………………………………………〔中村真樹・井上雄一〕113
4.5.1 ナルコレプシー　113
4.5.2 特発性過眠症　115
4.5.3 クライネ-レビン症候群（KLS）　116
4.5.4 睡眠不足症候群　118
4.5.5 その他，過眠を呈する疾患（薬物，頭部外傷など）　119

4.6 むずむず脚症候群（RLS） ………………………………………〔井上雄一〕121
4.6.1 小児 RLS の症状　122
4.6.2 小児 RLS の疫学　123
4.6.3 RLS の病態　124
4.6.4 小児 RLS の治療と対応　125
4.6.5 経過と予後に関する課題　126

4.7 発達障害と睡眠 ……………………………〔志村哲祥・高江洲義和〕129
 4.7.1 総　論　*129*
 4.7.2 ASDと睡眠　*130*
 4.7.3 ADHDと睡眠　*133*
●コラム6　子どもの睡眠問題に対する認知行動療法 …………………〔岡島　義〕138
4.8 小児の閉塞性睡眠時無呼吸（OSA）……………〔池田このみ・千葉伸太郎〕140
 4.8.1 小児OSAの疫学　*140*
 4.8.2 小児OSAの病態　*140*
 4.8.3 小児OSAの診断　*144*
 4.8.4 小児OSAの治療　*146*
 4.8.5 小児OSAのマネジメント　*149*
4.9 上気道形態からみたいびきと閉塞性睡眠時無呼吸（OSA）………〔對木　悟〕153
 4.9.1 上気道閉塞は流体力学的な現象である　*153*
 4.9.2 上気道閉塞を解剖学的バランスから考える　*155*
 4.9.3 小児OSAに対するアプローチ　*156*
 4.9.4 いびきやOSAを予防するためには　*157*
4.10 遺伝性疾患と睡眠 ……………………………………………………〔神山　潤〕159

索　　引 ……………………………………………………………………………… 170

（見出しイラスト：神﨑　史）

第1章
眠りは命の源―眠りの大切さ―

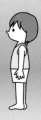

■ 1.1 睡眠現象はあらゆる生命体に―哺乳類の動物種と1日の総睡眠時間―

1.1.1 睡眠とは

　睡眠について理解を深め，睡眠とはどのような生命現象であり，どのような役割をもつものであるかを，はじめに簡単に説明する．睡眠をどのように定義するかで違ってくるが，睡眠と覚醒を，休止期と活動期に置き換えて調べてみると，藍藻などの原核生物やユーグレナ藻（ミドリムシ）などの下等な生命体から高等な哺乳類まで共通して見られる現象である．

　一方で，人間の睡眠は単なる静止状態ではない．また，単に覚醒できなくなった状態でもない．人間の睡眠は，複雑な過程が関係した生命現象である．人間の睡眠は，進化の過程で動物として獲得した形質と，人間が脳を特異的に発達させてきた過程で獲得した形質が混在した現象である．特に人間の脳においては，前頭連合野と頭頂連合野はニホンザル以下の動物種と比べ特異な発達を示し，大脳皮質での占める割合が極めて多い．極論かもしれないが，前頭連合野と頭頂連合野の働きが，動物種としてのヒトを他の哺乳類と異なる人間として存在させている．ヒトが人間として生きていることで酷使される前頭連合野と頭頂連合野の働きを十分に発揮させることができるように，人間は特異な睡眠を獲得してきた経緯がある．さらに，体温調節機構も長時間の持続的な活動を可能とするように，人間では特に進化してきた．このような進化の過程を経て，人間の睡眠は，次のような特徴をもっている．

　a．動物（哺乳類）として進化の過程で獲得した特徴

　1）睡眠とは，食料（餌）が確保できない時間帯に，エネルギーをできるだけ使わない状態を維持するために，進化の途上で動物が獲得した生命現象である．

　食（餌）が睡眠にどのように影響しているかを示すよい例がある．よく知られているように，多くのコウモリは夜行性の哺乳類で，夕方から夜間にかけて昆虫などの餌を探して活動する．図1.1のフィンランドコウモリの行動の年変動について調査した研究[1]では，夜行性であるコウモリは暖かい期間には夜に摂食行動が集中し，昼に眠り活動が休止している．一方で，夜間に昆虫の活動が鈍る寒い時期（5月と10月）には，昼間に活動し餌を取り，夜に眠りについている．このように，睡眠は食行動と密接に関係した生命現象である．

　2）体がエネルギーをできるだけ使わないためには，体のエネルギー産生を低下してしまうと効率的である．エネルギー産生は体温を下げることにより抑制することがで

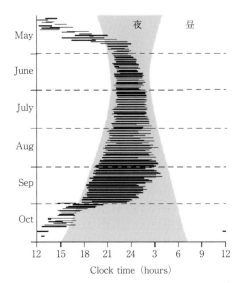

図 1.1 フィンランドコウモリの活動時間帯の年変動[1]
黒棒がフィンランドコウモリの活動を示し，灰色のゾーンがフィンランドでの夜の時間帯である．暖かい季節には，夜行性のフィンランドコウモリは夜間に活動するが，5月や10月の寒い時期には昆虫が夜に活動しないため，フィンランドコウモリも餌を取り活動する時間帯が昼に移行し，夜には眠りについて休止する．

きる．人間の睡眠では，皮膚の表面から体熱を外に放散し体温を下げるメカニズムをつくりだした．人間では，眠くなったときに，手のひらなどに顕著に現れるように，末梢の細動脈が拡張し血流量が増え，四肢の外皮が暖かくなり深部の体熱を外部に放散する．さらに，睡眠の前半で多量に発汗し気化熱で体熱を外部に放出する．すなわち，躯幹部（深部）の体温を積極的に下げようとする睡眠のメカニズムが働くためである．そのため，体熱を外に逃がしにくい環境（高温多湿の夏場や細動脈が収縮する寒冷環境など）では眠りに入りにくくなる．

3）体の中でエネルギーを最も使用する臓器の1つは筋肉である．一方で，動物は本来が動く物であるために，ほとんど動かない状態を目覚めたままで数時間も保っていることは大変難しい．そのような状態を保つことは強いストレス（拘束ストレス）にもなる．長い時間，動かない状態を保つためには，筋肉の緊張を積極的に低下（弛緩）させ，動けない状態をつくったほうが効率的である．また，筋肉の疲労も解消されやすい．

4）体が動かない状態にあると，敵に襲われたときに逃避することや自分を防御することが難しいので，捕食されやすくなる．一般に捕食動物は，動く物を見分けやすいように視力（動体視力）を発達させてきた．そこで，敵に見つかりにくいように，外部からの小さな刺激には，睡眠中は脳や体が反応しない状態を動物は積極的につくってきた．

5）一方で，外部から一定以上の刺激があったときに，睡眠から目覚めることができないと，野火などの大きな危険が迫ったときに困ったことになる．睡眠の状態が質的に悪化すると，わずかな内外の刺激で中途覚醒がしばしば引き起こされて不眠が生じるのも，睡眠本来のこの特徴が原因である．

b. 人間として進化の過程で獲得した特徴

6）睡眠は，脳内の睡眠発現メカニズムの働きで発生し調節されている現象で，個体の生理的な必要性により生じる現象である．人間の睡眠発現のメカニズムは古い脳の部分（脳幹）に集中し，睡眠には脳の新しい部分（大脳皮質）を休息させ働きを回復させるための役割がある．したがって，睡眠では，脳が休息することで覚醒のレベルが低下した状態となる．そのため，眠気が強い状態では，覚醒時でも脳が適切に働かなくなる．

7）睡眠には，起きているときにしっかりと働いた交感神経（自律神経の1つ）を休息させる働きがある．睡眠中に交感神経が十分に休息しないと，覚醒時の自律神経の働きに失調が生じることになる（自律神経失調）．

8）睡眠は生体リズムを駆動している体内時計に強く影響されて生じている現象である．体内時計は体内に多数存在し，時計遺伝子はほぼすべての細胞に存在するが，人

間の体内時計のマスタークロックは，脳内の視床下部視交叉上核（SCN）に存在している．しかし，人間の成人ではマスタークロックの支配力が弱く，睡眠・覚醒リズムと他の生体リズム現象間の同調が外れやすいという特徴をもっている．

9) 人間の睡眠にはノンレム睡眠とレム睡眠が存在する．睡眠前半の深いノンレム睡眠で成長ホルモンが集中して分泌される．成長ホルモンは，細胞の損傷修復，脂質の代謝，筋肉・骨の成長と脳神経系の発達に大きく関係している．睡眠後半にはレム睡眠の出現が多くなり，明瞭な夢があり，記憶（特に動作・技能などの手続き記憶）の定着および記憶の索引の作成が促進されていると考えられている．また，ノンレム睡眠も陳述記憶（知識としての記憶）の定着と想起に重要な役割を果たしていることが，近年明らかになっている．すなわち，学習は睡眠と密接に関係している．

10) 人間の睡眠は記憶の消去とも関係している．不必要な記憶（精神性ストレスなど）の消去や記憶強度の低減は，睡眠中に行われていると推定されている．

11) 脳内の老廃物（アミロイドβタンパクなど）の廃棄が睡眠中に効率的に行われている．脳内の老廃物排出システムの1つのリンパ系システムであるグリンファティックシステム（glymphatic system）は，睡眠中に覚醒時と比べ活発に働いていることが判明している[2]．

1.1.2 動物種と人間の睡眠時間

ツェッペリン（Zepelin, H.）らがまとめた哺乳類の1日総睡眠時間とレム睡眠時間を表1.1に示す[3]．コウモリは19時間も眠り，中南米に分布する有袋類のオポッサムは18時間も眠る．人間は，ウサギやモグラと同じくらいの睡眠時間で8時間程度である．ウマは3時間程度，ゾウは4時間程度，ジラフ（キリン）は4.5時間程度など，草食大型動物は短時間しか眠っていない．一般に，体が小さく基礎代謝の高い動物種ほど長い睡眠時間を必要とし，エネルギー摂取効率が悪く食べ続けなければ体を維持できない草食動物で大型の種ほど睡眠時間は短い．一方で，レム睡眠時間は，体の大きさやエネルギー代謝には関係せず，出生時の脳重量が成体に比べ少なく未成熟の動物種ほどレム睡眠の時間が長いことが知られている．レム睡眠が記憶の整理や学習と密接に関係していることの根拠の1つである．

表1.1 動物種（哺乳類）の睡眠時間（文献3を和訳）

動物種	和名	1日総睡眠時間（hr）	1日総レム睡眠時間（hr）
Echidna	ハリモグラ	8.5	?
Platypus	カモノハシ	14	7
Opossum	オポッサム	18	5
Koala	コアラ	14.5	?
Mole	モグラ	8.5	2
Bat	コウモリ	19	3
Baboon	ヒヒ	9.5	1
Humans	ヒト	8	2
Armadillo	アルマジロ	17	3
Rabbit	ウサギ	8	1
Rat	ラット	13	2.5
Hamster	ハムスター	14	3
Dolphin	イルカ	10	?
Seal	アザラシ	6	1.5
Guinea Pig	モルモット	9.5	1
Cat	ネコ	12.5	3
Ferret	フェレット	14.5	6
Horse	ウマ	3	0.5
Elephant	ゾウ	4	?
Giraffe	キリン	4.5	0.5

1.2　成長発達と睡眠—なぜ眠りが必要か，人の年齢別の睡眠時間—

人間の成人で健康に被害のない睡眠時間は6時間30分から8時間未満であることが，アメリカの100万人以上の追跡調査[4]で明らかとなっており，最適な睡眠時間は日本での10万人以上の調査も含め7時間であることが判明している．健常成人での短時間睡眠者，長時間睡眠者の比率は極めて少なく，7時間前後の睡眠時間は大多数の成人が必要とする睡眠時間である．また，これまでの睡眠科学研究の成果から，覚醒中に過度の眠気に襲われない状態，すなわち意識清明な状態を保つために必要な成人の睡眠時間は，高齢者も含め7〜9時間である．睡眠時間と死亡率との関係は多くの研究者により検討されている．30〜69歳の女性2491名，男性2222名を対象とした疫学調査の1983年の報告では，7〜8時間の者と比べ6時間未満の男性の9年後死亡率の相対的リスクは1.7倍と報告されている．日本人の男性4419名，女性6906名の8年間追跡調査でも，7〜7.9時間の睡眠時間の者と比べて6時間以下の睡眠時間の男性の死亡率は2.4倍になっている．一方で，女性では，9時間以上の睡眠時間の女性の死亡率が1.5倍と報告されており[5]，生存にとって睡眠は質だけではなく適正な睡眠時間も重要な要素であることが判明している．

1.2.1　年齢別に必要とされる睡眠時間と睡眠構造の発達的変化

子どもから高齢者まで，覚醒時に脳の状態を清明にしておくために必要とされる24時間の睡眠時間について，アメリカのNational Sleep Foundationが2015年に報告している（表1.2）[6]．新生児の1日の総睡眠時間は14〜17時間で個体差が大きく，レム睡眠が50%を占める．4〜11か月の乳児は，12〜15時間の睡眠を必要とし，1〜4回の30分〜2時間程度の昼寝を必要とする．レム睡眠の占める割合も25〜30%程度になる．なお，2歳未満の乳幼児では，睡眠脳波が成人と異なるので，動睡眠（active sleep，レム睡眠に相当）と静睡眠（quiet sleep，ノンレム睡眠に相当）に分類されている．1〜2歳の幼児は，昼寝を含めて11〜14時間の睡眠が必要である．3〜5歳の学童前期で10〜13時間の睡眠時間を必要とする．4歳くらいまでは，昼寝を必要とする小児も多いが，5歳以上では十分な睡眠時間を夜間に確保できていれば，昼寝ができなくなる子どもも増えてくる．米国の調査[7]では，5歳児で昼寝をとる子どもの割合は15%程度にまで減少する．学童期である6〜13歳で9〜11時間，14〜17歳で8〜10時間の睡眠時間が必要とされる．なお成人は，18〜64歳で7〜9時間，65歳以上で7〜8時間の睡眠が必要と報告されている．

一晩に何回かノンレム睡眠とそれに続く

表1.2　清明な覚醒状態を持続的に保つために必要とされる24時間での人間の年齢別睡眠時間（文献6の報告より作成）

年　齢		必要な睡眠時間（時間）	
新生児（0〜3か月）	(11-13)	*14〜17*	(18-19)
乳児（4〜11か月）	(10-11)	*12〜15*	(16-18)
幼児（1〜2歳）	(9-10)	*11〜14*	(15-16)
学童前期（3〜5歳）	(8-9)	*10〜13*	(14)
学童期（6〜13歳）	(7-8)	*9〜11*	(12)
ティーンエイジャー（14〜17歳）	(7)	*8〜10*	(11)
大人（18〜25歳）	(6)	*7〜9*	(10-11)
大人（26〜64歳）	(6)	*7〜9*	(10)
高齢者（65歳〜）	(5-6)	*7〜8*	(9)

斜体は推奨時間（recommended range）を，（　）内は限界範囲（may be appropriate）を示す．

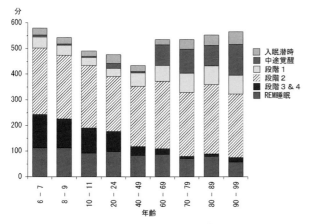

図1.2 発達・加齢と睡眠時間睡眠構造の変化

レム睡眠が1つのブロックをつくって繰り返され，このノンレム睡眠とレム睡眠のブロックを睡眠周期と呼んでいる．睡眠周期は乳幼児では40〜60分，2〜5歳では60〜80分，5〜10歳で成人と同様に70〜110分になり，発達とともに睡眠周期が延長していく．なお，哺乳類では小動物ほど睡眠周期は短いことが知られており，子どもの睡眠周期の変化も発達に伴うものである．図1.2に示すように，睡眠の構造も発達とともに変化し，小児期ではノンレム睡眠の段階3〜4の徐波睡眠の出現量が多い．レム睡眠の出現量は，10歳以前と以後で変化がみられ，後述する睡眠脳波の変化とも対応している．成人以降では加齢による大幅な減少は見られない．40歳を過ぎると，加齢とともに徐波睡眠の出現量は急激に減少していく．一方で，60歳を過ぎる頃から中途覚醒や浅いノンレム睡眠の段階1の出現量が増加してくる．高齢者での中途覚醒や浅睡眠の増加は，睡眠の持続・安定性の低下を示しており，この睡眠構造の加齢変化が，睡眠維持困難性不眠の愁訴を高齢者で増加させる原因の1つである．子どもでは，中途覚醒や睡眠段階1は少なく，一度眠りついてしまうと目覚めさせるのが困難な場合も多い．

1.2.2 睡眠・覚醒リズムの発達に伴う変化

睡眠はサーカディアンリズム（概日リズム，生体リズムのうちで生命現象が約24時間の周期的変動を示すリズム）の支配を受けている．小児の場合，成人とは異なりサーカディアンリズムのマスタークロック（視床下部視交叉上核に存在し明暗サイクルに同調性を示す発振機構）の支配力が強いことが知られている．新生児では，活動・休止リズムは確立しておらず，通常3〜4か月の乳幼児期で明瞭になってくる．新生児の出生直後から3か月以上にわたり連続的に計測した活動・休止リズムを図1.3に示す．図1.3は，活動量計（アクチグラム）を産衣の胸の部分につけ，活動量を連続記録したものである．1つの横線が1日に相当し，黒棒の部分は活動量を示しほぼ覚醒に当たる．黒棒部分以外が静止期で，新生児の場合はおおむね睡眠と考えられる．出生直後の2

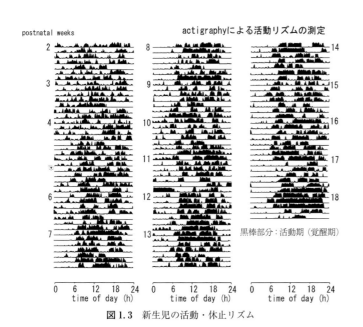

図1.3 新生児の活動・休止リズム

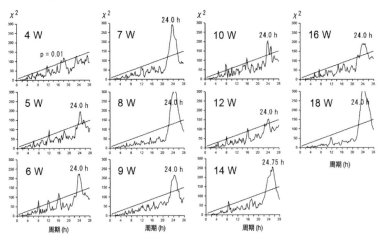

図1.4 新生児における活動・休止リズムの発現経過

～4週間をみると，大部分が休止期であることが観察できる．週の経過とともに活動期が増えていくのが観察できる．統計的な周期解析手法（カイ自乗ペリオドグラム）を使うと，どの週から活動・休止（覚醒・睡眠）のリズムが明瞭になってくるかを調べることができる．図1.4に，リズムの周期解析を1週間ごとに行った結果を示す．斜めの線は，その線以上にピークがみられると，統計的に有意（$p < 0.01$）な周期が出現していることを示す．この例では5週目から24時間周期の活動・休止リズムが見え始め，7週目には夜間への休止期（睡眠）の集中と日中における活動期（覚醒）の増加が明瞭になってきている．出産直後（産褥期）の母親，特に初妊婦で睡眠障害を引き起こす例が多く見られるのも，図1.3にみられるような新生児の未発達な活動・休止リズムに振り回され授乳や世話が不規則になり，そのため睡眠が不規則な形で分断され，それが原因で発症している例も多い．生体リズムの早期の確立は，その後の運動関連の神経系や重要な脳内神経伝達物質であるセロトニン神経系の発達を強く左右する．

1.2.3 子どもの発達における睡眠の必要性

セロトニン神経系の発達は周期的な呼吸運動とも密接に関係し，成長時の運動機能にも影響する．さらに，3歳までに自律神経系や発汗機能および免疫系の基盤が確立する．生体リズムや発汗機能を含む自律神経系の基盤の形成，セロトニン神経系の発達には，昼はしっかり体を動かし，夜はしっかり眠る，メリハリのある規則的な睡眠と覚醒のリズムと十分な睡眠時間が必要である．セロトニン神経系は覚醒系の機能と関係し，脳の覚醒状態のアイドリングにセロトニン神経系が関与するとされている．一定以上の覚醒状態を車のようにアイドリング状態で維持できていれば，より高水準の覚醒状態，注意の集中や集中した状態を維持するために脳神経系はエネルギーをそれほど使う必要はない．このような脳では，少々持ち上げるレベルで意識水準を高い状態に置くことができ，努力せずに維持することも容易である．逆に，覚醒系のアイドリング状態が低い脳では，高水準のレベルまで意識を引き上げ，その状態を維持す

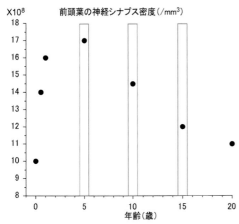

図 1.5 前頭葉のシナプス密度と発達（文献 8 から模式図を作成）

るには，相当量のエネルギーと努力を必要とし，すぐに疲労が生じてくる．このような脳に気合いや精神力は期待できない．気合いや精神力は，脳の覚醒系と前頭葉が高水準で働くときに，初めて発揮できるからであり，覚醒系と前頭葉の働きは，睡眠による十分な休息があってこそ，その機能を発揮し，子どもではその影響は特に顕著である．

図1.5のように，子どもの前頭葉のシナプス密度は，1～5歳でほぼピークになる[8]．生まれた直後の前頭葉のシナプス密度は，$1\,mm^3$あたり10億個程度であるが，1～5歳で，ほぼ1.7倍になる．これは前頭葉の神経ネットワークの構造が，5歳頃までに不必要なものも含めて形成されることを示している．ピークに達した前頭葉の神経ネットワークは，その後不必要な神経の結合が刈り込まれて削除され，適切な神経ネットワークが残ることになる．この過程は13～14歳頃まで続き，思春期にはさらに成人の脳になるように調整されていくと考えられている．成人の前頭葉のシナプス密度は，ほぼ生まれた直後と同じくらいまで減少する．不必要な神経ネットワークが残っていれば，前頭葉内で神経ノイズを発生する原因となり，適切な機能を効率的にすばやく発揮する上での阻害要因となるであろう．5歳までに前頭葉の神経ネットワークが十分に形成されていない場合にも，その後の刈り込みの過程で，効果的に不必要なネットワークを削除することが難しくなる場合もあるであろう．さらに刈り込みの過程では，一定の適正な刺激が繰り返し入ることで，前頭葉の機能を発揮するために必要なネットワークの疎通性が上昇し，このようなネットワークが残されやすいと考えられている．前頭葉での神経ネットワークの十分な形成には，健康な発達過程が必要とされ，睡眠中の成長ホルモンの適切な分泌を含め，運動・食事と睡眠が必須のものである．仮に刈り込みの過程で睡眠が不足していると，適切な刺激が脳に入ったとしても刺激の情報処理過程にゆがみが生じ，適正な刺激として脳がとらえきれない危険性もある．

こころの健全な形成は，適切に脳神経系が発達することがその基盤となる．生後6か月までに生体リズムが確立し，3歳までには自律神経系や発汗機能の基盤が確立する．前述したように，5歳前後で前頭葉の神経ネットワークの密度がほぼピークとなり，10歳前後で脳全体の神経ネットワークの形が大部分できあがる．しかし，10歳前後での脳の機能を反映する脳波は，後頭部では大人と一見同じような成熟したパターンを示すが，まだ前頭部では未熟なままである．思春期頃に成人と同じような脳波パターンを示すようになるのも，前頭葉の神経ネットワークが成人とほぼ同等の構造にまで形成されるからである．

これらの時期には，適正な多種類の刺激と十分な脳の休息が必要とされる．前頭連合野が休息できるのは睡眠時だけであり，何らの作業を行っていなくても覚醒が持続するだけで脳は疲労する[9]．睡眠が不足すると前頭連合野の働きは低下し，刺激も適正なものと受け取られず休息も不十分なものになってしまう．そのため，健全で機能

的な人間の脳を形づくる作業が阻害される可能性が高いと考えられる．5歳児の知能テストの標準的なバッテリーである三角形を描画できない子どもたちに，就寝時刻が遅く不規則な就床習慣をもつ子どもが多く含まれていることを，鈴木（Suzuki, M.）らが報告[10]している．睡眠が，子どもの知能（脳神経系）の発達に重大な影響を及ぼし，睡眠が不足し不規則な状態が続くと，前頭葉のシナプス形成が阻害され，子どもたちの将来の才能の芽が摘まれてしまうことにつながる危険性のあることを，これらの科学的事実が示しているように思われる．

健常な子どもで，睡眠中の成長ホルモンの分泌についての論文は見当たらないが，16～86歳までの男性の睡眠中の成長ホルモン分泌量を調べた研究[11]では，ほぼ18歳までの分泌量は際だって多く，25歳を過ぎると70歳までの分泌量には差が見られていない．また，若年者の成長ホルモンの分泌量と徐波睡眠出現量には正の相関があることも報告されている．成長ホルモンの効果的な血中濃度に達する持続的な分泌は睡眠時にのみ見られ，成長期にしっかりと十分な時間と良質な睡眠をとることが成長ホルモンの分泌にも影響する．身体的な成長に適正な睡眠が必要であることが，この科学的事実からも明らかである．

子どもの睡眠は，上記のように脳・身体機能の発達に強く影響し学業成績とも関係するが，3.2～3.3節で述べられるので，ここでは割愛する．

近年，海外では睡眠時間の減少による子どもの肥満の増加が議論されており，簡単ではあるが少し触れておく．「1.1.1 睡眠とは」で述べたように睡眠は食行動と密接に関係している．14～18歳のサウジアラビアの少女126名を対象にした調査[12]で，5時間未満の睡眠の少女の1日の総摂取カロリー量は2124 kcalであったのに対し，5～7時間の睡眠時間の少女では2053 kcalであり，7時間以上の少女では1929 kcalであった．また，主要栄養素摂取パターンにも差があり，摂取カロリーの増量は炭水化物によるものであったと報告している．さらに，食欲亢進ホルモンであるグレリンの血中濃度は，睡眠時間が短いほど高値を示していた．子どもの睡眠時間と肥満との関係について，1980～2007年の間に発表された論文についてメタ分析を行った報告[13]では，短時間の睡眠しか取れていない子どもの肥満のオッズ比は，十分に睡眠を取っている子どもに比べ1.58と高くなること，少年（2.50）のほうが少女（1.24）よりオッズ比が高いこと，10歳以上（1.62）のほうが10歳未満（1.51）よりやや高いことが報告されている．睡眠の極度の不足は，しばしば睡眠習慣を不規則にし，概日リズムを乱しやすいことが知られている．人為的に概日リズムを不均衡にした実験では，食欲抑制ホルモンである血中レプチンが17%減少し，インスリン分泌は増加したにもかかわらずグルコースが上昇したと報告している[14]．また，食行動の概日リズムを減弱させたミュータント・マウスでは，エネルギー代謝のバランスが崩れ肥満に向かい，メタボリック症候群を発症することも報告されている[15]．

日本では，睡眠時間が短く不足している子どもの割合が相当に多いことが文部科学省の調査[16]で判明している．将来のメタボリック症候群のリスクを回避する上でも，子どもの肥満と睡眠時間との関係について見直すことが必要である．〔白川修一郎〕

■文　献

1) Daan S：Adaptive strategies in behavior. *Biological Rhythms. Handbook of Behavioral Neurobiology* (Aschoff J ed.), pp.275-298, Plenum, 1981.
2) Jessen NA et al.：The glymphatic system: A beginner's guide. *Neurochem Res*, **40**(12): 2583-2599, 2015.
3) Zepelin H et al.：Mammalian sleep. *Principles and Practice of Sleep Medicine*, 4th ed.（Kryger MH, Roth T, Dement WC eds.), p.95, Elsevier Saunders, Philadelphia, 2005.
4) Kripke DF et al.：Mortality associated with sleep duration and insomnia. *Arch Gen Psychiatry*, **59**(2): 131-136, 2002.
5) Amagai Y et al.：Sleep duration and mortality in Japan: the Jichi Medical School cohort study. *J Epidemiol*, **14**(4): 124-128, 2004.
6) Hirshkowitz M et al.：National Sleep Foundation's sleep time duration recommendations: methodology and results summary. *Sleep Health*, **1**: 40-43, 2015.
7) National Sleep Foundation：2004 Sleep in America poll.（http://www.sleepfoundation.org/）(2018年11月)
8) Huttenlocher PR and Dabholkar AS：Regional differences in synaptogenesis in human cerebral cortex. *J Comp Neurol*, **387**(2): 167-178, 1997.
9) Van Dongen HPA et al.：The cumulative cost of additional wakefulness: dose-response effects on neurobehavioral functions and sleep physiology from chronic sleep restrictione and total sleep deprivation. *Sleep*, **26**(2): 117-126, 2003.
10) Suzuki M et al.：Children's ability to copy triangular figures is affected by their sleep? wakefulness rhythms. *Sleep and Biological Rhythms*, **3**(2): 86-91, 2005.
11) Van Cauter E et al.：Age-related changes in slow wave sleep and REM sleep and relationship with growth hormone and cortisol levels in healthy men. *JAMA*, **284**(7): 861-868, 2000.
12) Al-Disi D et al.：Subjective sleep duration and quality influence diet composition and circulating adipocytokines and ghrelin levels in teen-age girls. *Endocrine Journal*, **57**(10): 915-923, 2010.
13) Chen X et al.：Is sleep duration associated with childhood obesity? A systematic review and meta-analysis. *Obesity*, **16**(2): 256-274, 2008.
14) Scheer FA et al.：Adverse metabolic and cardiovascular consequences of circadian misalignment. *PNAS*, **106**: 4453-4458, 2009.
15) Turek FW et al.：Obesity and metabolic syndrome in circadian clock mutant mice. *Science*, **308**: 1043-1045, 2005
16) 文部科学省：睡眠を中心とした生活習慣と子供の自立等との関係性に関する調査の結果.（http://www.mext.go.jp/a_menu/shougai/katei/1357460.htm）(2019年5月)

コラム1　子どもの寝相はなぜ悪い

　子どもでは，成人よりも睡眠中の活動量が多い．この活動量の多さは，小学校高学年になると減り，成人に近くなる[1]．寝姿勢も成人では仰臥位と側臥位がうつぶせより多いが，幼児ではうつぶせも他の2姿勢と同じ頻度で出現する[2]．子どもの寝相が悪いメカニズムはわかっていない．しかし，睡眠時の体温調節が成人と異なることが1つの要因として考えられる．

　成人では入眠前から皮膚温，特に末梢皮膚温（足部）が上昇し放熱が行われ，深部体温が低下する．末梢（手や足）と軀幹部（胸）の皮膚温の差を distal proximal gradient（DPG）といい，末梢の皮膚温が上昇して温度差がなくなるほど眠気が高く，入眠が早い．入眠後，皮膚温はほぼ一定に保たれ，低下した深部体温は起床に向けて上昇する．この体温変化にあわせて，人と布団の間にできる空間の温度と湿度である寝床内気候も変化する．人が入床すると，寝床内温度は上昇，湿度は低下し，温暖で乾燥した状態が一晩を通じて保たれる．成人では深部体温が低下し，皮膚温や寝床内気候をほぼ一定に維持することが睡眠維持には重要であるが，子

どもでは異なる．図1に幼児と母親の睡眠時の皮膚温と寝床内気候を示した．母親の足部の皮膚温は上昇し，DPGの値が高く，皮膚温と寝床内気候も終夜を通して一定に保たれている．しかし，幼児では睡眠時の皮膚温と寝床内温度は母親より低く，足部の皮膚温は胸部ほど上昇しない[3]．末梢よりも軀幹部の皮膚温のほうが，放熱に重要であることを示唆している．子どもは発汗機能が未発達なため，発汗量が成人よりも少ない．しかし，体重あたりの体表面積が大きいことから，胸部や頭部の皮膚温を上昇させることで，成人とほぼ同等に深部体温を調節できる[4]．厳しい暑熱環境で幼児の末梢の皮膚温が上昇すると，成人よりも心拍数が増加する．子どもの体表面積当たりの血液量は成人よりも少ないため，末梢に血液を送るには心拍数や心拍出量を成人より増加する必要があるからである．しかし，入眠時に心拍数は低下するため，末梢よりも心臓に近い軀幹部（胸部）の皮膚温を上昇させると考えられている[3]．睡眠時の皮膚温が母親よりも子どものほうで低い要因には，子どもが放熱を発汗による湿性放熱よりも，乾性放熱に依存していることが関連している．20℃の室温でも，子どもでは70％が何も掛けていない．睡眠時の行動も，壁などにぶつかる（30％），親の寝具に入る（20％），床で寝る（10％）など，様々である[3]．何も掛けない，床で寝る行動で放熱は促進し，親の寝具に入ることで抑制される．また，ぶつかるほどの動きや，活動量の増加は，寝具の換気，寝具との接触面を変更することで放熱を増加させる．睡眠時の行動的体温調節が子どもでは成人よりも重要な役割をもつと考えられる．

子どもの寝相の悪さは，睡眠時の体温調節や睡眠を維持する重要な役割がある．寝具や寝衣を選択する際には，睡眠時の体動を妨げない配慮が重要になってくる．厚着を控え，体動を妨げない，動きやすい寝衣の形態が好ましい．特に厚着は注意が必要である．暑い環境では掛寝具は剝いで調節できるが，厚着は逃れることができない．著者の調査では，冬でも睡眠時に汗をかいている幼児が20％存在する．一般に，夏は体動が増え，睡眠も妨げられやすくなるため，冬の低温よりも夏の高温多湿環境への配慮が重要である．

〔水野一枝〕

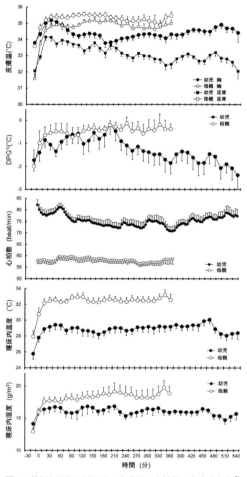

図1 幼児と母親の睡眠時の皮膚温，心拍数，寝床内気候[3]

■文　献
1) 水野一枝ほか：夏期の睡眠温熱環境が子供の睡眠に及ぼす影響．繊維製品消費科学，**51**(12): 930-936, 2010.
2) De Koninck J et al.: Sleep positions and position shifts in five age groups: an ontogenetic picture. *Sleep*, **15**(2): 143-149, 1992.
3) Okamoto-Mizuno K et al.: Sleep and skin temperature in preschool children and their mothers. *Behavioral sleep medicine*, **16**(1): 1-15, 2018.
4) Inoue Y et al.: Maturation-and aging-related changes in heat loss effector function. *Journal of physiological anthropology and applied human science*, **23**(6): 289-294, 2004.

第 2 章

生体リズムと心身の健康

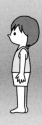

2.1 食と生体リズム

体内時計の機能を担う遺伝子として1997年に哺乳動物で最初の時計遺伝子がクローニングされ，*Clock* と命名された[1,2]．その後，*Per1* 遺伝子が発見され，現在までに20個程度の時計遺伝子が見出されてきた．体内時計はこれら時計遺伝子産物の制御により，約24時間周期の振動現象を引き起こす．体内時計は周期現象なので，周期，位相，振幅の3要素が重要であり，この要素の分子基盤を明らかにしてきた．体内時計の基礎的性質を明らかにする学問を時間生物学と呼ぶことにした．時計遺伝子が発見されたときに研究者を驚かせたことは，この遺伝子が従来体内時計の本体と考えられていた脳の視床下部の視交叉上核に発現するのみならず，他の大脳皮質や海馬にも強く発現し，リズムを刻んでいることであった[2,3]（図2.1）．さらに末梢臓器を調べると，肝臓・腎臓・肺臓などや骨格筋・骨にも時計遺伝子が発現していることがわかったことである．そこで視交叉上核の時計を主時計，他の脳部位を脳時計，末梢の各臓器を末梢時計と呼ぶことにした（図2.1）．すなわち，主時計が指揮者で，脳や末梢時計が楽器であり，生体全体でハーモニーを保っている．末梢時計はそれぞれ臓器特有の機能に時間的秩序を与えていることが最近の臓器特異的な時計機能の欠損研究からわかってきている．

時間生物学の研究成果をヒトの疾病治療に応用するために，時間治療学や時間薬理学の研究分野が盛んになってきた．喘息の発作は明け方に多いことや，心筋梗塞や脳梗塞などの虚血性疾患は，朝から午前中に多いことなどがわかり，治療方針に時間生物学の知識が活かされている[3]．また，体内時計の3要素（周期，位相，振幅）に影響を及ぼす薬物が見つかれば，体内時計を調整できることになる．実際メラトニンやメラトニンの受容体刺激薬のラメルテオンは，体内時計の位相を動かす．このように薬物が体内時計に及ぼす仕組みを明らかにする学問として「体内時計作用薬理学」が提案された．ところで，薬物の吸収・分布・代謝・薬効に時間的変動があることが知られている．例えばスタチン系薬物によるコレステロール低下作用はコレステロール合成酵素活性が高い夕方摂取が効果的である

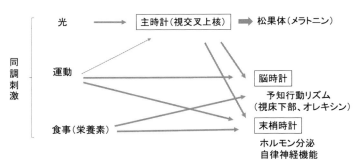

図 2.1　生体の3つの体内時計システムと外部刺激の時計同調効果の違い

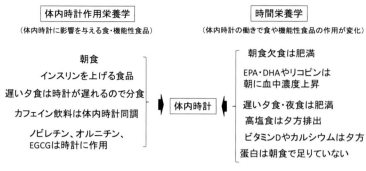

図 2.2 体内時計と食・栄養との関係を示す模式図

など，薬の効果に対するタイミング調べる狭義の「時間薬理学」が提案された．

同様に，食や栄養と生体リズムの相互作用を調べる研究が始まった．食事や栄養素のみならず機能性食品も体内時計に作用する可能性があり，「体内時計作用栄養学」が提案された[4]（図2.2）．食事時間を変えると末梢時計の位相が変わることや，カフェインが末梢時計の位相を動かす作用があることが，培養細胞，マウスのみならず，ヒトの研究でも明らかとなった．一方，1日の摂取食事を一定にした場合，ヒトでもマウスでも夕食にウエイトを置いた食事は朝食・昼食にウエイトを置いた食事より，肥満になりやすいことが知られており，「時間栄養学」的な研究も盛んになってきた[5]（図2.2）．さらに，運動も，運動習慣の体内時計リセット効果や，抗肥満効果が現れやすい運動の時間や，種々の運動パーフォマンスが最も高まる時刻を調べる研究も始まっている[6,7]（図2.1）．このように運動に関しても，「体内時計作用運動学」と，「時間運動学」の両視点の研究がますます重要になってきた．本節では，体内時計と食・栄養の関係について，マウス，ヒト，臨床現場まで最近の知見を含めて幅広く解説することにする．

2.1.1 体内時計作用栄養学

a. 食事による末梢時計同調経路

食事時間のタイミングは主時計の視交叉上核には影響せず，大脳皮質や海馬など脳時計や肝臓，腎臓などの末梢時計の位相を変えることが知られている．実際，非活動期の普段食事をしない時刻に，餌や食事を無理に与える，あるいは，朝・昼・夕の食事パターンを昼・夕・夜のパターンに変えると末梢時計の位相は食事のタイミングに引っ張られる．一方で，マウスやラットの非活動期の食事は食事時刻に先行して活動量が増大することが知られており，この行動増大を予知行動と呼ぶ[8]（図2.1）．予知行動は時間の要素が入った記憶機構であり，これを生み出す機構を「腹時計」と呼ぶ．

b. 食事性の脳時計・末梢時計の同調メカニズム

マウスの非活動期の4時間のみに給餌を設定すると，最初は給餌時刻がわからなく摂食行動が出現しないが，2～3日すると学習が成立し，この時間に1日の必要量のほとんどを摂食できるようになる．7～10日後に，4時間おきにそれぞれの脳部位や末梢臓器を採取し，時計遺伝子発現リズムを調べると，位相が前進することがわかった．食餌性のリズムは視交叉上核のリズムには影響されず，視交叉上核を破壊して末梢臓器のリズムが消失した状態でも，4時間の食事により，再びリズムが出現することがわかった[9]．この現象は，食事に対する単なる応答でない証拠に，位相の変化は絶食をしても維持されることからわかる．ところで，体内時計は約24時間の周期であ

り，1回の光刺激で最大2時間程度の位相変動を引き起こすことができることから，22〜26時間の変動幅の光刺激周期に同調することが予想される．例えば12：12時間の明暗（T＝24と呼ぶ），13：13時間の明暗（T＝26），11：11時間（T＝22）という明暗サイクルで同調できるが，例えば，T＝20やT＝28では同調できないことが知られている．つまりサーカディアンリズム（およそ，1日＝24時間，リズム）の語源通り，約1日（22〜26時間）のリズムであり，したがって半日（T＝12）や2日（T＝48）のリズムは形成できない．

さて，食事刺激性のリズム形成も光刺激性の場合と類似したTサイクルの同調を示すか否かについて調べた．その結果，光の同調範囲と類似したことから，基本的に光同調と食事同調の性質は類似することがわかった[10]．また，食事性同調は視交叉上核がなくても成立することから，例えば，発達や老化など主時計が不調なとき，あるいはシフトワーク時の明暗周期の変調，恒常明刺激による変調などの時に，食事性リズムを上手く使えば，少なくとも脳や末梢臓器のリズム性は保たれる．実際筆者らは24時間周期の一定時刻の食事・運動刺激が，シフトワークや恒常明の末梢体内時計リズム変調を改善することを報告した[11]．

c. 食事性同調の細胞シグナルメカニズム

食事による概日時計同調の作用経路についても研究が進んでいる．マウスへの絶食−再給餌刺激は，給餌後のインスリン分泌依存的に肝臓の時計遺伝子 *Per2* の発現上昇，*Rev-erbα* や *Bmal1* の発現減少を引き起こす[12]．また，インスリンの腹腔内投与や培養細胞への投与は，直接肝臓や脂肪，または培養細胞の *Per2* 発現を促す．また，給餌後の腸管オキシントモジュリン分泌による肝臓 *Per2* 発現誘導も報告されている[13]．さらに，一晩の絶食はグルカゴン・リン酸化 CREB 依存的に *Bmal1*，*Per1* の発現上昇を，遊離脂肪酸・*Pparα* 依存的に *Rev-erbα* の発現上昇を引き起こす．これらの変化が，末梢時計の食事同調を直接誘導していると考えられている．また，再給餌までの絶食時間も，同調の強さに影響する[14]．マウスを用いて食事間隔を変えて実験した結果，より長い絶食後の再給餌に末梢時計が引っ張られることがわかった．つまり普段の生活で考えてみると，夕食から朝食の間に長い絶食があり，朝食に末梢時計が引っ張られやすいと考えられる．よって，朝食の文字通り「breakfast（絶食を破る）」が重要となるだろう．

d. 概日時計を調節する栄養素（図 2.2）

上述のインスリン経路を考えた場合，食後のインスリン作用を強める効果があれば，それは末梢時計同調効果を強める可能性がある．実際に，筆者らはω-3系の不飽和脂肪酸である DHA，EPA，またはそれらが含まれる魚油を混ぜた餌が，末梢時計の同調を促進する効果があることを示している[15]．これらの脂肪酸は，DHA，EPA の受容体である GPR120 を介した GLP-1（インクレチン）分泌を促し，それがインスリン分泌促進効果を介して，肝臓 *Per2* 発現上昇を強めていたと考えられる．

カフェインは概日時計に大きく影響を与える（図 2.3A, B）．マウスに飲水投与した結果，睡眠・覚醒リズムのフリーラン周期が延長する[16,17]．さらに中枢時計である視

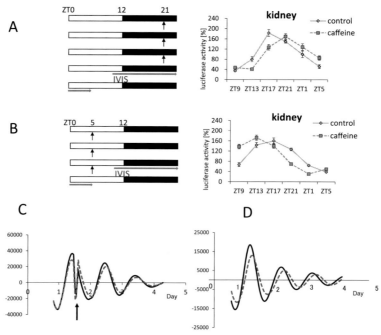

図 2.3 体内時計に作用する食品成分

A：*Per2*::Luc マウスのインビボイメージング（IVIS）による，末梢体内時計の位相に対するカフェイン（25 mg/kg）の位相後退作用．左図はプロトコールを示す．矢印は投与時刻．ZT0 は点灯を示す（文献 16 の改変）．
B：*Per2*::Luc マウスのインビボイメージング（IVIS）による，末梢体内時計の位相に対するカフェイン（25 mg/kg）の位相前進作用．左図はプロトコールを示す．矢印は投与時刻．ZT0 は点灯を示す（文献 16 の改変）．
C：*Per2*::Luc マウス由来の胎児由来繊維芽細胞に対する，ノビレチン（100 μM）の一過性投与による（矢印）体内時計位相後退．縦軸：相対的発光量（文献 20 の改変）．
D：*Per2*::Luc マウス由来の胎児由来繊維芽細胞に対する，ノビレチン（100 μM）の連続投与による体内時計振幅増大と周期延長作用．縦軸：相対的発光量（文献 20 の改変）．

交叉上核（SCN）の培養組織においても，カフェインの培地投与は中枢時計の時計遺伝子発現リズムの周期を直接延長する．また，マウスへのカフェイン腹腔内投与は，投与時刻依存的に末梢時計を同調させる[16, 17]．特に暗期開始時刻の投与は大きな変化が見られなかったが，暗期の終わりに投与すると末梢時計を大きく後退させた．また，この結果はヒト試験でも同様であった．就寝3時間前のカフェイン摂取（エスプレッソ2杯分）は，ヒト概日時計の指標である血中メラトニン分泌の開始時刻を有意に後退させた[18]．培養細胞を用いた実験から，カフェインの概日時計への作用は，アデノシン受容体阻害作用と cAMP（環状アデノシン一リン酸）の増加が関与していると考えられた．

　他の栄養素として，概日時計に作用する化合物スクリーニングでヒットしてきたノビレチンの論文が報告された[19]．ノビレチンは，シークワーサーなどの柑橘系に含まれるポリメトキシフラボノイドで，抗酸化作用や抗炎症作用が知られている．新しい報告では，ノビレチンが時計遺伝子発現リズムの振幅を増やす作用が細胞レベル，臓器レベルで見られた．また，肥満による肝臓などの時計遺伝子発現リズムの減少を，ノビレチンが抑制することが明らかになった．さらに，ノビレチンは抗肥満作用もあ

ることが知られており，上述の肥満と概日時計変調の相互作用を同時に予防する化合物として効果を発揮したことになる．また，ノビレチンは，時計遺伝子の1つである*ROR*の転写活性を促進する作用を有し，DNA上にRORE配列を有する*Bmal1*などの発現誘導を起こすことも同時にわかった．

上述のように，概日時計に作用する栄養，化合物の報告はいくつかあるもののまだ報告数は少ない状況である．最近の著者らの細胞を用いた研究によると，フラバン，フラボノール，イソフラボンなどのフラボン系の化合物の体内時計に対する作用を調べた結果，ポリメトキシフラボンのノビレチンやタンゲリチンは，周期の増大・振幅の増大とともに（図2.3C, D），一過性の投与時刻に依存的な位相の前進や後退現象を引き起こした（図2.3）．またこの作用はMAPKというキナーゼの活性化によることがわかった[20]．

e. 食事性の予知行動形成メカニズム

マウスやラットの非活動期に食餌を与えると，脳や末梢の時計遺伝子発現リズムの位相もこの食餌に引っ張られることは先に述べたが，活動リズムも引っ張られ，食餌時間の2～3時間前から行動が活発になる予知行動が現れる．予知行動を引き起こす仕組みは「腹時計」とも呼ばれ，脳の視床下部の背内側核にあると思われている．オレキシン神経は給餌行動かつ睡眠を司ることから，オレキシン神経欠損マウスを調べたところ，予知行動リズムが劇的に減弱した[21]．またグレリン神経系も関与していることから，予知行動は摂食と時刻の両情報の統合で出来上がる仕組みだと思われる．学習にかかわるグルタミン酸神経のNMDA受容体拮抗薬や，老化でこの予知行動が減弱することから，ある種の学習行動だと思われる[22]．嗜好性の物質が予知行動の形成にかかわるか否かを調べるため，覚醒剤の毎日一定時刻投与の予知行動リズム形成について調べた．その結果，メタンフェタミンでも類似の行動が出現することから，行動表出に重要なドーパミン神経が重要な役割を演じていると推察される[23]．

マウスは高脂肪食に対して嗜好性をもっている．例えば標準食を自由摂食状態で，非活動期の真ん中に，5～30分の短時間のみ高脂肪食を摂取できる時間帯を設定すると，5分程度でも高脂肪食を取るようになり，予知行動が出現するようになる．一方で，これらの行動は，ヒトの夜食症に類似していることから，マウスの夜食症モデルとして成立する．行動リズムを詳細にみると，非活動期の給餌により予知行動は出現するが，明暗刺激に伴う視交叉上核性のリズムもある程度残ったままになる．すなわち視交叉上核性のリズムと食事性のリズムの引っ張りあいになる時差ぼけ状態が起こることになる[24]．

2.1.2 時間栄養学

a. 時間栄養学の一般的性質

マウスに高脂肪食を用いて，朝食1食（活動期の始まり），夕食1食（非活動期の始まり），朝食と夕食2食を3:1，1:3に与える4群を設定し，1週間ごとに体重を測定した．その結果，2食よりも1食のほうが，体重増加が顕著であった．また，朝食と夕食の2食摂取の条件を比較した結果，朝食に多く摂取した条件（朝食と夕食2食

を3：1）において体重増加は抑制されることが明らかとなった[5]．また，朝食あるいは夕食に高脂肪食を与えたマウスの実験では，朝食に高脂肪食を摂取するほうが脂質を消費する時間が長く，消費カロリーも上昇しやすいことが明らかとなっており，これらが体重増加抑制の要因となっていると考えられる[25]．自由摂食ではなく，活動期のみに高脂肪食を与えると，体重増加，耐糖能異常，高インスリン血症，高トリグリセライド血症ならびに高レプチン血症が改善されることが報告されている[26]．マウスに高脂肪食を自由摂食させた場合には肥満・高脂質血症などが生じるが，活動期のみに食餌を制限すると，これらの症状が正常化するので，高脂肪食性の肥満は，先に述べたように食の嗜好性に伴う昼夜の摂食が原因の1つである．*Clock* 変異マウスも肥満症状を示すことが知られているが，この場合も時計遺伝子の変異に伴い昼夜摂食行動が出現することが原因とされている．ヒトを対象とした研究もいくつか報告されており，肥満女性を対象とした研究において，朝食にウエイトを置くと肥満が解消されることが示されている[27]（図2.2）．

b．ADME にかかわる時間栄養学（図2.2）

ADME（absorption：吸収，distribution：分布，metabolism：代謝，excretion：排泄）は，薬物のみならず栄養物や機能性食品にも適用できるプロセスである．実際，腸における糖やアミノ酸・ペプチド，脂質の吸収にかかわる遺伝子の発現は日内リズムを示すものが多い[28]．また，肝臓の代謝にかかわる遺伝子，さらに腎臓からのNaイオン，Kイオンの排泄にかかわる遺伝子等も時計支配になっているものが多い．すなわち，栄養・機能性食品のいずれも薬物と同様に作用が効果的な時間帯が存在する可能性がある．腎臓でのNaイオン排泄が朝方より夕方で盛んであることがラット・ヒトの研究で明らかにされており，これは血中アルドステロンが夕方に低く尿細管でのNaイオンの再吸収能が低いことに起因する．したがって腎機能が低下していても塩味が濃い食事は夕食時が勧められる．また，カルシウムを取り込むのは夕方が盛んであるので，骨の成長のためのカルシウム製剤や牛乳摂取は夕方が勧められる．最近の研究によれば，魚油を摂取したときのDHAやEPAの血中濃度上昇は夕方より朝方摂取で高くなることが，マウス・ヒトのいずれの研究でも明らかになっている．さらに魚油の高脂肪食性の脂肪肝の抑制作用も朝方摂取でより効果的であると言われている（図2.2）．トマトの有効成分であるリコピンも血中濃度は夕より朝の摂取で高いことが知られている．このように少しずつ，食品の時間栄養学的側面が明らかになりつつある．

c．朝食欠食や夜型と肥満・学校成績

ヒトでの朝食欠食の肥満や糖尿病リスクに関する研究報告のメタアナリシス・システマチックレビューがいくつか発表されている[29]．朝食欠食により食欲の増大が起こり，昼食・夕食の摂取カロリーが増大し，1日量としてはかえって多くなるということが考えられる．また，朝食欠食後の昼食や夕食は，朝食を摂っている場合に比較して異常に血糖値が増大するセカンドミール効果が出現しやすく，糖尿病患者などでは深刻な問題となる．また，朝食欠食では1日の活動性が低下し消費エネルギーも低下するという傾向があり，このことも肥満に結びつく．最近のアジア人を対象としたメ

タアナリシスの研究から，朝食欠食は肥満のリスクを1.75倍にさせるという[30]．また，朝食欠食者は心疾患リスクを抱えている一方で，常に朝食を摂る子どもは食事の質も良い．最近の研究では，朝食欠食は学校の成績が悪いことが，日本の研究のみならず，他の国の研究でも明らかになっている．朝食欠食者は夜型が多く，平日の特に午前中の授業についていけない可能性がある．すなわち，義務教育は朝早くから始まるため，朝食欠食の学童の体内時計はまだ朝になっておらず，体温も低く，交感神経も活性化していない．

朝食欠食は，あるいは朝食を欠食せざる得ない状況では，朝の活動性が低く，目覚め感がなく，食欲もないという時差ぼけ症状のような状態を呈すると思われる．このような状態を「朝食時差ぼけ」と呼ぶことにした．そこで，1200名（20, 30, 40, 50代の男女それぞれ150名）に，朝食の有無と，朝食の内容をアンケート調査した．また，朝食の内容は女子栄養大方式でカウントし，主食，主菜，副菜，果物・乳製品の摂取頻度を点数化した．例えば，おにぎりだけでは1点で，ホテルや旅館で朝食ビュッフェを取ったようにすべてが含まれる場合は4点とした．また朝食欠食は0点とした．同時に時差ぼけ症状に該当する質問を行った結果，朝食欠食者は，一番症状が出現し，以下1点，2点の人が続いた．3点が一番症状が低く，4点の者も低かったが胃腸障害が少しみられたのは，朝食のボリューム全体が摂りすぎだった可能性がある．いずれにしても，朝食の欠食や不十分な摂食は「朝食時差ぼけ」を引き起こす可能性が示唆された．

朝食欠食と夜型は関連が深い．朝型に比較して夜型は入眠時間が遅いため特に平日は始業時間に間に合わず，そのため欠食が多い．また，夜型はどうしても夕食が遅くなったり，夜食を取りがちになり，そのことが朝の食欲を低下させる．夜型がメタボリックシンドロームやサルコペニアなどリスクを増大させることが知られている．GWAS研究で，朝型は肥満，うつ病，睡眠障害のリスクが低いことが知られている[31]．学校の成績に関しては，夜型は一般的によくない．また，夜型は睡眠問題が多く授業中に居眠りをしていたり，社会的ルールを破る子どもが多い．　　　　〔柴田重信〕

■文　献

1) Tahara Y and Shibata S：Chrono-biology, chrono-pharmacology, and chrono-nutrition. *J Pharmacol Sci*, **124**(3): 320-335, 2014.
2) Tahara Y and Shibata S：. Circadian rhythms of liver physiology and disease: experimental and clinical evidence. *Nat Rev Gastroenterol Hepatol*, **13**(4): 217-226, 2016.
3) Ohdo S et al.：Chronopharmacological strategies: Intra- and inter-individual variability of molecular clock. *Adv Drug Deliv Rev*, **62**(9-10): 885-897, 2010.
4) Tahara Y and Shibata S：Chronobiology and nutrition. *Neuroscience*, **253**: 78-88, 2013.
5) Fuse Y et al.：Differential roles of breakfast only (one meal per day) and a bigger breakfast with a small dinner (two meals per day) in mice fed a high-fat diet with regard to induced obesity and lipid metabolism. *J Circadian Rhythms*, **10**(1): 4, 2012.
6) Sasaki H et al.：Eating meals before wheel-running exercise attenuate high fat diet-driven obesity in mice under two meals per day schedule. *Chronobiol Int*, **32**(5): 677-686, 2015.
7) Facer-Childs E and Brandstaetter R：The impact of circadian phenotype and time since awakening on diurnal performance in athletes. *Curr Biol*, **25**(4): 518-522, 2015.
8) Tahara Y et al.：Effects of medial hypothalamic lesions on feeding-induced entrainment of locomotor activity and liver *Per2* expression in *Per2*::luc mice. *J Biol Rhythms*, **25**(1): 9-18, 2010.
9) Hara R et al.：Restricted feeding entrains liver clock without participation of the suprachiasmatic

nucleus. *Genes Cells*, **6**(3): 269-278, 2001.
10) Hamaguchi Y et al.: Entrainment of mouse peripheral circadian clocks to non 24 h feeding/fasting cycles under 24 h light/dark conditions. *Sci Rep*, **5**: 14207, 2015.
11) Hamaguchi Y et al.: Impairment of Circadian Rhythms in Peripheral Clocks by Constant Light Is Partially Reversed by Scheduled Feeding or Exercise. *J Biol Rhythms*, **30**(6): 533-542, 2015.
12) Tahara Y et al.: Refeeding after fasting elicits insulin-dependent regulation of Per2 and Rev-erbα with shifts in the liver clock. *J Biol Rhythms*, **26**(3): 230-240. 2011.
13) Landgraf D et al.: Oxyntomodulin regulates resetting of the liver circadian clock by food. *Elife*, **4**: e06253, 2015.
14) Hirao A et al.: Combination of starvation interval and food volume determines the phase of liver circadian rhythm in *Per2*::Luc knock-in mice under two meals per day feeding. *Am J Physiol Gastrointest Liver Physiol*, **299**(5): G1045-1053, 2010.
15) Furutani A et al.: Fish Oil Accelerates Diet-Induced Entrainment of the Mouse Peripheral Clock via GPR120. *PLoS One*, **10**(7): e0132472, 2015.
16) Narishige S et al.: Effects of caffeine on circadian phase, amplitude and period evaluated in cells in vitro and peripheral organs in vivo in *PER2*::LUCIFERASE mice. *Br J Pharmacol*, **171**(24): 5858-5869, 2014.
17) Potter GD et al.: Nutrition and the circadian system. *Br J Nutr*, **116**(3): 434-442, 2016.
18) Burke TM et al.: Effects of caffeine on the human circadian clock in vivo and in vitro. *Sci Transl Med*, **7**: 305ra146, 2015
19) He B et al.: The small molecule nobiletin targets the molecular oscillator to enhance circadian rhythms and protect against metabolic syndrome. *Cell Metab*, **23**(4): 610-621, 2016.
20) Shinozaki A et al.: Potent effects of flavonoid nobiletin on amplitude, period, and phase of the circadian clock rhythm in *PER2*::LUCIFERASE mouse embryonic fibroblasts. *PLoS One*, **12**(2): e0170904, 2017.
21) Akiyama M et al.: Reduced food anticipatory activity in genetically orexin (hypocretin) neuron-ablated mice. *Eur J Neurosci*, **20**(11): 3054-3062, 2004.
22) Ono M et al.: Effect of the noncompetitive N-methyl-D-aspartate (NMDA) receptor antagonist MK-801 on food-anticipatory activity rhythm in the rat. *Physiol Behav*, **59**(4-5): 585-589, 1996.
23) Iijima M et al.: Methamphetamine-induced, suprachiasmatic nucleus-independent circadian rhythms of activity and mPer gene expression in the striatum of the mouse. *Eur J Neurosci*, **16**(5): 921-929, 2002.
24) Haraguchi A et al.: Controlling access time to a high-fat diet during the inactive period protects against obesity in mice. *Chronobiol Int*, **31**(8): 935-944, 2014.
25) Sasaki H et al.: Combination of meal and exercise timing with a high-fat diet influences energy expenditure and obesity in mice. *Chronobiol Int*, **31**(9): 959-975, 2014.
26) Hatori M et al.: Time-restricted feeding without reducing caloric intake prevents metabolic diseases in mice fed a high-fat diet. *Cell Metab*, **15**(6): 848-860, 2012.
27) Jakubowicz D et al.: High caloric intake at breakfast vs. dinner differentially influences weight loss of overweight and obese women. *Obesity (Silver Spring)*, **21**(12): 2504-2512, 2013.
28) Hussain MM and Pan X: Circadian Regulation of Macronutrient Absorption. *J Biol Rhythms*, **30**(6): 459-469, 2015.
29) Brown AW et al.: Belief beyond the evidence: using the proposed effect of breakfast on obesity to show 2 practices that distort scientific evidence. *Am J Clin Nutr*, **98**(5): 1298-1308, 2013.
30) Horikawa C et al.: Skipping breakfast and prevalence of overweight and obesity in Asian and Pacific regions: a meta-analysis. *Prev Med*, **53**(4-5): 260-267, 2011.
31) Hu Y et al.: GWAS of 89,283 individuals identifies genetic variants associated with self-reporting of being a morning person. *Nat Commun*, **7**: 10448, 2016.

コラム2　受験勉強を乗り切る塾弁・夜食って？

　子どもたちは受験勉強で追われることが多いと思われるが，塾の宿題・夜間の静けさなどで，どうしても夜遅くまで起きていることがある．そこで，ここでは食の観点から受験勉強を考え

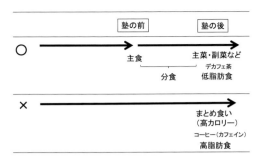

図1 受験勉強を乗り切る塾弁・夜食の摂取パターン
○：推奨パターン，×：良くないパターン．

てみよう．夜遅いということはどうしても，夜間に光曝露を受けやすく食事時間が後退しやすくなり，その結果体内時計の位相は後退し夜型になる．したがって，夜食，特にボリュームたっぷりは勧められない．マウスは夜行性であるので，1日に3食（朝食19時，昼食0時，夕食を7時に与える）のうち，昼食の0時を非活動期のど真ん中の12時にする．つまり昼食をとらずに夜食をとるという実験を行った．その結果，末梢の体内時計位相は，夜食に引っ張られて，非活動期側にシフトした[1]．つまり，1日3食のうち，1食でも不適切な時間に摂取すると体内時計は乱れてしまうことを意味している．この3食のマウスの夕食を22時，23時と遅くすると，末梢の体内時計の位相も後退する．そこで，23時に食べていた食事を2分し，19時に半分，23時に残りの半分を与えたところ，体内時計の位相の後退は解消され，正常の食事パターンの場合に近づいた[1]．したがって，塾が始まる前に食事をし，塾から帰ってきて残りを食べる習慣は，体内時計のリズムを維持する観点から勧められる（図1の○）．

では，塾弁はというと，ふつうに栄養のバランスが良い食事が良いと思われる．一方，塾後の食事については考慮する必要がある．塾後の食事は高カロリーのもの，つまり脂質成分の多いものはエネルギー貯蔵に回るのでよろしくない．同様に炭水化物が豊富な食事も，糖の消費が少ないので高血糖が続き，それは脂肪に変換され蓄積される．消化が良く，低カロリーの食事が良いと思われる．また，炭水化物や糖を豊富に含む食物はインスリンの分泌が多い[2]．インスリンは末梢体内時計リセットさせる能力が強いので，夜食にこれらを豊富に含む食材を摂取すると，体内時計がリセットされ，位相が後退しやすくなる可能性がある．すなわち，時間栄養学視点から考えると，肥満と夜型化という2点で，炭水化物が豊富な夜食はやめにしましょう．カテキンを豊富に含むお茶など，あるいは難消化性デキストリンなどが添加された飲み物などは，糖の吸収を穏やかにするという機能を有している．先に述べたように夜食は高い血糖値が長く続きやすいので，これらの飲み物を夜食のときに一緒に摂取すると効果的であるかもしれない．2.1.1項で述べたように，カフェインと体内時計に関しては，強い関連性の研究がある．人で，夜のカフェイン摂取が体内時計の位相を後退させるという結果を紹介したが，同時に夜の照明が体内時計を遅らせ，さらに夜の照明下にカフェインを摂取すると，より強力に後退させることから，机上に明かりをつけコーヒーを飲むのは，夜型化を助長させる．したがってお茶に関して言えば，夜のお茶はデカフェ茶が良いであろう．また，デカフェの日本茶には抗不安・睡眠誘発があるテアニンが含まれているので，気分を落ち着かせるにはよいことである．細胞実験ではあるが，動物脂肪に豊富に含まれているパルミチン酸が，体内時計に異常を引き起こすこと，またこの異常は ω-3の脂肪酸であるEPAやDHAが保護効果を有することが報告されている．したがって，動物性脂質の過剰摂取は体内時計に負荷がかかる可能性に注意しないといけない．　　　〔柴田重信〕

■ 文　献
1) Kuroda H et al.：Meal frequency patterns determine the phase of mouse peripheral circadian clocks. *Sci Rep*, **2**: 711, 2012.
2) Itokawa M et al.：Time-restricted feeding of rapidly digested starches causes stronger entrainment of the liver clock in *PER2*::LUCIFERASE knock-in mice. *Nutr Res*, **33**(2): 109-119, 2013.

2.2 光と生体リズム

2.2.1 光の非視覚的な作用

　ヒトの様々な生理現象（体温，心拍，ホルモン分泌，睡眠覚醒サイクルなど）は約1日周期で変動し，この変動を概日リズム（サーカディアンリズム）と呼ぶ．概日リズムは脳の視床下部の視交叉上核（SCN）にある概日時計によって支配されている．ヒトの概日時計の固有周期は平均すると24時間より少し長いことが知られている[1]．したがって，洞窟のように時間的な手掛かりがなく，明暗の変化もない中で生活すると1日が少しずつ後ろにずれていく．普段の生活でそうならないのは，ヒトは朝に受ける光が概日時計に作用し，概日リズムを24時間周期に同調させているからである．ヒトでは目から入力される光が概日時計の最も強い同調因子として作用し，朝の光は遅れがちな概日時計の位相を早める作用がある．

　一方で，夜の光は概日リズムの位相を後退させる作用がある．現代では人工照明抜きの生活は考えられず，多くの人々が人工照明のもとで明るい夜を過ごしている．特に，その影響を受けやすいのは，夜に働く夜勤・交代制勤務者である．深夜の勤務中に受ける夜の光は，メラトニンの分泌の抑制や概日リズムの乱れを引き起こし，長期的な影響として癌，肥満，糖尿病などのリスクを高めていることが指摘されている[2]．また，最近の研究では一般家庭の光でさえ，概日リズムを夜型化させる要因になっており，我々の健康に負の影響を及ぼしているという証拠も増えている．特に子どもは大人以上に夜の光の影響を受けやすいことが最近の研究で明らかにされている．

　目から入力された光のシグナルは，網膜視床下部路を介して概日時計の中枢である視交叉上核に送られる．さらに，視交叉上核から脳の別の部位に光のシグナルが投射されることで，メラトニンの分泌抑制，覚醒機能，体温調節機能にも影響を及ぼす[3]．これらの概日時計を介した光の作用は，明るさや色の知覚といった視覚機能とは異なるメカニズムで生じることから，光の非視覚的作用（non-visual effects）または非撮像的作用（non-image forming effects）と呼ばれている（図2.4）．

2.2.2 ヒトの概日リズムの測定

　過去の実験室でのヒトの概日リズム研究では深部体温（直腸温）がよく測定されていた．深部体温は午前から午後にかけて上昇し夜間に低下する．睡眠の後半に最低となり，この時刻を概日リズムの位相の指標として用いることが多かった．しかし，体温は食事や外気温，姿勢や起きているか寝ているかなどの体の状態の影響を受けやすい．これらの影響は本来の概日リズムを覆い隠してしまうことからマスキングと呼ばれている．正確に概日リズムを測定するためにはマスキングを取り除かなければならない．そのためにはコンスタントルーチン法と呼ばれる方法が用いられる[4]．具体的には，実験は少なくとも24時間以上の時間を要し，その間に被験者はベッド上で半仰臥位の姿勢を維持したまま眠ることは許されない．食事は1日の摂取量を等間隔で分散して与えられる．また，環境条件は温度を一定に保ち，光環境も低照度（10 lx 以下）の薄暗い恒暗条件の中で行われる．被験者と実験者の両方にとって負担の大きい

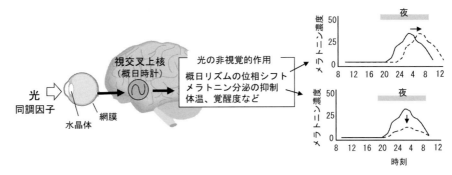

図2.4 光の非視覚的作用．光によるメラトニンの概日リズムの位相変化と分泌抑制

実験である．

最近は直腸温に代わってメラトニンが用いられる場合が多い．メラトニンは脳の松果体から分泌され，日中はほとんど分泌されず，夜に分泌が始まり，深夜にピークを迎え，朝には分泌が終わるという日内変動を示す（図2.4）．メラトニンの分泌開始や終了のタイミングは，視交叉上核からの概日時計の情報が，室傍核と上頸部交感神経節を経て松果体に伝えられることで決まる．また，分泌が始まった後でも明るい環境に曝露されると分泌が抑制されることから，体に夜を伝えるホルモンと考えられている．メラトニンは血中ではなく唾液からも測定可能である．概日時計が夜型化するとそのタイミングが遅れて後ろにずれた状態になる．

メラトニンを用いた概日リズムの位相の決定にはいくつかの方法があるが，最も簡便に測定できる指標がメラトニン分泌開始時刻（dim light melatonin onset：DLMO）である[5]．夜に薄暗い環境下で，少量の唾液（または血液）を30分または1時間間隔で採取し，メラトニンの分泌が始まる時刻を計算で求める．DLMOのタイミングが遅れることを位相が後退したといい，反対にタイミングが早まることを前進という．この指標の利点は，コンスタントルーチン法のような負担がかからない点にある．メラトニンは普段の就寝時刻の1〜3時間前に分泌が始まるが個人差もあるので，少し余裕をもって普段の就寝時刻の5時間前くらいからサンプリングを始めて，就寝時刻の1時間後くらいまで行えばよい．特に子どもの概日リズムを測定するには，負担の少ないDLMOを用いた方法が有効である．メラトニンのアッセイにはradioimmunoassay（RIA法）とenzyme-linked immunosorbent assay（ELISA法）との両方がある．現在のところ，信頼性の高いRIA法が多くの論文で用いられている．

2.2.3 光による概日リズムの位相シフト

光が概日リズムの位相に及ぼす影響は光のタイミングによって異なり，朝の光は概日リズムの位相を前進させ，夜の光は概日リズムの位相を後退させる．両者の関係は位相反応曲線（phase response curve：PRC）で示される（図2.5）[6]．横軸はDLMOを基準とした相対時刻である．1つは10000 lxの強い光に6.5時間曝露されたときのPRCであり，もう1つも8000 lxの強い光であるが曝露時間を1時間にしたときのPRCである．どちらも，光が最も概日リズムを後退させる時間帯はDLMOの2〜3時間後であり，これはちょうど就寝時刻の前後数時間に相当する．また，1時間とい

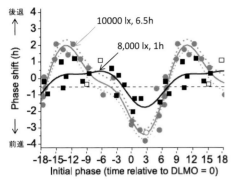

図 2.5 位相反応曲線（文献 6 より引用改変）

う短い時間でも強い光であれば概日リズムの位相に影響する．

これまで PRC の研究は大人を対象としたものであったが，青年期の子ども（年齢は 14 ～ 17 歳）の PCR も報告されている[7]．全体的な特徴としては大人のデータと一致している．子どもの実験では 5000 lx の光を 80 分曝露している．大人の実験とは光の条件やプロトコルも異なるので正確な比較はできないが，8000 lx の光を 1 時間受けた大人のデータと比べて，位相後退と位相前進のピークが明瞭であり，その量も大きい．このことは光の感受性が子どものほうが大人に比べて高いことを反映した結果かもしれない（詳細は後述）．また，位相前進では朝と午後の遅い時間に 2 つのピークがみられている．

光の概日リズムの位相への影響には，量-反応関係が存在し，照度が高いほど位相変化も大きくなる[8]．この分野で使われる照度は，視線方向から入力される光を目の位置で計測するのが一般的である．ヒトの概日リズムがどのくらいの照度で影響を受けるかについては，一般家庭の光に相当する 100 lx 程度の光でさえも，夜間に断眠してほぼ徹夜に近い状態で長時間（6.5 時間）の光に曝露されると約 1 ～ 2 時間の位相の後退が起きていた[9]．ただし，このような極端な条件を日常的に経験することはないので，日常生活の中で受ける夜の光がどのくらい概日リズムに影響するかについてははっきりしていなかった．しかし，最近の米国での研究で，実際に家庭で夜の就寝前に受けている光（平均で 60 lx 程度）を計測し，概日リズム位相を調べる実験が行われている．その結果，一般家庭の光でさえ，毎日繰り返されることで概日リズムの位相が，dim light 条件（平均で 3 lx 程度）に比べて約 1 時間後退することが報告されている（図 2.6）[10]．

人工照明の概日リズムへの影響を示す別の証拠として，自然の中でのキャンプの影響をみた実験がある[11]．自然の明暗環境で生活することによって概日リズム位相である DLMO が早まり，日没時刻とほぼ一致していた．また，普段の生活で夜型のクロノタイプを示す人ほど，キャンプ中の位相の前進量が大きかった．この結果は，夜型の人ほど夜の人工照明の影響を受けていることを示す結果といえる．

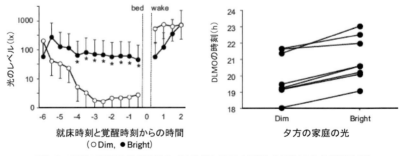

図 2.6 家庭の照明条件が概日リズム位相に及ぼす影響（文献 10 より引用改変）

2.2.4 光によるメラトニンの分泌抑制

　光の概日時計への影響を調べるためによく用いられるもう1つの方法は，光によるメラトニン抑制である．メラトニンは夜間に分泌が高まるが，光曝露されている間は分泌が急性に抑制される（図2.4）．人工光でヒトのメラトニン抑制が最初に報告されたのは1980年で，そのときの照度は2500 lxであった[12]．当時は人工照明の光ではヒトの概日リズムへの影響は小さいと考えられていたことから，その成果はヒトでの人工光の影響をメラトニンで初めて発見した研究として注目を集めた．その後に多くの研究が進み，概日リズムの位相への影響と同様に一般家庭レベルの照度でもメラトニンの抑制が生じることが報告されている．ある研究では，夜間に眠らずに白色光に長時間（6.5時間）曝露されると100 lx～200 lx程度の照度でもメラトニンが抑制されていた[9]．しかも，200 lxの照度でメラトニンの抑制が飽和していた．ただし，この実験では曝露時間が長いことに加えて，光曝露が行われる日の3日前から昼間も含めて1日中15 lx以下の薄暗い環境で過ごすという特殊な条件で行われている．光曝露履歴がメラトニンの抑制量に影響し，薄暗い環境で過ごした後は光への反応が高まることが知られている[13]．したがって，この研究結果は日常生活の中で経験する影響に比べて，光の影響が出やすい条件で行われている点に注意をする必要がある．

　その後，普段の生活に近い状態で，さらに光の影響を就寝時刻の前の数時間に限って，照度200 lxの白色光で実験が行われている．その結果，就寝前の200 lxの光でもメラトニンの分泌を有意に抑制することも報告されている[14]．しかしながら，これらの研究はヨーロッパ系民族を被験者とした研究である．光によるメラトニン抑制には民族差があり，アジア系民族はヨーロッパ系民族に比べて光の影響を受けにくいことが報告されている[15]．実際に，日本人で行われた過去の研究では白色光の100～200 lxの照度ではメラトニンの抑制は認められていない場合も多い[16, 17]．光によるメラトニンの抑制には個人差も多く，民族差以外にも，年齢差，光曝露の履歴，遺伝子型の違いなど様々な要因によって影響を受けることが知られている[18]．

2.2.5 光の波長による違い

　光の非視覚作用は光の波長によっても異なる．様々な波長の光と様々な強度の光を用い，何日もかけて夜中にメラトニンへの影響を調べた実験において明らかにされた．結果は460 nm付近の青色光が最もメラトニン抑制への作用量が大きかった（図2.7）[19]．その後の実験で，光によるメラトニン抑制以外の非視覚的作用（位相変化，体温，覚醒作用など）においても，青色光で作用量が大きいことが明らかにされている[20, 21]．

　ヒトにおいてメラトニン抑制の作用スペクトルが発表されたのと同じ時期に，網膜の桿体（かんたい）と錐体（すいたい）とは別に光感受性をもつ細胞がヒトを含む哺乳類の網膜で発見され，それが光の非視覚的作用に強く関与していることが明らかになった[22]．新たな光感受性細胞はメラノプシン（melanopsin）という視物質を含む網膜神経節細胞で，melanopsin containing retinal ganglion cell（mRGC）またはintrinsically photosensitive retinal ganglion cell（ipRGC）と呼ばれている．mRGCはそれ自身が光感受性をもっており，メラトニンの作用スペクトルと同じ青色光に対して強く反応することがわかっている．

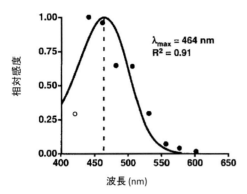

図 2.7 メラトニン抑制の作用スペクトル（文献 19 より引用改変）
波長 464 nm の光が最も感度が高く，メラトニンの抑制率が大きい．

mRGC は桿体と錐体からの入力も受けており，網膜の視細胞が総合的に光の非視覚的作用に寄与していると考えられている[23]．

光の波長の影響やそれに関連した新たな光感受性細胞の存在が明らかになるにつれて，従来から用いられてきた照度という単位だけでは光の影響の大きさを説明できなくなった．照度（lx）はヒトが感じる明るさの感覚（視感度）をもとにつくられた心理物理的な単位である．一方で，光の非視覚作用はそれとは異なる光受容細胞と経路で生体に作用しているので，それが一致しなくても不思議ではない．例えば，色光の比較した研究において，照度約 70 lx の緑色光よりも照度 5 lx の青色光のほうがメラトニンの抑制が大きいことが報告されている[21]．このことから，光の単位は光子量であるフォトン（photons/cm^2/s）が用いられている．また，実験によっては放射エネルギーである放射照度 irradiance（μW/cm^2）を用いることもある．さらに，光の非視覚作用を予測する新たな単位として，メラノプシンの分光反応特性をもとにつくられた melanopic lux（mlux）という単位も提唱されている[23, 24]．

青色光の場合，5 lx という照度でもメラトニンが抑制されているのは驚きであるが，それには理由がある．光の非視覚作用の1つに瞳孔の対光反応があり，mRGC の特徴を調べるために瞳孔の測定がよく行われている．他の非視覚作用と同様に瞳孔の縮瞳も青色光によって強く引き起こされる．したがって，異なる色光でメラトニンへの影響を調べるためには，瞳孔サイズを同じにしておく必要がある．そこで過去の研究では，散瞳剤を使って実験を行っている．散瞳した状態では網膜に多くの光が入るので，弱い光でもまぶしく感じられるし，光の非視覚的な影響も強く受けることになる[25]．これが，5 lx の青色光でもメラトニンが抑制された理由の1つである．

普段の生活で青色光に単独で曝露されることはほとんどないが，日常的に使用する蛍光灯や LED ランプにも青色光は含まれている．青色の短波長成分を多く含む光は白っぽく，逆に赤色の長波長成分を多く含む光は電球色に近い．これらの色調の単位は色温度（K：ケルビン）で表される．色温度の低い光は，心理的にも落ち着いた印象を与えるが，それだけではなく青色成分が少ないことから，メラトニンの分泌抑制や概日リズムの位相の後退を起こしにくいとされている[8, 26, 27]．

2.2.6 子どもへの光の影響

多くの光と概日リズムの研究は，成人以上の大人を対象としており，子どもに関する研究は少ない．最近，日本人の小学生の子どもと大人でメラトニンの光抑制を比較した研究が行われている．その結果，子どもは大人の約2倍も唾液中メラトニン濃度の抑制率が大きいことが明らかとされている（図 2.8）[17]．少し明るめの照度（580 lx）では子どものメラトニン分泌はほぼ完全に抑制されていた．この研究では，実際の各家庭の照明の下でもメラトニン濃度の測定が実施されている．その結果，家庭での大

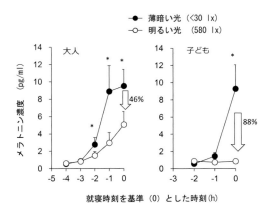

図 2.8 夜の明るめの光によるメラトニンの分泌抑制（文献 17 より引用改変）

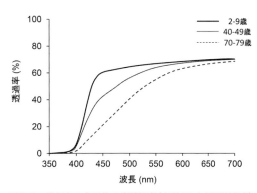

図 2.9 子どもの水晶体の光透過率（文献 30 より引用改変）
子どもの水晶体の光透過率は大人に比べて高い．特に短波長の青色光で顕著．

人のメラトニン濃度は dim light 条件と比較して有意な影響を受けていなかったが，子どものメラトニンは家の照明でも有意な抑制が確認されていた[17]．家庭で実測した照明の照度は，目の位置で 140 lx 程度であった．

　子どもの高い光感受性の理由として，目の構造の違いがある．まず，子どもは大人に比べ，目に入る光の量を調節している瞳孔のサイズが大きい．次に，レンズに相当する水晶体が子どもでは大人よりも透明度が高く，光透過率が高い（図 2.9）．今のところこの 2 つが主な原因と考えられる[28]．しかしながら，同じ子どもでも，思春期前のほうが思春期後よりも光の影響を受けやすいことが報告されており[29]，目の特徴以外の要因も関係している可能性もある．

　光の波長の影響も子どものほうが受けやすい可能性がある．加齢による水晶体の光透過率の低下の主な原因は水晶体の黄濁にあるため，短波長の光ほど透過率が低下する．したがって，子どもの光透過率は大人に比べて青色光で特に高い（図 2.9）[30]．最近の LED 照明を使った研究では，子どもでは特に，電球色のランプ（3000 K）に比べて青色光が多く含まれる白色のランプ（6200 K）で夜のメラトニンが強く抑制されることがわかった[31]．

　小学生を対象に家庭の照明の色温度と概日リズム位相の関係を調べた研究もある．

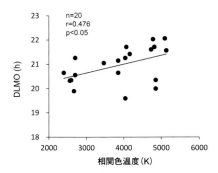

図 2.10 家庭の光の色温度と概日リズム位相の関係（文献 27 より引用，一部改訂）

この研究では実際に各家庭の照明の色温度を実測している．概日リズム位相の指標には DLMO が測定されている．その結果，両者には正の相関があり，色温度の高い照明を使う家庭では子どもの概日リズムの位相が遅いことがわかった（図 2.10）[27]．この研究では子どもの親のデータも同時に測定されてる．親も同様に色温度と概日リズム位相の間に正の相関がみられていた．この研究結果は，直性の因果関係を示す結果ではないが，色温度の高い白色の光を家庭で用いることで概日リズムの夜型化が進みやすくなる可能性は十分に考えられる．

2.2.7 メディアとの関係

　現代の子どもは，テレビ，インターネット，スマートフォンなどの多くのメディアに囲まれて生活している．子どものメディアへの接触が多ければ，就寝時刻が遅くなり，睡眠時間が短くなることは，国内外問わず数多くの研究で明らかになっている[32]．ディスプレイから発せられる光の影響も懸念されている．目に入ってくる光は，画面の明るさだけではなく，ディスプレイの大きさ，目からの距離などで随分と変わってくるため，一概にその影響の有無を判断することは難しい．過去の大人を対象とした研究では，スクリーンの輝度を最大にし，長時間使用したときにはメラトニンや概日リズムに影響がみられているが[33, 34]，通常の使用の範囲では影響がみられていない報告も多い[35]．ただし，前述の通り，子どもは大人以上に光の影響を受けることから，今後は子どもへの影響を明らかにするための研究が必要である．

　テレビやスマートフォンの端末から発せられる光よりも，天井の照明器具からの光のほうが，目の位置で測ったときの照度は高い．近年はLED照明が普及しており，照度と色温度の両方の調光機能を備えているものもある．夜は照明を明るくしすぎずに，色温度も低めに設定することが概日時計の夜型化を防ぐ方法として有効と考えられる．

〔樋口重和〕

■文　献

1) Czeisler CA et al.：Stability, precision, and near-24-hour period of the human circadian pacemaker. *Science*, **284**(5423): 2177-2181, 1999.
2) Stevens RG et al.：Breast cancer and circadian disruption from electric lighting in the modern world. *CA Cancer J Clin*, **64**(3): 207-218, 2014.
3) Gooley JJ et al.：A broad role for melanopsin in nonvisual photoreception. *J Neurosci*, **23**(18): 7093-7106, 2003.
4) Duffy JF and Dijk DJ：Getting through to circadian oscillators: why use constant routines? *J Biol Rhythms*, **17**(1): 4-13, 2002.
5) Benloucif S et al.：Measuring melatonin in humans. *J Clin Sleep Med*, **4**(1): 66-69, 2008.
6) St Hilaire MA et al.：Human phase response curve to a 1 h pulse of bright white light. *J Physiol*, **590** (Pt 13): 3035-3045, 2012.
7) Crowley SJ and Eastman CI: Human adolescent phase response curves to bright white light. *J Biol Rhythms*, **32**(4): 334-344, 2017.
8) Aoki H et al.：Minimum light intensity required to suppress nocturnal melatonin concentration in human saliva. *Neurosci Lett*, **252**(2): 91-94, 1998.
9) Zeitzer JM et al.：Sensitivity of the human circadian pacemaker to nocturnal light: melatonin phase resetting and suppression. *J Physiol*, **526**　(Pt 3): 695-702, 2000.
10) Burgess HJ and Molina TA：Home lighting before usual bedtime impacts circadian timing: a field study. *Photochem Photobiol*, **90**(3): 723-726, 2014.
11) Wright KP Jr. et al.：Entrainment of the human circadian clock to the natural light-dark cycle. *Curr Biol*, **23**(16): 1554-1558, 2013.
12) Lewy AJ et al.：Light suppresses melatonin secretion in humans. *Science*, **210**(4475): 1267-1269, 1980.
13) Smith KA et al.：Adaptation of human pineal melatonin suppression by recent photic history. *J Clin Endocrinol Metab*, **89**(7): 3610-3614, 2004.
14) Gooley JJ et al.：Exposure to room light before bedtime suppresses melatonin onset and shortens melatonin duration in humans. *J Clin Endocrinol Metab*, **96**(3):E463-472, 2011.
15) Higuchi S et al.：Influence of eye colors of Caucasians and Asians on suppression of melatonin secretion by light. *Am J Physiol Regul Integr Comp Physiol*, **292**(6):R2352-2356, 2007.
16) Hashimoto S et al.：Melatonin rhythm is not shifted by lights that suppress nocturnal melatonin in humans under entrainment. *Am J Physiol*, **270**　(5 Pt 2):R1073-1077, 1996.
17) Higuchi S et al.：Influence of light at night on melatonin suppression in children. *J Clin Endocrinol Metab*, **99**(9): 3298-3303, 2014.

18) 樋口重和・李相逸：光のサーカディアンリズムとメラトニン分泌への作用の個人差（特集資料 光のサーカディアンリズムへの影響を考慮した夜間屋内照明）. 照明学会誌, **99**(1): 20-24, 2015.
19) Brainard GC et al.: Action spectrum for melatonin regulation in humans: evidence for a novel circadian photoreceptor. *J Neurosci*, **21**(16): 6405-6412, 2001.
20) Cajochen C et al.: High sensitivity of human melatonin, alertness, thermoregulation, and heart rate to short wavelength light. *J Clin Endocrinol Metab*, **90**(3): 1311-1316, 2005.
21) Lockley SW et al.: High sensitivity of the human circadian melatonin rhythm to resetting by short wavelength light. *J Clin Endocrinol Metab*, **88**(9): 4502-4505, 2003.
22) Provencio I et al.: A novel human opsin in the inner retina. *J Neurosci*, **20**(2): 600-605, 2000.
23) Lucas RJ et al.: Measuring and using light in the melanopsin age. *Trends Neurosci*, **37**(1): 1-9, 2014.
24) Enezi J et al.: A "melanopic" spectral efficiency function predicts the sensitivity of melanopsin photoreceptors to polychromatic lights. *J Biol Rhythms*, **26**(4): 314-323, 2011.
25) Gaddy JR et al.: Pupil size regulation of threshold of light-induced melatonin suppression. *J Clin Endocrinol Metab*, **77**(5): 1398-1401, 1993.
26) Kozaki T et al.: Effects of short wavelength control in polychromatic light sources on nocturnal melatonin secretion. *Neurosci Lett*, **439**(3): 256-259, 2008.
27) Higuchi S et al.: Late circadian phase in adults and children is correlated with use of high color temperature light at home at night. *Chronobiol Int*, **33**(4): 448-452, 2016.
28) Turner P. L. and Mainster M.A.: Circadian photoreception: ageing and the eye's important role in systemic health. *Br J Ophthalmol*, **92**(11): 1439-1444, 2008.
29) Crowley SJ et al.: Increased Sensitivity of the Circadian System to Light in Early/Mid-Puberty. *J Clin Endocrinol Metab*, **100**(11): 4067-4073, 2015.
30) Barker FM et al.: The direct spectral transmittance of the excised human lens as a function of age. *Invest Ophthalmol Vis Sci*, 32S, p.1083, 1991.
31) Lee SI et al.: Melatonin suppression and sleepiness in children exposed to blue-enriched white LED lighting at night. *Physiol Rep*, **6**(24), e13942, 2018.
32) Hale L and Guan S: Screen time and sleep among school-aged children and adolescents: a systematic literature review. *Sleep Med Rev*, **21**: 50-58, 2015.
33) Chang AM et al.: Evening use of light-emitting eReaders negatively affects sleep, circadian timing, and next-morning alertness. *Proc Natl Acad Sci USA*, **112**(4): 1232-1237, 2015.
34) Higuchi S et al.: Effects of VDT tasks with a bright display at night on melatonin, core temperature, heart rate, and sleepiness. *J Appl Physiol*, **94**(5): 1773-1776, 2003.
35) Heath M et al.: Does one hour of bright or short-wavelength filtered tablet screenlight have a meaningful effect on adolescents' pre-bedtime alertness, sleep, and daytime functioning? *Chronobiol Int*, **31**(4): 496-505, 2014.

コラム3 ブルーライトと睡眠

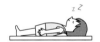

　体内時計は24時間より長いために朝の光で視交叉上核の主時計を24時間に合わせ，その情報を末梢臓器の時計システムに伝え，生体全体の時計を24時間に合わせている．また，食事のタイミングがマウスやヒトでも体内時計を合わせることができるので，朝の光が視交叉上核のリズムを，朝食が肝臓などの末梢臓器のリズムを24時間に合わせていることになる．さて，光による体内時計に対する作用は朝の光の位相前進のみならず，夜の遅い光による位相後退がよく知られている．すなわち，夜の遅い時間にスマートフォン（スマホ），テレビ等で光曝露を受けると以下の2つのことが起こる．1つめは体内時計の位相が後退し，夜型化が促進されること，2つめは，夜間の光がメラトニンの分泌を抑え不眠をもたらすことである．目から入った光は網膜の視細胞である錐体細胞や杆体細胞を通して外側膝状体に情報を送っている．一方，光は網膜のメラノプシン陽性節細胞から，PACAPやグルタミン酸を介して視交叉上核へ

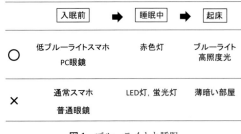

図 1 ブルーライトと睡眠
○：推奨パターン，×：良くないパターン．

明暗の情報を送っている．メラノプシン陽性細胞は光に反応し，その吸収最大波長は 420～440 nm の青色光であることが知られている．すなわち，赤，緑，青の光の 3 原色のうち青色光に強く反応することになり，逆に光による体内時計変化を最小限にするには赤色光が良いことになる．照明のうち，白熱灯や蛍光灯の光波長スペクトラムに比較し，LED 照明や液晶画面のバックライトは青色光と黄色の蛍光塗料の組み合わせで白色光を作成するタイプが多く，どうしても青色が強くなりがちである．したがって夜の遅い時間に液晶タブレットを使っていると夜型化を助長させるので，これを「スマホ問題」と呼んでいる．我々は，波長を可変できるテレビで青色光を半減し，赤色光を 2 倍にしたテレビの条件で被験者にビデオを約 2 時間見てもらい，メラトニン分泌の抑制がどの程度起こるかを調べた．コントロールとして被験者はテレビを見ずに暗い中で 2 時間経過したのちにメラトニンを測定した．次に，青色半減テレビビデオ，もしくは正常テレビビデオをランダムに視聴してもらった．もちろん，ビデオの内容は異なるが，ビデオの上映時間，赤色，緑色，青色の出現割合はほぼ同じである．その結果，低輝度では青色半減はほとんど影響がなかったが，中輝度，高輝度では，正常テレビではメラトニン分泌が有意に低下した一方で，青色半減テレビでは，メラトニン分泌の低下が起こりにくかった[1]．次に，朝の光，特にブルーライトはどうであろうか．朝の光は体内時計を前進させるので，ブルーライトを受けると前進作用を示すが，同時にメラトニン分泌を止めるので，朝の覚醒感が増強すると思われる．また，光が交感神経を増大させたり，マウスのコルチコステロンの分泌を高めることが報告されているので，朝のブルーライトは目覚めさせる方向に働くと考えられる．

また，夜間の就寝前に本を読む場合と，液晶タブレットで読む場合で，メラトニン分泌の抑制率の違いと，これを続けた場合の体内時計の位相の遅れを評価した研究がある．確かに，本を読む場合の目のレベルでの光の量は液晶タブレットで読む場合に比較して圧倒的に低い値であった．またタブレットでは 450 nm 辺りの放射照度は極めて高かった．タブレット本ではメラトニン分泌を抑制するのみならず，次の日のメラトン分泌リズムの位相を後退させた[2]．このように夜間の青色光の曝露は体内時計の後退と，不眠を引き起こすことになるので，これを防ぐには，もちろん夜に光を浴びないことであるが，実際は難しいと思われる．そこで代替手段として青色光を遮断する PC 眼鏡をかける，スマホの照明を暖色系に変える（i-phone には機能あり），常夜灯は赤色豆球にするなどがある（図 1 の○）．

〔柴田重信〕

■文　献
1) Komada Y et al.：Effects of television luminance and wavelength at habitual bedtime on melatonin and cortisol secretion in humans. *Sleep Biol Rhythm*, **13**(4): 316-322, 2015.
2) Chang AM et al.：Evening use of light-emitting eReaders negatively affects sleep, circadian timing, and next-morning alertness. *Proc Natl Acad Sci USA*, **112**(4): 1232-1237, 2015.

2.3　運動と生体リズム

バクテリアからヒトに至るまで地球上に生存する生物の行動（睡眠・覚醒）・生理機能には，約 24 時間のリズム（生体リズム）が存在する．生体リズムは昼夜変化の存在しない恒常環境下でも持続する．つまり，生体リズムは，外部の環境変化に生体が反

応した結果みられる外因性リズムではなく，生体内部の自律振動機構である生物時計により発振される内因性リズムである．生体リズムの特徴は，単に24時間のリズムが存在することではなく，行動および生体内の様々な生理機能を時間的に統合する点にある．すなわち，地球の自転により生じる24時間の昼夜変化が存在する環境下で昼間に十分活動し，夜間に十分な睡眠をとれるように行動と生理機能を時間的に統合することである（内的同調）．しかし，現代では子どもから大人まで生活リズムの夜型化が進んでおり生物時計の支配に逆らった時間帯に睡眠をとるものも多い．日本の社会は，依然として朝方社会であり，遅れた就寝時刻と社会的に規定された起床時刻により睡眠時間が短縮している．睡眠の質および長さが不足すると心身の健康に様々な不調を生じさせる．

　国内の子どもの健康・体力に関する調査では，子どもの運動機能は低下傾向にあり，小児肥満や姿勢異常も増加傾向にある．運動機能の低下の背景には，「①外遊びやスポーツの重要性の軽視など国民の意識の低下，②子どもを取り巻く環境の悪化，③生活が便利になるなど子どもの生活全体の変化，④スポーツや外遊びに不可欠な要素（時間，空間，仲間）の減少，⑤就寝時刻の遅さ・朝食欠食や栄養バランスの悪い食事などの生活習慣の乱れ」がその要因として指摘されている[1]．これらの要因の多くは，睡眠・生体リズムを調整する生物時計に影響することが懸念される．本節では，生物時計の基本性質を紹介するとともに，運動が睡眠・生体リズムに与える影響について解説する．

2.3.1 ヒト生物時計の基本性質

a. 生物時計の階層構造

　ヒトを含め哺乳類の生物時計中枢は，脳内視床下部の視交叉上核（suprachiasmatic nucleus：SCN）に局在する（中枢時計）[2]．SCNが自律振動するメカニズムは，時計遺伝子と呼ばれる複数の遺伝子の転写と翻訳を介するネガティブフィードバックループである[3]．また，近年の生物発光技術の発展により，SCNだけでなくSCN外の脳部位および肝臓，肺，骨格筋といった末梢組織にも時計遺伝子が発現し，自律振動することが明らかになった（末梢時計）[4]．SCNは，網膜で受容した光情報を時刻の手がかりとして自身の内因性周期を24時間の環境周期に同調させると同時に，神経性・液性因子を介して全身の末梢時計へ時刻情報を伝達し，行動と生理機能を時間的に統合している（図2.11）．

b. 光同調

　生物時計の周期や位相を調節する環境因子を同調因子（Zeitgeber）と呼ぶ．ヒトの生物時計にとって最も強力な同調因子は，2500 lx以上

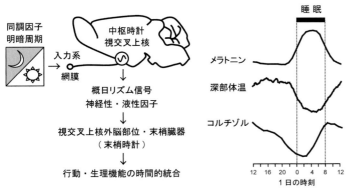

図2.11　生物時計と生体リズム
哺乳類生物時計の階層構造と同調条件下におけるヒトの代表的な生体リズム．

の高照度光（自然界における太陽光）である．外界の昼夜変化および時刻情報から隔離された恒常環境下で測定されたヒト生物時計の内因性周期（フリーラン周期）は，24時間より長い約25時間周期である．本間らは，時間隔離実験室内で生体リズムがフリーランしている被験者に24時間周期の相対的明暗サイクル（8時間，5000 lxの高照度光，16時間低照度光）を与えるとフリーランが阻止され，相対的明暗サイクルに同調することを発見し，生物時計が高照度光に同調することを報告した（光同調）[5]．生物時計の光同調は，高照度光パルスに対する位相反応曲線により説明される．位相反応曲線は，恒常環境下で生体リズムがフリーランしている被験者に生体リズムの様々な位相で高照度光パルスを照射し，照射後の位相変化量を測定して作成される．位相反応曲線は，生物種間で共通であり主観的暗期の後半から主観的明期の前半に位相前進相

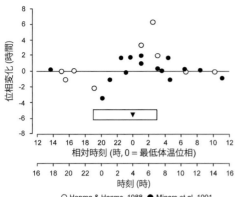

図2.12　高照度光による位相反応曲線
隔離実験室内で生体リズムがフリーランしている被験者に5000 lxの高照度光を3時間照射して作成した位相反応曲線．縦軸の位相変化量は，＋が位相前進，－が位相後退を示す．横軸は，光パルスの中点と深部体温リズム最低値位相間の時間差で表示した相対時刻と睡眠時間が23時〜7時までの場合の平均的な1日の時刻を示す．

（時計が進む），主観的暗期の前半に位相後退相（時計が遅れる），前進相と後退相の間には位相変化が生じない無反応相である．位相後退相から位相前進相への移行点（クロスオーバーポイント）は，深部体温の最低値位相付近にみられ，同調条件下では最低体温位相は起床時刻の2〜3時間前にみられる（図2.12）[6,7]．つまり，日常生活下においては起床後に太陽光を浴びることで生物時計を位相前進させ，24時間の環境周期に同調する．また，位相変化が生じない日中の高照度光照射は，夜間のメラトニン分泌量の増加させることが報告されている．朝方および日中に積極的に高照度光を浴びることは，生物時計を整え，睡眠の質を向上させることが期待される．最近，イギリスの研究グループから14〜17歳の若年者を対象に高照度光に対する位相反応曲線が報告された[8]．若年者の位相反応曲線は，成人の位相反応曲線と比較すると位相反応曲線の振幅は同程度であるが位相前進相が朝方と夕方の時間帯にみられる2相性のパターンがみられた．若年者の位相反応曲線の形は興味深いデータであるが，若年者を対象とした研究は依然として少ないため，今後のさらなる研究と検証データの蓄積が必要である．

c．内的脱同調と生物時計の2振動体モデル

ヒトの生物時計には，他の哺乳類にはみられない特徴として恒常環境下で深部体温・メラトニンリズムと睡眠・覚醒リズムが異なる周期でフリーランする内的脱同調現象がある．恒常環境下で被験者をフリーランさせると深部体温・メラトニンリズムと睡眠・覚醒リズムはともに約25時間の周期を示すが，内的脱同調が生じると深部体温・メラトニンリズムは約25時間を維持するのに対し，睡眠・覚醒リズムは30時間以上（Ⅰ型）あるいは20時間未満（Ⅱ型）となる（図2.13）[9]．内的脱同調時の睡眠・覚醒リズムは深部体温・メラトニンリズムから完全に独立してフリーランするわけではなく，両リズム間には相互協調の関係があり，深部体温リズムの下降時から開始した睡

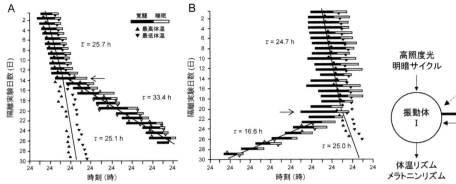
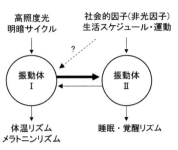

図 2.13 ヒト生体リズムの内的脱同調現象（文献 9 より引用改変）
恒常環境下で生じる睡眠・覚醒リズムと深部体温リズム間の自発的内的脱同調．実験開始から矢印までの期間中は睡眠・覚醒リズムと深部体温リズムはともに約 25 時間周期でフリーランする．内的脱同調が生じると（矢印日以降），深部体温リズムは約 25 時間を維持するが，睡眠・覚醒リズムは 30 時間以上の長周期（A：Ⅰ型）あるいは 20 時間未満の短周期（B：Ⅱ型）を示す．

図 2.14 ヒト生物時計の 2 振動体モデル
（文献 10 より作図）

眠は持続時間が長く，深部体温リズムの上昇時から開始した睡眠は持続時間が短い．内的脱同調現象は，ヒトの生物時計が深部体温・メラトニンリズムを制御し，約 25 時間のフリーラン周期をもつ振動体（振動体Ⅰ）と睡眠・覚醒リズムを制御し，30 時間以上あるいは 20 時間未満の周期をもつ振動体（振動体Ⅱ），少なくとも 2 つの振動体から構成されることを示唆している（図 2.14）[10]．各振動体の局在については，振動体Ⅰは哺乳類の生物時計中枢である SCN に局在すると想定される．一方，振動体Ⅱについては SCN 外脳部位に局在すると推測される．睡眠・覚醒リズムを制御する振動体Ⅱの局在および調節機序については，長年不明であった．しかし，近年のモデル動物を使用した実験では，複数のドーパミン神経系が協調して 1 つの振動体として機能する仮説が示されている[11]．また，橋本らは，ヒトの生物時計が光同調をすることが困難な 10 lx 以下の低照度光下で強制的に睡眠時間帯を 8 時間前進させた生活スケジュールで 8 日間生活させた後に睡眠時間帯を制限しないフリーラン条件へ移行する実験を行い，社会的因子である強制的な生活スケジュールが睡眠・覚醒リズムの同調因子として作用するが，メラトニンリズムに対する作用は弱いことを示した[12]．さらに，睡眠・覚醒リズムが強制的生活スケジュールに再同調した際には，メラトニンリズムと睡眠・覚醒リズムの間で内的脱同調が生じるが，その後のフリーラン期間中には睡眠・覚醒リズムが位相前進あるいは位相後退しながらメラトニンリズムと再同調した．つまり，睡眠・覚醒リズムを制御する振動体は，社会的因子を同調因子とし，深部体温・メラトニンリズムを制御する振動体Ⅰの制御下にあることが示された．

2.3.2 運動による生物時計の調節機序

生物時計にとって最も強力な同調因子は高照度光であるが，社会的因子である運動が生物時計に与える影響については夜行性齧歯類およびヒトを対象とした研究により検証されている．

a. 夜行性齧歯類の生物時計に対する運動の影響

運動が生物時計に与える影響を検証するには，生物時計への光の影響を排除した条件下で動物に運動を負荷し，生物時計の位相変化・周期を測定することが必要である．

単発の運動パルスが生物時計に与える影響については，恒常暗環境下で行動リズムがフリーランしている動物に自発的な輪回し運動や強制的なトレッドミル運動を行わせて作成した位相反応曲線が報告されている[13, 14]．単発の運動パルスに対する位相反応曲線は，光パルスに対する位相反応曲線とほぼ180度異なるパターンを示し，主観的明期の中央に位相前進相があり，主観的暗期の後半に位相後退相がみられる．しかし，1回の光パルスにより生じる位相変化量に対して，単発の運動パルスにより生じる位相変化量は小さい．つまり，中枢時計であるSCNに対する単発運動の影響は光に比較して弱いことが示唆される．

長期にわたる運動が生物時計に与える影響については，動物を飼育するケージに輪回し運動ができるように回転輪が設置されたケージと回転輪がなく自発行動のみが可能な条件下で飼育した動物では恒常環境下での行動リズムのフリーラン周期が異なり，行動（運動）から生物時計へのフィードバック機構の存在が示唆されている．回転輪付のケージで飼育した際の行動リズムのフリーラン周期は，回転輪がないケージで飼育したフリーラン周期に比較して有意に短縮することが報告されている[15〜17]．しかし，習慣的な運動が中枢時計であるSCNに直接作用するのか，あるいはSCN外に存在する末梢時計を介して2次的に作用するのかについては不明であった．そこで，筆者らは，マウスを回転輪の設置されていないケージで飼育し，恒常暗下でフリーランさせた後，回転輪付のケージに3時間移動させ輪回し運動を24時間周期で80日間行わせた[18]．その結果，行動リズムが回転輪運動に同調すること，その際，回転輪運動への同調に先行して運動時刻の2〜3時間前から活動量が増加するいわゆる予知行動（anticipatory activity）が形成されること，この予知行動は輪回し運動の位相および回転数に関係することを見出した（図2.15）．予知行動は，80日間の操作を終了した後でも，30日以上にわたって観察され，回転輪運動により新たな振動機構が形成されることが推測された．つまり，行動リズムからSCNへのフィードバックは，回転輪運動に同調する末梢時計を介して作用するという新たな仮説が浮上した．運動を同調因子とする末梢時計がSCN外のどこに局在するのかについては不明であり，今後のさらなる研究が期待される．

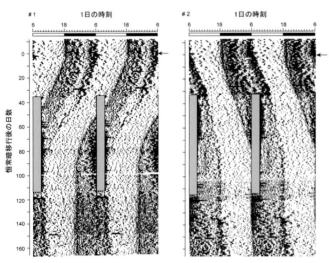

図2.15 24時間周期の輪回し運動によるマウス行動リズムの非光同調（文献18より引用改変）

恒常暗条件下で行動リズムがフリーランしている C57BL6 マウスに3時間の輪回し運動を24時間周期で80日間負荷した実験での行動リズム測定例．左側のマウスのフリーラン周期は24時間より短く，右側のマウスのフリーラン周期は24時間より長い．マウスの行動リズムは24時間周期の輪回し運動スケジュールへの同調がみられたが，同調時の輪回し運動の位相が異なる．

先述のとおり，哺乳類の生物時計はSCNに存在する中枢時計とSCN外脳部位および肝臓，骨格筋といった末梢組織に存在する末梢時計からなる階層的多振動体構造である．光がSCNの同調因子として作用するのに対し，運動はSCNだけでなく骨格筋・肺といった末梢時計の同調因子として作用する[19]．さらに，運動による末梢時計のリズム調節には運動を行う時刻に依存する位相依存性が存在する[20]．しかし，運動により惹起される様々な生理機能の変化のうちどの要因がリズム調節にとって重要であるのか依然として不明であり，さらなる研究が必要である．

b. ヒトの生物時計に対する運動の影響

　夜行性齧歯類の生物時計とヒトの生物時計では，運動が生物時計の周期および位相に与える影響が異なる．現在までに，ヒトの生物時計の光同調が生じない低照度に設定した実験室内で単発の運動パルスによるメラトニンリズムの位相変化を測定した研究が行われている[21〜24]．運動の影響を検証した初期の研究[21, 22]では，夜間の単発運動によるメラトニンリズムの位相後退が繰り返し報告され，単発の運動パルスと高照度光パルスは同じ位相反応曲線をもつことが推測された．また，各実験で設定された運動条件（強度と長さ）は統一されていなかったが，運動条件とメラトニンリズムの位相変化量との間には一定の関係性は認められていない．その後，Buxtonらは，40 lxの低照度に設定した実験室内で3日間被験者を生活させ，実験1日目に基準位相を測定し，実験2日目に様々な時間帯に自転車運動（1時間，75%VO$_2$max）を行わせ，実験1日目と2日目のメラトニンリズム上昇位相から単発運動による位相反応曲線を報告した[24]．Buxton et al.の報告した位相反応曲線は，夜間に位相後退相，夕方に位相前進，朝方および昼間の運動では位相反応が生じない無反応期がみられていた（図2.16）．しかし，位相反応曲線の作成に用いられたメラトニンリズムは，運動を行った当日のデータであり生物時計の位相変化を正確に測定することが困難な条件であった．実際に，夕方の運動により位相前進した実験2日目のメラトニンリズムは実験3日には有意に位相後退していた．また，夕方の時間帯の単発運動では有意な位相反応が生じないとの報告もあり[23, 25]，一貫した結論が得られていないのが現状である．筆者らは，運動を繰り返すことによりメラトニンリズムの位相変化が強化される可能性を検証するため，20代の成人男性を対象に10 lx以下の低照度に設定した時間隔離実験室内で朝方（起床3時間後）あるいは夕方（起床10時間後）の時間帯に4日間，最大心拍数の65〜75%の強度の自転車運動を行わせ運動の前後でメラトニンリズムの位相変化量を測定した．この実験では，

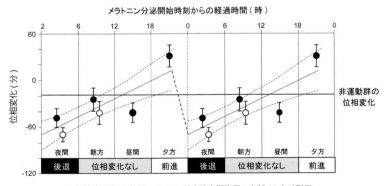

図2.16　単発運動によるヒト生物時計の位相反応曲線（文献22, 文献24より引用改変）
単発運動によるメラトニン分泌開始位相の位相反応曲線．

Buxtonらの位相反応曲線における無反応期（朝方）と位相前進相（夕方）に相当する時間帯で運動を行ったが，非運動群，朝運動群，夕方運動群間でメラトニンリズムの位相変化量には有意な差は認められなかった[26]．これらの先行研究の結果を総じてみると，低照度環境下で単発の運動パルスにより生じる位相変化量は30〜50分程度であり，高照度光パルスに比較すると位相変化量は小さく，単発の運動パルスの同調因子としての作用は高照度光と比べると弱いと推測される．

習慣的な運動が生物時計に与える影響について，AschoffとWeverは，時間隔離実験室で被験者の生体リズムをフリーランさせた際に自転車運動の有無により睡眠・覚醒リズムおよび深部体温リズムのフリーラン周期が変化するかを検証し，周期的な運動によるフリーラン周期の変化は認められないことを報告している[27]．同様の報告は，時間隔離実験室で被験者の睡眠・覚醒スケジュールを強制的に20時間にする強制脱同調プロトコル下で40日間生活させ，覚醒時に自転車運動を20日間行わせる期間と運動を行わない期間を設定し，運動スケジュールの前後で血中メラトニンリズムのフリーラン周期を比較した研究がある[28]．しかし，Aschoffらの報告と同様，血中メラトニンリズムへの運動の影響は認められなかった．これらの研究は，フリーラン条件下での習慣的な運動のメラトニンリズムを制御する振動機構（振動体Ⅰ・SCN）に対する影響は弱いと想定される．

2.3.3 異なる照明条件下での運動が生物時計に与える影響

フリーラン条件下ではなく低照度環境下で被験者の睡眠スケジュールを位相変化させた際には習慣的な運動がメラトニンリズムの睡眠スケジュールへの再同調を促進する効果が報告されている[29]．光情報を受容することのできない全盲患者を23.8時間の睡眠・覚醒スケジュールで生活させた際に，覚醒時に自転車運動を行わせたところメラトニンリズムおよび深部体温リズムが23.8時間の睡眠・覚醒スケジュールに同調した．また，視覚機能が正常な健康成人男性を対象に，10 lx以下の低照度光下で23.6時間の睡眠・覚醒スケジュールで生活させ，覚醒時に15分運動，15分休憩のインターバル自転車運動を2時間，1日2回行わせるとメラトニンリズムが位相前進し，睡眠・覚醒スケジュールへの同調が促進されることが報告されている[23]．これらの報告は，習慣的な運動による生体リズムの調節が可能であることを示唆する結果であるが，運動がメラトニンリズムを制御する生物時計（SCN）に直接作用するのか，あるいは，睡眠・覚醒リズムを制御する生物時計（振動体Ⅱ）を介してSCNに2次的に作用するのかは不明であった．そこで，筆者らは生物時計の光同調が困難な10 lx以下の低照度環境下で被験者の睡眠時間帯を8時間前進させた睡眠スケジュールで4日間生活させた後，睡眠時間を制限しないフリーラン条件へ移行することで運動が睡眠・覚醒リズムとメラトニンリズムのどちらに主に作用するのかを検証した[30]．フリーラン移行時のメラトニンリズムと睡眠開始位相を非運動群と運動群で比較すると，非運動群ではメラトニンリズムと睡眠開始位相は実験開始時に比較して位相後退していたが，運動群では睡眠開始位相が実験開始時に比較して位相前進していたがメラトニンリズムは非運動群と同様に位相後退していた（図2.17A）．つまり，運動は主に睡眠・覚醒リズムを制御する振動体（SCN外）の同調因子として作用し，メラトニンリズムを制御

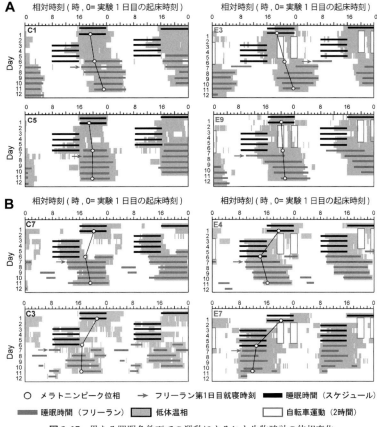

図 2.17 異なる照明条件下での運動によるヒト生物時計の位相変化
A：低照度環境下での習慣的な運動は睡眠・覚醒リズムの部分同調を促進する（文献 30 より引用改変）
11 泊 12 日の隔離実験中の対照群（左）と運動群（右）の典型例について，睡眠・覚醒リズム，メラトニンピーク，直腸温の低温相をプロットしたアクトグラフ．フリーラン移行時の睡眠開始位相は，対照群では位相シフト前の睡眠時間帯にみられたが，運動群では位相前進した睡眠時間帯にみられ，運動により睡眠・覚醒リズムの部分同調が促進された．部分同調により一時的に内的脱同調が生じるがその後のフリーラン期間にメラトニンリズムと睡眠・覚醒リズムは再同調する．
B：高照度光下での習慣的な運動はメラトニンリズムの位相前進を増強する（文献 31 より引用改変）
対照群（左）と運動群（右）のアクトグラフ典型例．高照度光下での運動により睡眠・覚醒リズムだけでなくメラトニンリズムもすみやかに位相前進した．対照群では，睡眠・覚醒リズムは運動群と同様に位相前進したが，フリーラン後の睡眠が断片化し，不安定になる被験者がみられた．

する振動体（SCN）に対する作用は弱いことを明らかにした．また，運動群の中にはメラトニンリズムの位相変化がみられない被験者やわずかな位相前進のある被験者がみられた．この結果は，運動が睡眠・覚醒リズムを制御する振動体を介して 2 次的にメラトニンリズムを制御する生物時計に作用することが推測される結果であった．しかし，日常生活下においては，ヒト生物時計の主要な同調因子である外部環境の昼夜変化（太陽光）が存在することから，生物時計の同調への運動そのものの貢献度は太陽光に比較して少ないことが想定される．しかし，高照度光下での運動が生物時計に制御されるメラトニンリズムの位相変化させた生活リズムへの再同調を促進させ，夜

間の睡眠の質を高めることが示されている（図 2.17B）[31]．先述のとおり，低照度環境下での運動は中枢時計である SCN に対する影響は少ないことから，高照度光下で運動は生物時計の光による位相変化を増強する作用をもつことが推測される．

2.3.4 運動時刻の違いが睡眠と生理機能に与える影響

睡眠の質は，睡眠ポリグラフ検査により評価される複数の睡眠パラメーター（入眠潜時，中途覚醒時間，総睡眠時間，徐波睡眠量，睡眠効率など）から総合的に判断される．また，生理学的視点から睡眠の質を捉えた場合，①メラトニンの分泌量増加，②深部体温の低下，③副交感神経活動の増加がみられることが質の良い睡眠と考えられる．睡眠の質を改善するためには定期的な運動が重要であるとの指針がある．運動による睡眠の質の改善メカニズムとしては，①深部体温が最も高くなる夕方の時間帯に運動を行うことで運動後の熱放散が促進されスムーズな入眠が促進される，②日中の運動により活動と休息（睡眠）のメリハリが形成され，睡眠の恒常性維持機構（ホメオスタシス）を介して睡眠の質が改善される，と考えられている．現在までに運動の睡眠に対する影響を睡眠脳波の変化により評価した研究が複数報告されているが，昼間・夕方の運動は睡眠中の徐波睡眠量を増加させる[32,33]，運動は睡眠脳波に与える影響は認められない[34,35]，との報告があり一貫した結果が得られていない．

筆者らは，運動時刻の違いが生体リズム，睡眠脳波，睡眠中の生理機能（深部体温，自律神経活動）に与える影響を時間隔離実験室内で検証している[26]．この研究では，被験者は 10 lx 以下の低照度に設定された隔離実験室内に 1 週間滞在し，朝方（起床 3 時間後），あるいは夕方（起床 10 時間後）に 2 時間の自転車運動を 4 日間行い，その前後でメラトニンリズム，睡眠脳波，睡眠中の深部体温と自律神経活動を比較した．その結果，メラトニンリズムの位相変化量および睡眠中の徐波睡眠量には運動時刻による差および運動前後での差は認められなかった．しかし，睡眠中の深部体温は，夕方運動群では実験開始時（運動前）に比較し有意に上昇し，さらに交感神経活動の有意な上昇が認められた．一方，朝方運動群では深部体温は実験前に比較し低下する傾向がみられ，さらに副交感神経活動の有意な上昇が認められた（図 2.18）．この結果は，睡眠脳波上では運動の効果が認められなかったことが，睡眠の質に関わり生理機能の変化には運動の時刻依存的な影響が認められ，夕方の運動では運動時に上昇した交感

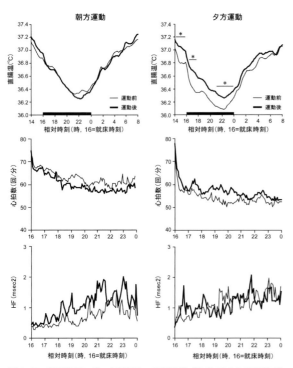

図 2.18 運動時刻の違いと睡眠中の生理機能（文献 26 より引用改変）
健康な成人男性を対象に 4 日間の朝方運動あるいは夕方運動が睡眠中の深部体温，心交感神経活動（心拍数），心副交感神経活動（心拍変動高周波成分パワー値：HF）を運動前（青）と運動後（赤）で比較した平均値．朝方運動では心副交感神経活動が増加しているのに対し，夕方運動では深部体温，心交感神経活動が増加している．

神経活動がその後の睡眠時にまで持続するが，朝方の運動では活動と休息のメリハリが強化され，睡眠の恒常性維持機構を介して睡眠中の副交感神経活動が増加することが推測された．最近，不眠を抱える高齢者を対象に運動の睡眠に与える影響を検証した研究においても，夕方の運動に比較して朝方の運動で睡眠の質が改善されることが報告されている[36]．これらの報告は，睡眠の質の改善を目的とした運動介入をする際には，運動の時刻を考慮することが重要であることを示唆している．

2.3.5 子どもの生活時間と生体リズムの乱れ

現代の子どもたちの生活時間を調査した社会生活基本調査（総務省）によると，現代の子どもたちは睡眠時間と運動時間（外遊び時間）が短縮する傾向にある．一方で，学業（塾・稽古）に費やされる時間やテレビゲーム，スマートフォンの使用時間が増加している．つまり，学業に追われながらも趣味・娯楽（主にテレビゲーム）の時間は確保しようとするために夜間の睡眠が犠牲になっているように思える．睡眠時間が短縮した背景には，夜遅くまで人工照明のもとで過ごすことで生物時計の位相後退が生じていると推測される．子どもの睡眠時間を曜日ごとに注目してみると，平日＜土曜＜日曜の順に長くなり，日曜の睡眠時間は平日に比較して約1時間長い．さらに，平日と休日の睡眠時間帯のずれは，平日の睡眠不足にともなう睡眠負債を取り戻そうとしているのか，あるいは，生物時計の定めた睡眠時間帯と社会生活により規定される睡眠時間帯とのズレ，いわゆる社会的時差ぼけ（social jetlag）状態[37]にあることが想定される．睡眠負債と社会的時差ぼけの慢性化は，子どもの心身の健全な成長を妨げることが危惧される．

外遊びの減少について，登山やキャンプといった自然の中で過ごした経験のない子どもの割合が増加している．日中の外遊び（屋外での運動）は，生物時計の光同調を強化するだけでなく夜間の光によるメラトニンの分泌抑制を低減させる効果も期待される．また，コロラド大学の研究グループは，健常成人を対象にキャンプ生活と人工照明が存在する日常生活下でメラトニンリズムを比較し，キャンプ生活下ではメラトニンリズムが位相前進することを報告し，夜間の人工照明による位相後退が生じていることが示されている[38,39]．この研究は，子どもを対象としたものではなかったが，外遊びや自然のなかで活動（運動）することが人工照明により乱れた生体リズムの補正（再調整）に有効な手段となることを示唆している．

本節では，生物時計の基本性質および運動が睡眠・生物時計に与える影響について紹介した．生物時計は，24時間周期の昼夜変化が存在する地球上で生存競争を勝ち抜くために獲得した生存戦略であり，その基本的な性質は生活様式が変化した現代社会においても変わることはない．特に，子どもの生物時計は，成人に比較して外部の光環境に対する感受性が高いことが報告されており[40]，現代のような夜型の生活リズムにより生体リズムの乱れが生じリスクがある．運動は，睡眠・覚醒リズムの同調因子として作用するだけでなく，生物時計の光同調を強化する作用をもつことが期待される．しかし，不適切なタイミングでの運動は，生体リズムの乱れ・睡眠の質の低下につながることが懸念される．光と運動・食事・睡眠といった社会的因子を最適なタイ

ミングで組み合わせることが重要である．最後に，運動が子どもたちの心身の健康・体力向上に重要であることはいうまでもないが，安全かつ効果的な運動を継続するためには夜型生活による生体リズムの乱れと短時間睡眠による睡眠負債・社会的時差ぼけを改善することが最優先されるべきだろう． 〔山仲勇二郎〕

■文　献

1) 日本学術会議健康・生活科学委員会・スポーツ科学分科会：子どもを元気にする運動・スポーツの適正実施のための基本指針．(http://www.scj.go.jp/ja/info/kohyo/pdf/kohyo-21-t130-5-1.pdf, 2011)
2) Rusak B and Zucker I：Neural regulation of circadian rhythms. *Physiol Rev*, **59**: 449-526, 1979.
3) Reppert SM and Weaver DR：Coordination of circadian timing in mammals. *Nature*, **418**: 935-941, 2002.
4) Yamazaki S et al.：Resetting central and peripheral circadian oscillators in transgenic rats. *Science*, **288**: 682-685, 2000.
5) Honma K et al.：Entrainment of human circadian rhythms by artificial bright light cycles. *Experientia*, **43**: 572-574, 1987.
6) Honma K and Honma S：A human phase-response curve for bright light pulse. *Jap J Psychiat Neurol*, **42**: 167-168, 1988.
7) Minors DS et al.：A human phase-response curve to light. *Neurosci Lett*, **133**: 36-40, 1991.
8) Crowley SJ and Eastman CI：Human adolescent phase response curves to bright white light. *J Biol Rhythms*, **32**(4): 334-344, 2017.
9) Wever RA：*The Circadian System of Man: Results of experiments under temporal isolation*, Springer-Verlag, 1979.
10) Honma K et al.：Internal desynchronization in the human circadian rhythm. *Circadian Clock and Entrainment* (Honma, K. and Honma, S.), pp. 101-113, Hokkaido Univ. Press, 1998.
11) Natsubori A et al.：Dual regulation of clock gene Per2 expression in discrete brain areas by the circadian pacemaker and methamphetamine-induced oscillator in rats. *Eur J Neurosci*, **39**(2): 229-240, 2014.
12) Hashimoto S et al.：Non-photic entrainment of human rest-activity cycle independent of circadian pacemaker. *Sleep Biol Rhythms*, **2**: 29-36, 2004.
13) Mrosovsky N：Locomotor activity and non-photic influences on circadian clocks. *Biol Rev*, **71**: 343-372, 1996.
14) Marchant EG and Mistlberger RE：Entrainment and shifting of circadian rhythms in mice by forced treadmill running. *Physiol Behav*, **60**: 657-663, 1996.
15) Aschoff J et al.：Circadian rhythms of locomotor activity in the golden hamster (Mesocricetus auratus) measured with two different techniques. *J Comp Physiol Psychol*, **85**: 20-28, 1973.
16) Edgar DM et al.：Influence of running wheel activity on free-running sleep/wake and drinking circadian rhythms in mice. *Physiol Behav*, **50**: 373-378, 1991.
17) Yamada N et al.：Free-access to a running wheel shortens the period of free-running rhythm in blinded rat. *Physiol Behav*, **42**: 87-91, 1988.
18) Yamanaka Y et al.：Daily exposure to a running wheel entrains circadian rhythms in mice in parallel with development of an increase in spontaneous movement prior to running-wheel access. *Am J Physiol Regul Integr Comp Physiol*, **305**: R1367-R1375, 2013.
19) Yamanaka Y et al.：Scheduled exposures to a novel environment with a running-wheel differentially accelerate re-entrainment of mice peripheral clocks to new light-dark cycles. *Genes Cells*, **13**(5): 497-507, 2008.
20) Yamanaka Y et al.：Mistimed wheel-running interferes with re-entrainment of circadian Per1 rhythms in the mouse skeletal muscle and lung. *Genes Cells*, **21**(3): 264-274, 2016.
21) Van Reeth O et al.：Nocturnal exercise phase delays circadian rhythms of melatonin and thyrotropin secretion in normal men. *Am J Physiol*, **266**: E964-R974, 1994.
22) Buxton OM et al.：Roles of intensity and duration of nocturnal exercise in causing phase delays of human circadian rhythms. *Am J Physiol*, **273**: E536-E542, 1997.
23) Miyzaki T et al.：Phase-advance shifts of human circadian pacemaker are accelerated by daytime physical exercise. *Am J Physiol Regul Integr Comp Physiol*, **281**(1): R197-R205, 2001.
24) Buxton OM et al.：Exercise elicits phase shifts and acute alterations of melatonin that vary with circadian phase. *Am J Physiol Regul Integr Comp Physiol*, **284**(3): R714-R724, 2003.
25) Edwards B et al.：Exercise does not necessarily influence the phase of the circadian rhythm in

temperature in healthy humans. *J Sports Sci*, **20**(9): 725-732, 2002

26) Yamanaka Y et al.: Morning and evening physical exercise differentially regulate the autonomic nervous system during nocturnal sleep in humans. *Am J Physiol Regul Integr Comp Physiol*, **309**(9): R1112-R1121, 2015.
27) Wever RA: Influence of physical workload on freerunning circadian rhythms in man. *Pflugers Arch*, **381**: 119-126, 1979.
28) Cain SW et al.: Exercise distributed across day and night does not alter circadian period in humans. *J Biol Rhythms*, **22**(6): 534-541, 2007.
29) Klerman EB et al.: Nonphotic entrainment of the human circadian pacemaker. *Am J Physiol*, **274**: R991-R996, 1998.
30) Yamanaka Y et al.: Physical exercise accelerates reentrainment of human sleep-wake cycle but not of plasma melatonin rhythm to 8-h phase-advanced sleep schedule. *Am J Physiol Regul Integr Comp Physiol*, **298**(3): R681-R691, 2009.
31) Yamanaka Y et al.: Differential regulation of circadian melatonin rhythm and sleep-wake cycle by bright lights and nonphotic time cues in humans. *Am J Physiol Regul Integr Comp Physiol*, **307**(5): R546-R557, 2014.
32) Shapiro CM et al.: Slow-wave sleep: a recovery period after exercise. *Science*, **214**(4526): 1253-1254, 1981.
33) Yoshida H et al.: Effects of the timing of exercise on the night sleep. *Psychiatry Clin Neurosci*, **52**(2): 139-140, 1998.
34) Foret J: To what extent can sleep be influenced by diurnal activity? *Experientia*, **40**(5): 422-425, 1984.
35) Horne JA and Porter JM: Time of day effects with standardized exercise upon subsequent sleep. *Electroencephalogr Clin Neurophysiol*, **40**(2): 178-184, 1976.
36) Morita Y et al.: Effects of acute morning and evening exercise on subjective and objective sleep quality in older individuals with insomnia. *Sleep Med*, **34**: 200-208, 2017.
37) Roenneberg T et al.: Life between clocks: daily temporal patterns of human chronotypes. *J Biol Rhythms*, **18**(1): 80-90, 2003.
38) Wright KP Jr. et al.: Entrainment of the human circadian clock to the natural light-dark cycle. *Curr Biol*, **23**(16): 1554-1558, 2013.
39) Stothard ER et al.: Circadian Entrainment to the Natural Light-Dark Cycle across Seasons and the Weekend. *Curr Biol*, **27**(4): 508-513, 2017.
40) Higuchi S et al.: Influence of light at night on melatonin suppression in children. *J Clin Endocrinol Metab*, **99**(9): 3298-3303, 2014.

2.4 社会的ジェットラグと健康

2.4.1 クロノタイプ

クロノタイプ（概日リズムの型）とは，個人の睡眠・覚醒の時間的指向性であり，いわゆる朝型，夜型といった分類で認識されるものである．朝型夜型質問紙（morningness-eveningness questionnaire：MEQ）[1,2]では，起床後の体調や食欲，仕事や運動を効率的に行える時間帯，体調のよい時間帯，眠気を感じる時刻など複数の質問項目から，活動の指向性を朝型，中間型，夜型と判定する．朝型の人は早寝早起きで，日中の早い時間帯に活動のピークがくるのに対して，夜型の人は，朝目覚めづらく午前中はエンジンがかからない．そして午後から夕方，夜にかけて活動のピークがあり，夜は遅い時間帯まで眠気を感じない．体内時計は睡眠・覚醒にかかわる神経核の活動や睡眠を支える自律神経，ホルモン分泌など様々な生理機能を調整することで，クロノタイプや日々の睡眠時刻を決定している．体内時計は視床下部の視交叉上核に存在し，細胞内の複数の時計遺伝子・時計タンパクが互いの転写発現を調節しあって約24時間の概日リズムを形成している．朝型夜型指向や日々の睡眠時刻は，時計

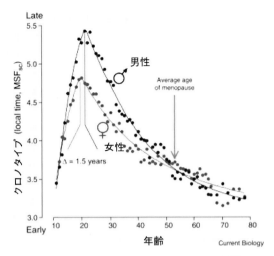

図 2.19 年齢・性別によるクロノタイプの変化[5]
ヨーロッパ，インドの7万人のデータをもとに，性別と年齢によるクロノタイプの変化を示したもの．MSFsc は社会生活上規制のない日の夜間睡眠の中央の時刻（睡眠負債を調整済：mid-point of sleep on free days corrected for sleep debt）であり，数値が大きいほど夜型であることを示す．

遺伝子の多型が関連していることが近年明らかにされている[3]．

ミュンヘンクロノタイプ質問紙（Munich chronotype questionnaire：MCTQ）では，社会生活上規制のない日の夜間睡眠の中央の時刻（睡眠負債を調整，mid-point of sleep on free days corrected for sleep debt：MSFsc）をクロノタイプと定義する[4]．クロノタイプは年齢によって変化し，性差がある[5]．図 2.19 は，ヨーロッパ，インドの7万人のデータをもとに，性別と年齢による MSFsc の変化を示したものである．子どもは朝型指向が強く，思春期に向かって遅れる方向に進み，2時間程度後退する．最も夜型を示す時期は，女性では 19.5 歳で，男性では 21 歳頃である．男性は女性に比べて夜型のピークが2年ほど遅く，夜型傾向はより高い．その後，男女ともに朝型方向へ向かう．更年期を迎える 50 歳頃に，男女のクロノタイプが入れ替わり，男性の方が早く入眠する傾向がみられる．

MSFsc は，メラトニン分泌開始時刻（dim light melatonin onset：DLMO）と有意な相関を示し，クロノタイプが夜型傾向を示すほど，DLMO も遅いことが明らかにされている[6,7]．したがって，夜型指向が強まる思春期には，それ以前と同じ就床時刻を設定しても，生体が睡眠へ移行するのに十分な準備ができない可能性が高い．またこの時期は，勉強や部活動，友人とのつきあい，メディア接触（ゲーム，インターネット，スマートフォン）などから，夜ふかしの生活になりやすい[8]．このように，生物学的にも社会的にも就寝時刻は遅延する方向にあり，個人が望む睡眠時間帯と学校生活を送る上で望ましい睡眠時間帯とのずれ（misalignment）が大きくなりやすい．就寝時刻は遅いが，学校に遅刻しないよう朝は起床する必要があるので睡眠不足になりやすく，睡眠負債が蓄積する．社会的規制のない週末は，睡眠負債を解消しようとして起床時刻を遅らせるため，午前中の時間帯に光を浴びられず，睡眠相は後退しやすくなる．特に夜型の者では朝型の者に比べて，位相後退が顕著になることが示されている[9]．

2.4.2 社会的ジェットラグ

社会的ジェットラグ（social jetlag）は，Roenneberg らが 2006 年に提唱した概念で，社会的な時間と体内時計の不一致によって生ずる不調をさす[10]．時差障害（jet lag）が時間帯域の急速な移動によって生ずるのに対し，社会的ジェットラグは社会的要請に強く規定される平日の睡眠と内因性概日リズム位相を反映した休日の睡眠との時間差に起因する．前述したように，夜型指向が高まり就寝時刻が遅れがちになる思春期にも，平日は，学校や部活動に遅刻しないよう決まった時刻に起床しなければな

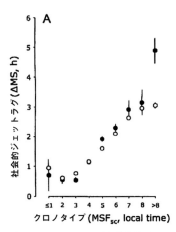

図 2.20 クロノタイプと社会的ジェットラグ[10]
クロノタイプと社会的ジェットラグとの関係を示したもの．MSF_{sc} が大きくなる（夜型になる）ほど，社会的ジェットラグも大きい．2 つの研究データベース（●：$n=500$，○：$n=35000$）をもとに作成されている．

らない．そのため，睡眠が不足しがちとなり，平日に蓄積された睡眠負債を解消しようとして休日に起床時刻が遅延する．平日と休日の睡眠時間帯の中央値（ミッドポイント）を算出し，その差分を社会的ジェットラグの指標とする[11]．平日は 23 時に入眠し 6 時に起床する生徒が，休日は 0 時に入眠し 10 時に起床する場合，ミッドポイントは平日 2.5 時，休日 5 時であり，その差（社会的ジェットラグ）は 2.5 時間となる．クロノタイプが夜型であるほど，社会的ジェットラグは大きいことが示されている（図 2.20）[10]．

2.4.3 社会的ジェットラグが心身の健康に及ぼす影響

発達過程での社会的ジェットラグは，何時間程度までなら問題ないのだろうか？ どのくらいの期間，社会的ジェットラグが続くと，健康や学業成績に影響が出るのだろうか．残念ながら，社会的ジェットラグの縦断的研究や前向き研究はほとんどなく，中・長期的な発達への影響は現時点では明らかでない．これまでに報告された横断的研究を概観すると，社会的ジェットラグは 1 時間程度でも身体的・精神的健康や日中機能に影響するようである．

まず身体的健康に及ぼす影響としては，これまで睡眠不足や夜型クロノタイプが成長期の肥満と関連することが報告されてきた[12, 13]が，社会的ジェットラグもまた肥満のリスクを上げるようである[14]．むしろ，睡眠不足や夜型指向を包括する社会的ジェットラグは，肥満を予防するキーワードとしてアピールされるべき概念かもしれない．アメリカ公立高校の生徒を対象とした研究では，活動量計で評価した社会的ジェットラグ値は，男子 52.8 分，女子 88.2 分であり，社会的ジェットラグは BMI（body mass index）ならびにウェスト・身長比率と有意な正の相関があること，社会的ジェットラグを調整すると，睡眠時間と BMI，ウェスト・身長比率との間に関連はなくなることが示されている[14]．

精神的健康に及ぼす影響は，社会的ジェットラグが抑うつ症状に関連するという報告と，社会的ジェットラグは関連せず夜型クロノタイプが関連するという報告があり，結果は一致していない．社会的ジェットラグと抑うつに関連がなかったとする報告としては，イギリスの大学生を対象として精神症状（幻覚，妄想，抑うつ，不安）と睡眠変数（不眠症状，悪夢，クロノタイプ，社会的ジェットラグ）を検討したウェブ調査があり，これによると，精神症状の高リスク群では夜型，不眠，悪夢の頻度が有意に高かったのに対し，社会的ジェットラグには差は認められなかったという[15]．また，12 〜 21 歳の学生 350 人を対象とした横断調査では，クロノタイプ（MSFsc）も社会的ジェットラグも抑うつの予測因子となるが，平日の睡眠中央値が単独でより有用な予測因子であるとしている[16]．この調査はブラジルで行われており，ブラジル公立校では午前クラスと午後クラスの 2 部制または夜間クラスを含めた 3 部制がとられているという社会的な状況が影響している可能性があり，夜間クラスに通う，あるいは夜遅くまで起きていなければならないという状況が抑うつ症状に関連しているかもしれない．一方，ロシアで 10 〜 20 歳の学生 3400 名を対象として冬季うつ病の関連要因を

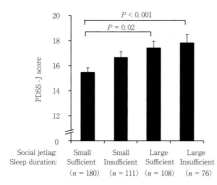

図 2.21 睡眠時間の長短ならびに社会的ジェットラグと主観的眠気との関係

社会的ジェットラグは 1 時間未満・以上で分類し，睡眠時間は学校のある日の平均睡眠時間（小学生 8：04，中学生 7：33，高校生 6：32）をもとに分類した．これら 4 グループ間で，PDSS 得点を比較した．

検討した報告では，冬季うつ病の有病率は 8%（サブタイプを含めると 20%）で，社会人口学的指標では性別（女性），年齢（10 代後半），緯度（北），経度（西）が関連要因として抽出されている．男性では，睡眠指標との関連は認められなかったが，女性では睡眠覚醒リズム位相の後退と社会的ジェットラグが冬季うつ病の関連要因であった[17]．また，成人を対象とした研究であるが，社会的ジェットラグと抑うつ得点は正の相関を示し，社会的ジェットラグが 2 時間を超えると抑うつ得点が有意に高値を示すとの報告があり[18]，発達段階における社会的ジェットラグと抑うつの関係については，今後検討すべき事項と思われる．

社会的ジェットラグは，日中機能や学業成績にも影響する．日本の幼稚園児・保育園児（4〜6 歳）を対象とした研究から，朝型の子どもに比べて，夜型の子どもでは社会的ジェットラグが有意に大きく，（朝型：11 分，夜型：35 分），多動や仲間関係など行動上の問題が高いことが報告されている[19]．我々の小学校 5 年生から高校 1 年生を対象とした横断調査では，社会的ジェットラグは平日の睡眠時間と独立して，日中の眠気に関連しており，社会的ジェットラグが 1 時間を超えると，睡眠が足りていても日中の眠気水準が高かった（図 2.21）[20]．スペインの中高生（12〜16 歳）800 人を対象とした研究では，女子のほうが男子よりも社会的ジェットラグが大きく（女子：2 時間 31 分，男子 2 時間 6 分），社会的ジェットラグが大きくなるにつれて，認知検査結果は悪化した[21]．大学生の試験成績（3 か月の学期における週ごとのテスト成績の平均）は社会的ジェットラグと負の相関があり，社会的ジェットラグが大きいと成績が悪かった[22]．睡眠時間の長さと成績には関連がなかったことから，短期的な学業成績には睡眠時間の長短よりも，社会的ジェットラグが影響している可能性がある[22]．このように近年の研究結果から，社会的ジェットラグが予想以上に日中機能や心身の健康に影響を及ぼすことが示唆されている．

2.4.4　社会的ジェットラグから概日リズム変調へのグラデーション

現在，不登校の児童・生徒数は，小学生で約 3 万 5000 人，中学生で約 10 万 9000 人にのぼる[23]．中学生ではクラスに 1 人（31 人に 1 人）は不登校という危機的な状態にあり，大きな社会問題となっている．不登校のきっかけや不登校継続の理由として，多くの子どもが，学校へ行こうという気持ちはあるが身体の調子が悪い（42.9%），生活リズムの乱れ（34.2%），インターネットやゲームなどの影響（15.3%）等，睡眠や生体リズムの問題を挙げている[24]．

睡眠専門外来を訪れる不登校児童・生徒は，夜間に眠り，朝目覚めて日中活動するという一般的な睡眠・覚醒スケジュールを保つことができない概日リズム睡眠・覚醒障害群との診断を受け，家族のサポートのもとに学校と連携しながら，治療を進めていくケースが多い（4.4「概日リズム睡眠・覚醒障害」参照）．こうした病的水準に至

る過程を振り返ると，幼少期から夜型であった，ゲーム機やスマホを買ってもらい熱中するようになった，塾や部活動で忙しく睡眠が不足しがちであった，夏休みに昼夜逆転の生活になり戻せなくなってしまった，など共通してみられる特徴がある．すなわち，夜型クロノタイプ，不適切な睡眠衛生，夜型の生活リズムを促進するような生活環境，平日と週末の睡眠時間帯がずれる社会的ジェットラグの状態，概日リズム変調と気分の落ち込みなどであり，これらはグラデーションのように概日リズム睡眠・覚醒障害群につながっていると思われる（図2.22）．

　不登校児童・生徒のうち，3分の1が概日リズム変調（障害）を有していると考えるならば，治療，復学，再発防止の手立てを講ずるとともに，概日リズム睡眠・覚醒障害群予備群・概日リズム変調の実態をも明らかにしていく必要があるだろう．すなわち，睡眠相の後退はあるものの学校には何とか出席できている状態や，診断基準は満たさないまでも体内時計と社会の時計がずれて体調不良を抱えている状態をスクリーニングし，対応していくことが求められる．睡眠相後退（DSP）と，DSPによって不眠，過剰な眠気，日中の機能障害が3か月以上継続している睡眠・覚醒相後退障害（DSWPD，ICSD-3による診断．ただし，論文本文ではDSM-5による）に区分した研

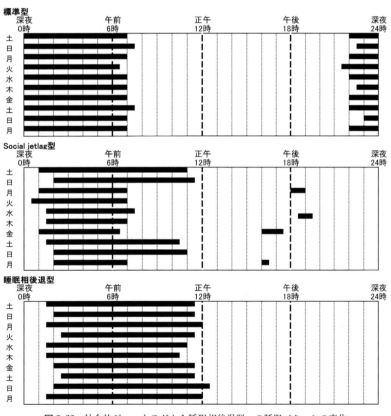

図2.22 社会的ジェットラグから睡眠相後退型への睡眠パターンの変化
A：標準型の生徒は，平日も休日もおおよそ22時頃から7時頃の睡眠パターンを示す．
B：思春期には，就寝時刻が遅くなりがちで，平日は睡眠時間が確保できなくなる．そこで土日に起床時刻を遅らせることで睡眠負債を解消する（social jet型）．
C：学校の始業時刻に合わせて起床できなくなり，睡眠の時間帯が後ろにずれた状態となる（睡眠・覚醒相後退障害）．

究では，16〜26歳の青年期・若年成人におけるDSWPD有病率は4%であるのに対してDSP有症率は4.6%であり，男子に多く，喫煙や飲酒と関連していたという[25]．我々が都内公立中学校1〜3年生を対象とした睡眠習慣と日中眠気の調査では，学年が上がるにつれクロノタイプを示す休日睡眠中央値は遅延し，平日睡眠時間は減少していた．平日と休日の睡眠中央値が2時間以上乖離している生徒は，男子13.9%，女子11.2%，全体で12.6%であり，他の要因を調整した上でも社会的ジェットラグは日中の眠気や学業成績の低下と関連していた．我が国の不登校に関する実態調査では，休み始めた学年は中学1年生，2年生が半数以上を占め，時期としては7〜9月が多い[24]．クロノタイプが夜型化する思春期に，平日の睡眠不足を補うために週末に朝寝坊をし，それが概日リズム変調を招く可能性があること，特に長期休暇中に夜型生活・昼夜逆転状態となり，そのままリズムを戻せなくなり受診に至る症例が多いと推測される．したがって，子どもたちの不登校，概日リズム睡眠・覚醒障害群を予防するためには，毎日の生活で睡眠負債を蓄積しないよう就寝時刻を守らせること，学校の休みの日に起床時刻を遅らせないことが重要である．思春期にはハードルが高いと認識させた上で，それでもこうした点を心がけることで，概日リズム変調や体調不良が軽減することを体験させることが大切である．

2.4.5 社会的ジェットラグに対する取り組み

　思春期・青年期の社会的ジェットラグを防ぐために，近年アメリカを中心に，学校の始業時間を遅らせる取り組み（later school start times）が進められている．米国小児科学会は2014年に声明を出し，生徒に十分な睡眠時間を取らせるために，中学校と高校の始業時間を午前8時30分以降にすべきとの見解を明らかにした[26]．中高生の年代では8時間から10時間の睡眠が必要だが[27]，学校のある日には十分な睡眠を確保できず，社会的ジェットラグひいては健康を阻害する可能性があることから，始業時間を見直すべきだとしている．PubMedで"school start times"をキーワードとして検索すると117件ヒットする（2018年11月1日現在）．このうち89件が2015年以降の研究であり，ここ数年で社会的ジェットラグを低減するための研究報告が増えていることがわかる（school start timesについては3.3「小中高校生への睡眠教育」も参照されたい）．

　アメリカ・ケンタッキー大学の研究によると，中学校，高校の始業時刻をそれぞれ1時間遅らせたところ（中学校は7時半から8時半始業に，高校は8時から9時始業に），8時間睡眠時間を確保できた生徒の割合が35.7%から50.0%に増加し，これに伴い週末のキャッチアップスリープ（睡眠不足を取り戻すための寝だめ）は1.9時間から1.1時間に減少，さらに主観的な日中の眠気が有意に低減した[28]．2016年に出されたシステマティックレビューでは，ノルウェー，イスラエル，中国，アメリカで実施された6件の実験的研究（later school start times介入：RCT）の効果を明らかにしている[29]．later school start times介入の対象生徒は，中学3年生〜高校3年生が多く（6件中5件．残り1件は中国の研究で小学4〜5年生対象），始業時間は30分から1時間遅らせている（7時半→8時が1件，7時半→8時半が2件，8時→8時半が2件，8時半→9時半が1件）．6研究すべてにおいて，平日の睡眠時間の有意な延長

が認められ，25〜77分長くなった．健康関連指標や日中パフォーマンスへの効果は，疲労感やプレゼンティーイズム（学校に出席しているが体調が悪い状態）の改善，保健室来室回数や遅刻の減少，抑うつ感やイライラ感の低下，パフォーマンステストの注意力や反応率の向上が示されている[29]．アジアでは始業時間を遅らせる取り組みはまだ少ないが，香港の中学校・高等学校で始業時間を15分だけ遅らせて7時45分から8時にした場合の効果を検討しており，精神的健康度の向上，仲間とのトラブルや情動的な問題の低減が示されている．わずかな時間であっても思春期・青年期のクロノタイプに即した学校生活スケジュールを設定することで，発達期の心身の問題を減らすことができると主張している[30]．

このように学校の始業時間を遅らせることによる睡眠問題の低減，日中機能へのプラス効果が報告され，思春期・青年期の生徒に合った時間割を試す学校が，いくつかの国で急激に増加している．日本では中学高校の始業時間は8時から8時半頃の学校が多く，始業時間だけを考えた場合はアメリカより遅い．ただし日本の中学高校では，部活動や補習，礼拝など早朝の活動が設定されている場合も少なくない．部活動の朝練習を原則として行わないとする指針を出した長野県教育委員会の取り組みは，中学生の生体リズムに配慮した睡眠時間の確保，健康を守り日中機能を高めるという点で評価されるべきであろう[31]．

しかしながら一方で，どこまで社会の時間を体内時計に合わせるべきなのか，という疑問もわいてくる．夜型指向の強い高校生に，朝の起床時刻を遅らせるスケジュールを許すと，ますます夜型化して昼夜逆転の生活になるのではないかという危惧も生まれる．アメリカの公立高校で，始業時間を45分遅らせて，直後と半年後の睡眠習慣を縦断的に調べた研究によると，介入直後には起床時刻が20分延びたことにより睡眠時間が20分増加したものの，半年後には起床時刻はそのままで就床時刻が20分遅延したことで，睡眠時間は介入前の水準に戻ってしまったという[32]．睡眠時間を確保するために学校の始業時間を遅らせるよりも，社会的な時間に合わせながら睡眠時間を確保できるようにすることが重要かつ現実的だとの意見もある．社会的な時間に合わせるために，オランダの研究グループがとった方法は，睡眠衛生指導を行いながら，就寝時刻を毎日5〜10分ずつ早めていくとともに，週末の就寝時刻を変えない，かつ週末の起床時刻を1時間以内のずれにとどめるような睡眠スケジュールを被験者（高校生）にメールで送信するという介入である[33]．睡眠衛生指導としては，ソーシャルメディアの使用制限（就床時刻の1時間前からはゲームやテレビ視聴をしない），カフェイン摂取の制限（午後8時以降はコーヒー，紅茶，コーラを飲まない），昼寝の調整（原則，日中は昼寝をしない，昼寝をする場合は30分以内とし午後4時以降は避ける），睡眠環境の調整（就床時刻の1時間前から照明を落とす，朝すぐにカーテンを開ける）などを配信した．2週間の介入によって，就寝時刻，入眠時刻は早くなり，睡眠時間は平均13分増加したという．2週間で13分という値は，効果が小さいようにも思われるが，少しずつ就寝時刻を早めるという手法によって，入眠の悪さや睡眠効率の低下を予防できたという．また，日中の主観的な眠気は変化しなかった一方で，自覚的な睡眠不足感は低減し，睡眠の質の改善，抑うつ得点の有意な低下が認められた．睡眠衛生指導と組み合わせて，就床時刻を少しずつ早めることで，思春期におけ

る夜型指向，睡眠不足，社会的ジェットラグ，抑うつ症状を改善できることを示唆する結果であり，有効な手段であると思われる．

　社会的ジェットラグという概念が提唱されてからまだ10年ほどであり，今後さらに実験的・疫学的知見が蓄積されていくと思われるが，ここまでのデータをもとに私見をまとめたい．①発達段階において，小学生までは早寝早起きが容易であり，現在日本で行われている「早寝早起き朝ごはん」などの取り組みを継続・推進していくべきである．②思春期以降，体のリズムは夜型化し，早起きを強いることで睡眠不足，社会的ジェットラグ，心身の不調が生じやすくなる．したがって，③中学校，高校では，朝の活動開始時間を8時半より前に設定しない，などの工夫が必要（行き過ぎないlater school start timeの実施）．④中高生は8時間以上の睡眠時間が必要であり，平日起床時刻から逆算して就寝時刻を決め，これをずらさないようにする（睡眠時間帯を23時〜7時，23時半〜7時半など一定に）．⑤設定した睡眠時間帯にうまく睡眠がとれるように（寝つきの悪さや睡眠の質の悪化などが起こらないよう），折にふれて睡眠衛生指導を行う．⑥睡眠学の知識を身につけさせる．そのためには学校での睡眠教育が必要．発達段階では社会的ジェットラグが生じやすいことを認識した上で，社会的な時間を体の時計に合わせる方向と，体の時計を社会的な時間に合わせる方向，双方向からのアプローチが社会的ジェットラグ低減に必要である．　　〔駒田陽子〕

■文　献
1) Horne JA and Ostberg O：A self-assessment questionnaire to determine morningness-eveningness in human circadian rhythms. *Int J Chronobiol*, 4(2): 97-110, 1976.
2) 石原金由ほか：日本語版朝型-夜型（Morningness-Eveningness）質問紙による調査結果．心理学研究，57: 87-91, 1986.
3) Hida A et al.：Screening of clock gene polymorphisms demonstrates association of a PER3 polymorphism with morningness-eveningness preference and circadian rhythm sleep disorder. *Sci Rep*, 4: 6309, 2014.
4) Roenneberg T et al.：Social jetlag and obesity. *Curr Biol*, 22(10): 939-943, 2012.
5) Foster RG and Roenneberg T：Human responses to the geophysical daily, annual and lunar cycles. *Curr Biol*, 18(17): R784-R794, 2008.
6) Kitamura S et al.：Validity of the Japanese version of the Munich ChronoType Questionnaire. *Chronobiol Int*, 31(7): 845-850, 2014.
7) Kantermann T et al.：Comparing the Morningness-Eveningness Questionnaire and Munich ChronoType Questionnaire to the Dim Light Melatonin Onset. *J Biol Rhythms*, 30(5): 449-453, 2015.
8) Touitou Y：Adolescent sleep misalignment: a chronic jet lag and a matter of public health. *J Physiol Paris*, 107(4): 323-326, 2013.
9) Roepke SE and Duffy JF：Differential impact of chronotype on weekday and weekend sleep timing and duration. *Nat Sci Sleep*, 1: 213-220, 2010.
10) Wittmann M et al.：Social jetlag: misalignment of biological and social time. *Chronobiol Int*, 23: 497-509, 2006.
11) Roenneberg T et al.：The human circadian clock entrains to sun time. *Curr Biol*, 17(2): R44-R45, 2007.
12) Sekine M et al.：A dose-response relationship between short sleeping hours and childhood obesity: results of the Toyama Birth Cohort Study. *Child Care Health Dev*, 28(2): 163-170, 2002.
13) Olds TS et al.：Sleep duration or bedtime? Exploring the relationship between sleep habits and weight status and activity patterns. *Sleep*, 34(10): 1299-1307, 2011.
14) Malone SK et al.：Social jet lag, chronotype and body mass index in 14-17-year-old adolescents. *Chronobiol Int*, 11: 1-12, 2016.
15) Sheaves B et al.：Insomnia, Nightmares, and Chronotype as Markers of Risk for Severe Mental Illness: Results from a Student Population. *Sleep*, 39(1): 173-181, 2016.
16) de Souza CM and Hidalgo MP：Midpoint of sleep on school days is associated with depression among

adolescents. *Chronobiol Int*, **31**(2): 199-205, 2014.
17) Borisenkov MF et al.: Sleep characteristics, chronotype and winter depression in 10-20-year-olds in northern European Russia. *J Sleep Res*, **24**(3): 288-295, 2015. doi: 10.1111/jsr.12266. Epub 2014 Nov 28.
18) Levandovski R et al.: Depression scores associate with chronotype and social jetlag in a rural population. *Chronobiol Int*, **28**(9): 771-778, 2011.
19) Doi Y et al.: Associations of chronotype with social jetlag and behavioral problems in preschool children. *Chronobiol Int*, **32**(8): 1101-1108, 2015.
20) Komada Y et al.: Social jetlag affects subjective daytime sleepiness in school-aged children and adolescents: A study using the Japanese version of the Pediatric Daytime Sleepiness Scale (PDSS-J). *Chronobiol Int*, **33**(10): 1311-1319, 2016.
21) Díaz-Morales JF and Escribano C: Social jetlag, academic achievement and cognitive performance: Understanding gender/sex differences. *Chronobiol Int*, **32**(6): 822-831, 2015.
22) Haraszti RÁ et al.: Social jetlag negatively correlates with academic performance in undergraduates. *Chronobiol Int*, **31**(5): 603-612, 2014.
23) 文部科学省初等中等教育局児童生徒課：平成29年度「児童生徒の問題行動等生徒指導上の諸問題に関する調査」（速報値），2018．(www.mext.go.jp/b_menu/houdou/30/10/1410392.htm)
24) 文部科学省初等中等教育局児童生徒課（不登校生徒に関する追跡調査研究会）：不登校に関する実態調査―平成18年度不登校生徒に関する追跡調査報告書―，2014．
25) Danielsson K et al.: Delayed sleep phase disorder in a Swedish cohort of adolescents and young adults: Prevalence and associated factors. *Chronobiol Int*, **18**: 1-9, 2016.
26) Adolescent Sleep Working Group; Committee on Adolescence.; Council on School Health. School start times for adolescents. *Pediatrics*, **134**(3): 642-649, 2014.
27) Hirshkowitz M et al.: National Sleep Foundation's sleep time duration recommendations: methodology and results summary. *Sleep Health*, **1**: 40-43, 2015.
28) Danner F and Phillips B: Adolescent sleep, school start times, and teen motor vehicle crashes. *J Clin Sleep Med*, **4**(6): 533-535, 2008.
29) Minges KE and Redeker NS: Delayed school start times and adolescent sleep: A systematic review of the experimental evidence. *Sleep Med Rev*, **28**: 86-95, 2016. doi: 10.1016/j.smrv.2015.06.002. Epub 2015 Jun 29.
30) Chan NY et al.: Impact of a modest delay in school start time in Hong Kong school adolescents. *Sleep Med*, **30**: 164-170, 2017.
31) 長野県教育委員会：長野県中学生期のスポーツ活動指針，2014．
32) Thacher PV and Onyper SV: Longitudinal outcomes of start time delay on sleep, behavior, and achievement in high school. *Sleep*, **39**(2): 271-281, 2016. doi: 10.5665/sleep.5426.
33) Dewald-Kaufmann JF et al.: The effects of sleep extension and sleep hygiene advice on sleep and depressive symptoms in adolescents: a randomized controlled trial. *J Child Psychol Psychiatry*, **55**(3): 273-283, 2014. doi: 10.1111/jcpp.12157. Epub 2013 Nov 20.

第3章

日本の子どもの眠りと睡眠教育
―世界と比較して―

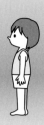

3.1 子どもの睡眠の文化的特徴

　眠りは生理的現象であり，生命活動の1つである．第1章で述べられているように，睡眠・覚醒リズムは発達に伴い変化する．また，睡眠構造は成人とは異なる．人間の睡眠は，進化の過程で獲得した特徴を有する生命現象であり，生存に必要な機能である．したがって，自分の意思で睡眠をコントロールしようとしても，生物学的現象を簡単に制御できるわけではない．親が寝てほしいと思う時間に子どもはスムーズに眠らないし，子どもを大人の時間に合わせて活動させようとしても子どもは眠ってしまう．一方で，地域や社会，文化によって睡眠習慣や睡眠環境は異なっていることから，睡眠が生物学的現象であると同時に，社会的・経済的・文化的な影響を受け，規定されることがわかる．本節では，地域や文化による睡眠の相違点や類似点を通して，日本の子どもの眠りの特徴をみていくことにする．

3.1.1 乳児の睡眠の文化差

a．乳児の眠り

　新生児期から2歳頃にかけて，睡眠・覚醒パターンは大きく変化する[1]．新生児期には明確な睡眠・覚醒リズムは認められず，2～3時間の短い睡眠と覚醒が繰り返されるパターンを示す．生後2か月頃に睡眠覚醒のサーカディアンリズムが出現し，睡眠は夜間に集中し始める．生後半年から1年くらいたつと，夜の眠りはかなりまとまり，夜間はあまり起きなくなる．

　生後1年くらいまでは，睡眠パターンや睡眠の長さには個人差が大きい．500人の子どもの睡眠習慣を1, 3, 6, 9, 12, 18か月，2歳以降16歳まで1年ごとに追っていったチューリヒ縦断研究の結果をみると，年齢とともに平均睡眠時間は徐々に減少していることと合わせて，値のばらつきが徐々に小さくなる

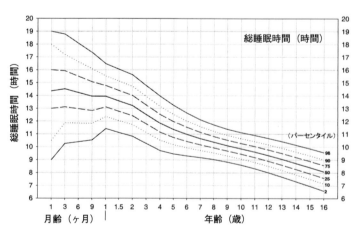

図3.1 乳児から思春期までの1日の総睡眠時間の変化（文献2を一部改変）
夜間睡眠時間と日中睡眠時間を合わせた1日の総睡眠時間量をパーセンタイル曲線で示したもの．生後1か月から16歳までの変化．

ことが読み取れる（図3.1)[2]．例えば6歳の平均睡眠時間は11時間で，10〜12時間の間に8割の子どもが含まれるが，生後3か月では12〜17時間の幅があり，子どもによって5時間もの差があることがわかる（図3.1)．したがって，生後まもない子どもが「寝ない」あるいは「睡眠時間が長い」と悩んでいる母親がいたとしても，個人差が大きいことを考慮に入れてよいだろう．一方で，6歳の子どもであれば，睡眠時間が短いこと，あるいは長すぎることは，睡眠障害や心身の疾患，発達の問題が関与している可能性を考えるべきかもしれない．

　地域や文化による睡眠時間や睡眠習慣の差異に関しては，Mindellらの研究が有名である[3]．彼女らは，0か月〜36か月の乳幼児をもつ保護者を対象として，世界17か国の地域でウェブ調査を行い，brief infant sleep questionnaireを実施した．アジア人が暮らす地域と白人が大多数を占める地域に分類して，これら2地域（アジア地域，米英豪地域）間で比較した．アジア地域には，中国，香港，インド，インドネシア，韓国，日本，マレーシア，フィリピン，シンガポール，台湾，タイ，ベトナムのデータが，米英豪はオーストラリア，カナダ，ニュージーランド，イギリス，アメリカのデータが含まれる．これに日本のデータを取り出して表示したものが図3.2である．乳児の寝る環境は，米英豪では6割が子ども部屋で寝ており，両親と同じ部屋や同じベッド寝ている子どもは3割程度であるのに対し，アジア地域では大多数の子どもが両親と同じ部屋・同じベッドで寝ていることがわかる[3]．日本を含むアジアでは母親と乳児の添い寝が主流だが，欧米諸国では夫婦と乳児の寝室を別にする家庭が多い．その理由としては，子どもが生まれても夫婦は男女であるという考えや子どもの自立を早くから促す文化が影響していると思われる．また，1人で寝かせることで，子どもの睡眠・覚醒パターンが早く確立すると考えられていること，乳幼児突然死症候群（sudden infant death syndrome：SIDS）予防（4.1節参照）など，安全面の観点があげられる．睡眠・覚醒パターンを早く確立することは，赤ちゃんのためでもあり，赤ちゃんをお世話する母親（父親）の睡眠を守るためでもある．乳幼児を育児中の母親が最も辛いと訴える事柄に睡眠不足がある．夜中の授乳，子どもの中途覚醒は，母親が連続で睡眠をとるのを困難にさせる．母親の睡眠は途切れ途切れになり，量だけでなく質も悪化する．連続した睡眠がとれないことで，産後の身体の回復が遅れ，精神面にも悪い影響が出やすい[4]．そのため，できるだけ早くから，赤ちゃんに自分自身

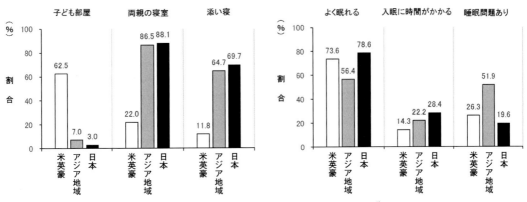

図3.2　乳児の睡眠環境と睡眠問題の地域・文化比較[3]

を落ち着かせる方法（self-soothing）を身につけさせ，1人で眠れるようにすることを目指す[5]．

b．"Cry It Out" と "No Cry Sleep Solution"

欧米では，乳児の段階から1人で眠ることを目指して，いわゆる"ねんねトレーニング（ネントレ）"を行う家庭が多い．ねんねトレーニングの方法として，"Cry It Out（泣かせたままにする）"方法と"No Cry Sleep Solution（泣かせないで寝かしつける）"方法が用いられる．"Cry It Out"は，赤ちゃんが眠るために授乳をしたり，親が抱き上げたり，抱っこして揺らすといった眠りに誘う行為をして，赤ちゃんが眠るのを親が手伝うのではなく，眠りにつく際や中途覚醒時に泣いてもそのままにして，自力で寝るようにするという考え方である[6]．具体的には，赤ちゃんが起きている状態で寝室へと連れていき，親はいったんその場を離れる．赤ちゃんが泣いたら3分待ってから様子を見に行き，心配する必要のないことを伝えて，再びその場を離れる．2度目に泣いたら5分待ってから，3度目に泣いたら10分待ってから様子を見に行く，というように徐々に間隔をあける．翌日は，1度目に泣いたら5分待つことから始める．1週間程度続け，最終的には対応するまでの時間を30分まで延ばす．3，4日ほどでよく寝るようになる赤ちゃんが多いという[6]．

オーストラリア人の夫をもつ日本人から，夫や夫側の家族から"Cry It Out"を徹底するように言われるが，子どもが泣いているのを見ると抱き上げたくなってしまい，そのまま泣かせておくのはつらいという相談を受けたことがある．日本では「赤ちゃんが泣いたらすぐに抱っこして安心させてあげましょう」と指導されるのに，と文化の違いにとまどっておられ，筆者もどのように返答したらよいのか困った記憶がある．文化の差として捉えて，郷にいれば郷に従えでよいのか，それとも赤ちゃんや養育者への影響を科学的に検討していくべきなのか（そもそも科学的に検討することが可能なのか），筆者の中で答えは出ていない．

"No Cry Sleep Solution"は，赤ちゃんが泣いたらすぐあやす方法で，"Cry It Out"より穏やかな方法である．赤ちゃんが眠るための授乳，抱っこして揺らすといった，いつも行っている寝る前の行動を行い，まだ起きている状態で，赤ちゃんを寝室で横にする．赤ちゃんが泣いたら，抱っこして揺らす，授乳するなどの対応をするが，眠る手前で寝る場所に戻す．これに慣れてきたら，抱っこではなく，体をトントンするなど，少しだけ体に触れる方法で対応する．次は，体に触れないで，言葉をかける方法で対応する．その次は，部屋の外から言葉をかけるというように，少しずつ簡易なものにしていく[7]．"No Cry Sleep Solution"を概説した *The No-Cry Sleep Solution: Gentle Ways to Help Your Baby Sleep Through the Night* Kindle版に序文を寄せているシアーズ（William Sears, 日本では「シアーズ博士夫妻のベビーブック」，「シアーズ博士夫妻のベビースリープブック」の著者[8,9]として有名である）は，泣かせない"No Cry Sleep Solution"だけでなく，添い寝や家族寝も推奨しており，日本の文化になじみやすいように思われる．

c. 添い寝への欧米のまなざし

日本の首都圏在住の家族（母親の年齢が 30 ～ 40 代）を対象として実施した調査では，調査対象の 81％の家庭で両親あるいは両親のいずれかが子どもと同室で寝ていた[10]．親と同室で寝たほうがよいと思う年齢について尋ねたところ，父親，母親ともに半数以上が小学校に入るまでは同室であるべきと答え，3 割の親はそれ以上の年齢でも同室であるべきと考えていた．このように，我が国では乳児期に添い寝をすることや幼児期に親と同じ部屋で寝ることが一般的である．欧米の研究者と話をすると，添い寝は悪であるかのような意見が多いことに驚かされる．「日本では添い寝は一般的である」と説明すると，小さな子どもと添い寝をするのは子どもにとっても親にとってもよくない（crazy だ），と批判されたことがある．そのとき言われたのは，「ペットと寝ると睡眠の質は悪くなる」「ペットと一緒に寝ないでしょう？」であった．ペットも大事な家族ではあるが，ペットと赤ちゃんを同じように扱っていることに驚いた覚えがある．

ただし，アメリカの睡眠研究者の間でも添い寝や同室に寝る習慣を見直す動きもあるようだ．APSS（The Associated Professional Sleep Societies）第 27 回学術集会（2013 年，Baltimore）では "Co-sleeping with Infants Should Be Encouraged" というランチセッション（Faculty: Meltzer L, Owens J）が行われた．筆者は参加できなかったが，参加した同僚によると，タイトルこそ「乳児との添い寝を推奨すべき」となっているが，反対派と賛成派に分かれてのディベート方式であった．Co-sleeping（添い寝）反対派の意見としては，Co-sleeping によって SIDS など致死率が高いこと，母の睡眠の質が低下し，うつ病のリスクとなること，赤ちゃんの中途覚醒の回数が増え，睡眠の質が低下すること，またこれにより昼夜のメリハリがつきづらくなることがあげられた．会場の意見としても Co-sleeping は反対派が多かった．添い寝賛成派の意見としては，母乳を与えやすいこと，Co-sleeping での SIDS 率の高さを示した報告は限定的であること，文化により差があることが示された．文化の側面に関しては，アジアでは Co-sleeping が一般的であり，日本ではほとんどの家庭で終夜 Co-sleeping であること，さらには 4 分の 1 の家庭では父親（夫）だけ別の部屋で寝ているという話が出て会場がざわついていたという．母乳栄養については，赤ちゃんをベッドから出して母乳を与えて，戻せばよいのではないかという意見が出された．致死率の観点からは，Co-sleeping 賛成派からも反対派からも，子どもの様子を観察できる状況下にあることが致死率を下げることが同意され，全体的な結論としては "room-sharing, not bed-sharing" の方向性であったようだ．

d. 乳児の睡眠問題

乳児の眠りに対する保護者の認識として，よく眠れると回答した割合は米英豪で 74％，アジアで 56％，睡眠に問題があると回答した割合は米英豪で 26％，アジアで 52％ と，アジア地域でネガティブな回答が多い（図 3.2）[3]．ただし日本の保護者は，8 割がよく眠れると答え，睡眠に問題があると考える割合は 2 割程度と低い．日本の 0 ～ 3 歳児の就寝時刻は世界の中でも遅く，総睡眠時間は最も短いこと（3.2 節，図 3.6）を考慮に入れると，乳児の睡眠に対する日本の保護者の認識は問題視すべきであろう．

就寝時刻が午後9時以降の子どもでは，午後9時以前に就床している子どもに比べて，乳児（0～1歳），幼児（1～2歳，3～5歳）どの年齢においても睡眠の状態が悪化していたという[11]．また，就寝時間が一定でない子どもでは夜泣きが多く，睡眠時間が10時間前後の子どもに最も夜泣きが少ないことから[12]，小さいうちから，規則正しく十分な睡眠を確保することが重要と考えられる．夜ふかしが睡眠時間の短縮につながることは理解しやすいが，夜ふかしと寝つきの悪さ，夜ふかしと夜間中途覚醒というのは関連がない，もしくは逆の関係があると誤解されやすい．しかしながら，子どもにとって就床時刻が遅くなるということは，疲れ果てて，結果として健康な睡眠をとれなくなることを意味している．

3.1.2 幼児の睡眠の文化差

a. 幼児の睡眠習慣

就学前の子ども（3～6歳）の睡眠時間帯をアジア地域（中国，香港，インド，日本，韓国，マレーシア，フィリピン，シンガポール，台湾）と米英豪（オーストラリア－ニュージーランド，カナダ，イギリス，アメリカ）で比較すると，概して，アジア地域の子どもは就寝時刻が遅く，夜間睡眠時間が短い（図3.3）[13]．就寝時刻はオーストラリア－ニュージーランドが最も早く19：43，最も遅いインド22：26とは約3時間の開きがある[13]．日本は21：05と，アジア地域の平均よりは早いが，米英豪と比べると約1時間遅い．昼寝の回数や長さをアジア地域と米英豪で比較すると有意差が認められ，アジア地域の多くの子どもで昼寝が続いている．米英豪では3歳で44%，4歳で24%，5歳で7%であるのに対して，アジア地域では3歳で87%，4歳で75%，5歳で61%である（図3.3）[13]．そのため夜間睡眠と昼寝を合わせた1日当たりの総睡眠時間は，米英豪とアジア地域ともに11時間超と差が認められない．これに対して，日本の幼児の1日当たりの総睡眠時間は10時間44分で，世界で最も短い．世界の他の地域の子どもたちと比較して，日本の幼児は，①就床時刻が遅めで，②起床時刻は早めである．そのために③夜間の睡眠時間が短く，また④昼寝の時間も短めであり，⑤総睡眠時間が最も短いといえる．幼児に必要な睡眠時間を確保するために，昼寝をとらせるべきなのか，親に対して早寝を啓発すべきなのか，午睡のあり方については3.2～3.3節も参照されたい．

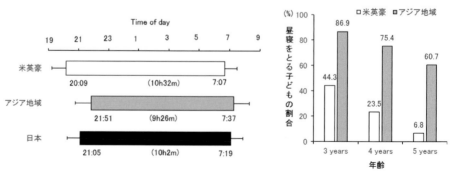

図3.3 幼児の睡眠時間帯の地域・文化比較[13]

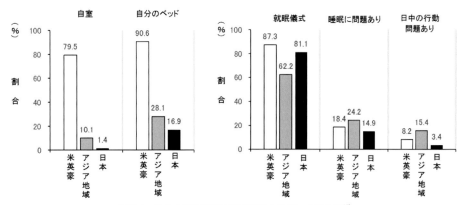

図 3.4 幼児の睡眠環境と睡眠問題の地域・文化比較[13]

b. 幼児の睡眠環境

睡眠環境の文化差は，乳児のそれと同じようなことが言える．米英豪では自分の部屋で寝る，自室でなくとも親とは独立した自分のベッドで寝る幼児の割合がそれぞれ 80%，91% なのに対して，アジア地域では 10%，28% と少数派である（図 3.4）[13]．日本では，自分の部屋で寝る子どもの割合は 1%，自分のベッドで寝る子どもの割合は 17% であり，大多数の子どもが両親と一緒に寝ている．添い寝や同室寝はアジア圏では一般的で，就学前の数年間は変化がない．また，子どもに睡眠の問題があると認識している親の割合は地域差があり，最も低いのは韓国と日本で 15%，最も高い中国で 44% と報告されている．

寝る前に習慣的に行う就眠儀式があると答えた保護者の割合は，米英豪では 8 割を超えるが，インド，韓国，タイでは 5 割程度である．日本では 8 割の家庭で就眠儀式がある．どのような就眠儀式が各地域で行われているかは当該論文からはわからないが[13]，ミルクを飲んだり健康的な軽いスナックを食べるといった栄養補給，入浴，歯磨きなど衛生的観点からの習慣，読み聞かせ，子守唄などのコミュニケーション的なもの，抱っこ，マッサージといった身体的接触などが含まれていると思われる[14]．

日本では 2015 年に発売された『おやすみロジャー』（飛鳥新社）は，読み聞かせによって子どもの寝かしつけを容易にすることを試みた絵本である．スウェーデンの行動科学者が自費出版したものが英訳され（Carl-Johan Forssen Ehrlin, 2015）[15]，イギリス，アメリカ，フランス，スペイン，日本などで売り上げを伸ばし，世界的ベストセラーになった．世界中の親が寝かしつけに悩んでいることを想像すると，睡眠の基本的要件（睡眠とは生命現象であり，自由にコントロールできるわけではない）を改めて認識することができる．1 人の親としては，世界中の母親と苦労をわかちあえるような，励まされるような気持ちになる．本の中では，体の力を抜いてリラックスする，他の考え事をしない，呼吸に意識を向けるといった方法・促しが含まれている．

3.1.3 児童思春期の睡眠の文化差

児童思春期における睡眠習慣の夜型化は，国際的に強く問題視されている．アメリカでは，平日睡眠時間 8 時間未満の青年の割合は，2006 年には 45% だったが，2011 年調査では 60% に増加した[16]．起床時にリフレッシュしていないという感覚は 59%，

入眠困難は42%の子どもが訴えるなど,睡眠に関する訴えが多く認められる[16].過去10年間に発表された青年期の睡眠に関する40本の論文をメタ解析したレビューによると,特にアジアでは欧米に比べて就寝時刻が遅く,睡眠が不足し,日中の眠気が強いことが指摘されている[17].我が国の中学1年〜高校3年（12〜18歳）1万8000人を対象とした横断調査では,平均睡眠時間は中1男子が7.9時間,中1女子が7.5時間,高3男子は6.8時間,高3女子は6.6時間であった[18].必要とされる睡眠時間は,小学生では9〜11時間,中高生では8〜10時間となっており（第1章参照）,日本の多くの子どもたちが推奨睡眠時間を確保できていない.

米国では中高生1万5000人を対象とした大規模横断調査が実施され,親がしつける就寝時刻と子どもの実際の就寝時刻,抑うつ症状との関係が明らかにされている[19].まず驚くべきことに,調査の対象となった中高生の親のうち,54%の親が子どもに対して22時より前に寝るようにしつけているという点である.日本では,中高生になると睡眠習慣は子ども任せになり,子どもが何時に寝ているか把握していない親も多い.日本人中高生の平均就床時刻は中学1年時でも22時半を過ぎ,高校1年時では23時半をまわっている[20].中高生に対して「早く寝なさいよ」と声はかけても,「10時までにはベッドに入りなさい」「スマホはリビングに置いていきなさい」としつけている家庭は少ないのではないか.Gangwischらの調査[19]では,親のしつける就寝時刻が深夜0時の場合,22時前に寝るようしつけられている家庭の子どもに比べて,子どもの実際の就寝時刻は有意に遅く（22:59 vs 22:04）,睡眠時間は短く（7h30 vs 8h10）,抑うつ症状ならびに自殺念慮の発現リスクが有意に高かった.青年期の抑うつ症状・自殺念慮の低減には十分な睡眠時間の確保が必要であり,そのためには家庭でのしつけが重要な鍵を握るといえる.日本では寝かしつけというと乳幼児期に限定される印象があるが,思春期までを含めた広い年代について,家庭での睡眠教育とこれに即した睡眠習慣の実践が必要であろう.

〔駒田陽子〕

■文　献
1) Parmelee AH et al.：Infant sleep patterns: from birth to 16 weeks of age. *J Pediatr*, **65**: 576-582, 1964.
2) Iglowstein I et al.：Sleep duration from infancy to adolescence: reference values and generational trends. *Pediatrics*, **111**(2): 302-307, 2003.
3) Mindell JA et al.：Cross-cultural differences in infant and toddler sleep. *Sleep Med*, **11**(3): 274-280, 2010.
4) Williamson JA et al.：Assessment of postpartum depressive symptoms: the importance of somatic symptoms and irritability. *Assessment*, **22**(3): 309-318, 2015.
5) Sadeh A and Anders T：Infant sleep problems: Origins, assessment, interventions. *Infant Mental Health J*, **14**: 17-34, 1993.
6) Ferber R：*Solve Your Child's Sleep Problems*, Simon & Schuster, 1985.
7) Pantley E：*The No-Cry Sleep Solution: Gentle Ways to Help Your Baby Sleep Through the Night*, McGraw-Hill Education, 2002.
8) ウイリアム・シアーズ,マーサ・シアーズ：シアーズ博士夫妻のベビーブック,主婦の友社,2000.
9) ウイリアム・シアーズ,マーサ・シアーズ：シアーズ博士夫妻のベビースリープブック,イースト・プレス,2009.
10) Komada Y et al.：Irregular sleep habits of parents are associated with increased sleep problems and daytime sleepiness of children. *Tohoku J Exp Med*, **219**: 85-89, 2009.
11) Sadeh A et al.：Sleep and sleep ecology in the first 3 years: a web-based study. *J Sleep Res*, **18**: 60-73, 2009.
12) Fukumizu M et al.：Sleep-related nighttime crying (yonaki) in Japan: a community-based study. *Pediatrics*, **115**: 217-224, 2005.

13) Mindell JA et al.：Cross-cultural differences in the sleep of preschool children. *Sleep Med*, **14**(12): 1283-1289, 2013.
14) Mindell JA and Williamson AA：Benefits of a bedtime routine in young children: Sleep, development, and beyond. *Sleep Med Rev*, 2017 epub ahead.
15) Ehrlin CJF and Maununen I：*The Rabbit Who Wants to Fall Asleep: A New Way of Getting Children to Sleep*, Crown Books for Young Readers; 1 edition, 2014.
16) National Sleep Foundation：2011 Sleep in America Poll, 2011（https://sleepfoundation.org/sites/default/files/sleepinamericapoll/SIAP_2011_Summary_of_Findings.pdf）
17) Gradisar M et al.：Recent worldwide sleep patterns and problems during adolescence: a review and meta-analysis of age, region, and sleep. *Sleep Med*, **12**(2): 110-118, 2011.
18) Ojio Y et al.：Sleep duration associated with the lowest risk of depression/anxiety in adolescents. *Sleep*, **39**(8): 1555-1562, 2016.
19) Gangwisch et al.：Earlier parental set bedtimes as a protective factor against depression and suicidal ideation. *Sleep*, **33**(1): 97-106, 2010.
20) Fukuda K and Ishihara K：Age-related changes of sleeping pattern during adolescence. *Psychiatry Clin Neurosci*, **55**: 231-232, 2001.

3.2　就学前の子どもへの睡眠教育

3.2.1　就学前の子どもの眠りについて

　新生児期には明確な睡眠・覚醒リズムは認められず，2から3時間の短い睡眠と覚醒が繰り返されるパターンを示す[1]．2か月の終わり頃に睡眠・覚醒のサーカディアンリズム（概日リズム）が出現し，睡眠は夜間に集中し始める[2,3]．生後1年の間に，睡眠の夜間への集中はほぼ完成する．それに続いて，昼寝の減少が起こり，1歳未満では午前と午後に各1回，1日計2回の昼寝をとるが，2歳までに午後に1回の昼寝をとることが標準的となり[4]，2歳児以降，昼寝をしない子どもの割合が増加していき，最終的に，就学年齢である6歳にはほとんどの子どもが昼寝をとらないようになる[5,6]（図3.5）．つまり，乳幼児期における眠りの発達とは，まず，夜間に睡眠が集中し，次に日中に高い覚醒状態の維持が可能になり，日中から睡眠が一掃されていくという一連の変化であると考えることができる．睡眠・覚醒のサーカディアンリズムが不明確な状態から顕著化していく乳児期の子どもの睡眠の顕著な変化と比較すると，いわゆる幼児期の子ども（2歳から5歳）の睡眠の変化はそれほど目立たない．特に夜間睡眠については，顕著な変化は認められない[7]．

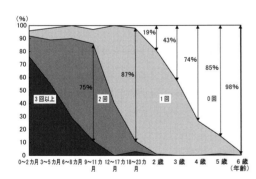

図3.5　1日当たりの昼寝の回数の年齢による変化（文献5のデータをもとに作図，文献6より再掲）

3.2.2　寝ることに対する抵抗

　しつけ不足型睡眠障害（limit-setting sleep disorder）とは，子どもの行動性不眠症（behavioral insomnia）で，寝る時間を引き延ばしたり，寝るのを拒んだりすることを特徴とし，保護者の不適切なしつけが元になって生じているものを指す．親が就寝時刻などについてまったく，もしくはほとんど制限を設けていないとか，しつけに一貫性を欠いているとか，気まぐれであるという場合である．こうした場合，単に寝る時

刻が遅くなるだけではなく，特に日本のように親子が同じ部屋で眠っている場合などは，親の反応の仕方によっては，子どもの夜間覚醒がかえって悪化する場合もある（ICSD-3)[8]．しかしながら，こうした子どもの行動の背景に，1人で眠ること，暗いところで眠ることや悪夢に対する不安や恐怖があることもあり，注意が必要である．子どもが（お化けや怪物がいるかもしれない）暗い部屋で眠ることや悪夢に対する恐怖から眠れなくなっている場合には，これらの恐怖や不安に対処する必要がある．まず，子どもの訴えがどんなに馬鹿馬鹿しいものであっても，きちんと聞いて理解してあげることが必要だろう．また，両親が助けてあげることを保証したり，どうしたら立ち向かえるかを子どもと一緒に考えたりすることも役に立つかもしれない．欧米では，Monster Spray とか Magic Spray などという，「怪物撃退ができる」スプレーを実際に部屋に撒いて，子どもを安心させたりすることもある[9]．実際のスプレーの中身は単なる水や，香料を含ませた水であり，なんの効果もないものだが，子どもにとっては安心して眠るきっかけとして有効であるようである．しかし，こうした「おまじない」を使うことは，子どもによっては，怪物が本当にいる証拠として捉える場合もあるので注意が必要である．また，子どもの睡眠障害は日中の問題行動を伴う場合があるだけでなく，保護者の睡眠や日中の状態を阻害したり，子どもの睡眠の問題にどのように対応するかという点で両親の間に軋轢を生じさせたり，両親の睡眠を阻害している子どもに対して否定的な感情を生じさせることもある．

3.2.3 睡眠教育を誰に行うのか

　他の発達期の子どもと比較して，未就学児（乳児・幼児）に対して行う睡眠教育の対象は，だれになるのかという問題がある．保護者と同居している場合には，高校生や大学生でも保護者に対する睡眠教育を無視するわけにはいかないだろう．しかし，特に乳幼児期の子どもに対しては，本人に対するものよりも，その保護者に向けた教育の重要性が高いだろうことは改めて説明するまでもないと思う．また睡眠についての教材は様々なところから提供されているが，主に小学生以上の子どもたちを想定しているものが多く[10]，幼児を対象として睡眠の重要性を説くためにつくられているものはほとんどない[11,12]．また，幼児に正しい睡眠の知識を伝えることが正しい睡眠の条件の1つとなりうるかもしれないが，やはり家族の生活のリズムを形成しているのは子どもの保護者であり，保護者が睡眠の重要性を自覚し，正しい睡眠の知識を獲得することは重要だろう．このように，乳幼児期の子どもへの睡眠教育は，子ども本人に対するものというよりは，その保護者に対して行うことが中心となると思われる．

　では，保護者が睡眠についてどの程度正確な知識をもっているかというと，睡眠についての関心が高いわりには，正確な知識が行きわたるのではなく，都市伝説的な情報に汚染されているといっても過言ではない．「90分の倍数の時間で眠るとすっきりと目覚められる」「夜10時から12時の間に眠るのはお肌のゴールデンタイム」「ホットミルクを飲むとぐっすりと眠れる」，などは，睡眠の都市伝説の最たるものだろうが，これらを真実だと思っている方は非常に多い[13]．また，子どもの睡眠時間の適切な長さや，どのくらいの早寝が望ましいかなどについても，正確な知識[14]をもっていない場合が多い．ちなみに，National Sleep Foundation の報告によれば，未就学児

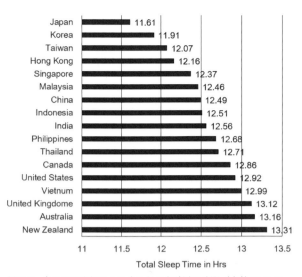

図 3.6 各国の 3 歳児の 1 日当たりの合計睡眠時間（文献 20 のデータを基に作図）
昼寝と夜間睡眠を合計したもの．日本が最も短く，韓国，台湾がそれに続く．

(3～5歳)の推奨睡眠時間は 10～13 時間である．保護者が子どもの睡眠に関して正確な知識をもっていないという状況は日本だけではなく，他の国でも認められる．Owens ら[15, 16] によれば，ほとんどの親が子どもたちの適正な睡眠時間を過小評価しているとされる．しかし，睡眠時間の長さが世界で 1，2 を争うほど短い日本の場合には，その深刻度は他国の比ではないと考えられる[17～19]．様々な国の 3 歳児の睡眠を調査した Mindell らの報告[20] では，1 日当たりの昼寝と夜間睡眠の合計睡眠時間の最も短い国は，やはり日本であった（図3.6）．ただし，未就学児（乳児・幼児）の場合は，単純に早寝をさせることについて保護者を対象に啓発・教育するだけでは済まない事情がある．

3.2.4 保育園の午睡が夜ふかしを促す

前項で述べたように，幼児期には昼寝をとる子どもの割合が減少していく．昼寝をとるかとらないかということは夜間睡眠に顕著に影響を及ぼし，その昼寝が発達段階に見合った自然に生じたものか，保育園の日課などによっていわば強制的にとらされたものかにかかわらず，昼寝をとると夜間睡眠の開始時刻は明確に後退する．例えば，厚生労働省の夜 10 時以降に寝ている幼児についての調査結果[21] でも昼寝をとっていると考えられる 1 歳半児や 3 歳児のほうが昼寝のないと考えられる 5～6 歳児より夜ふかしである（図 3.7）．日本では幼児期に幼稚園に通う子どもと保育園に通う子どもがいるが，保育園児のほうが夜ふかしであることは古くから知られている[22]．保育園児が夜ふかしであることは，母親の就労によって家庭全体が夜型化した結果であるとされていたが，幼児期の子どもの就寝時刻と母親の就寝時刻の間には意味のある相関は認められない[7]．保育園児の就寝時刻の後退は保育園で行われている日課としての昼寝によるものである[6, 23]．保育園児と幼稚園児の就寝時刻の差は 30 分から 1 時間程度にもなる．つまり，発達段階に見合わない不必要な昼寝を課すことによって子どもの夜ふかしを助長しているのである．夜ふかしにより朝の機嫌の悪さや園への行き渋りなどは顕著に悪化する[7]．さらに，小学校入学後は日課としての昼寝はなくなり，直接の影響はなくなり，両者間の就寝時刻の差は縮まるものの，元幼稚園児と元保育園児の間にはわずか

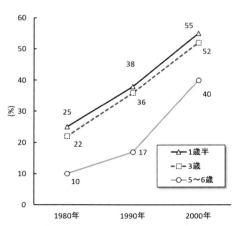

図 3.7 夜 10 時以降に眠る子どもの割合（文献 21 のデータを基に作図）

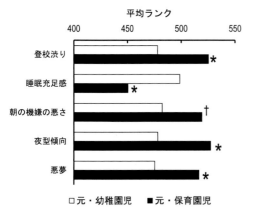

図 3.8 元幼稚園児と元保育園児の小学校入学後の問題行動（文献 23 より引用・改変）
*: $p < 0.05$, †: $p < 0.1$

（10〜15 分）ではあるが，統計的に有意な就寝時刻の差が小学校中学年程度まで続き，高学年では差がなくなるものの，不登校傾向など生体リズム位相の後退と関係すると考えられるような傾向は，元保育園児で有意に強い[23]（図 3.8）．このように，幼児期の昼寝の強制は，幼児の生活習慣そのものに大きな影響を与え，しかも，その影響はかなりの長期間残る可能性がある．保育園の昼寝の日課は，かつては保育所保育指針にも「午睡などをとらせること」と明記されていたが，2009（平成 21）年の改訂では，午睡についてのこのような記述はなくなった（保育所保育指針，2009（平成 21）年 4 月 1 日適用）[24]．また，2017（平成 29）年 3 月 31 日に公示され 2018（平成 30）年 4 月 1 日から適用されている新しい保育所保育指針[25]には，午睡に関して，「午睡は生活のリズムを構成する重要な要素であり，安心して眠ることのできる安全な睡眠環境を確保するとともに，在園時間が異なることや，睡眠時間は子どもの発達の状況や個人によって差があることから，一律とならないよう配慮すること」とされている．つまり，発達や個人差を無視して一斉に午睡を課すような厚生労働省による行政指導はすでにされてはいないのである．しかし，実態としては，ほとんどの保育園で，昼寝の日課は「一斉に行う日課」に近い形で行われており，保護者の希望に柔軟に対応する園は少ない．このような状況であるので，保護者に啓発教育を行うだけでは未就学児の睡眠習慣の改善には不十分であり，家庭以外で子どもの保育や教育にあたる専門家（保育士や幼稚園教諭など）に対して睡眠の科学的知識を啓発することは非常に重要であると考えられる．

　未就学児の場合，親の就寝時刻と子どもの就寝時刻には関係がないと述べた．しかし，このことは親の生活時刻が子どもの睡眠に無関係だということではない．母親と父親の帰宅時刻と就寝時刻が子どもの就寝時刻と関連するかどうかを重回帰分析によって調べると，両親の就寝時刻はやはり関係がなく，唯一有意な相関を示したのは，母親の帰宅時刻であった．さらに，これらよりも子どもの就寝時刻とより密接な関連を示したのは，子どもの夕食や入浴の時刻であった．つまり，母親の帰宅時刻と子どもの就寝時刻の関連は，母親が主な夕食の作り手であると考えられるため，夕食の時刻を介して生じていたと考えられる．また，多くの家庭では入浴は食事の後にするという日課であるので，食事の時刻が遅くなれば，結果として入浴の時刻も遅くなり，就寝時刻も遅くなる．

　子どもが眠ってしまえば，食事や入浴はできないので，食事や入浴が遅くなれば，就寝時刻も遅くなるのは当然といえば当然である．しかし，父親の帰宅を待って子どもと食事をしたり外食をしたりすることによって食事時刻が遅くなっている家庭もあり，就寝時刻の後退の問題に対して関心の低い家庭には，食事の時刻を前進させる努力を行うように指導することも必要であろう．また，午睡の日課のない幼稚園児の場合には，食事の時刻と就寝時刻の間には密接な関連があり，食事を早くとる子どもは

就寝時刻も早く，食事の遅い子どもは就寝時刻も後退しているのだが，午睡の日課のある保育園児の場合は，このような関係は弱く，食事が早くても寝る時刻は遅い[7]．つまり，午睡の影響が強いために，家庭の食事の時刻を早めることによる効果が限定されてしまうのである．

3.2.5　食事と入浴の順序を変更する

保育園に午睡をやめてくれるように申し出て，受け入れてもらえる場合は良いが，多くの場合，午睡をやめてくれることはない．このような場合，子どもの就寝時刻を早めるために家庭でできることはないのだろうか．睡眠とは深部体温が低下しないと生じない現象である．夏の夜が寝苦しいのは，気温が高く湿度が高いために，熱放散が阻害されるためである[26]．保育園児でも幼稚園児でも夕飯と入浴の順序をみるとほとんどの家庭で夕飯が先で入浴が後になっている．入浴する湯温や湯船に浸かる時間にも依存するが，就寝時刻の直前に入浴すれば，体温を上昇させ，その後の睡眠を妨害することになろう．1つの可能性として夕飯と入浴の順序を逆にして，入浴の時刻と就寝の時刻を時間的に離すという方法もありうるのではないだろうか．実験室実験では入浴時刻が早いほど睡眠内容が良いことがわかっている[27]．

3.2.6　暗めでオレンジ色の照明に変更する

ヒトを含め生物の生体リズムは，光の影響を強く受けており，光を曝露される時刻によって睡眠覚醒リズムを含めた生体リズムは位相を前進させたり後退させたりする．また，ヒトの生体リズムは24時間よりも長い周期をもっており，時間的な手掛かりの少ない環境に置かれると，すぐに位相後退する特徴をもっている．つまり，我々の生体リズムはだまっていても遅れがちなのである．早朝の光への曝露は，この遅れがちなリズムを押しとどめる（前進させる）作用があり，逆に，夕方から夜の前半までの光への曝露は，生体リズムをさらに遅らせる（後退させる）作用をもつ．光の生体への作用は，光の強さ（照度）が大きいほど強く，かつてはヒトの場合は2000 lx以上の光でなければ，位相変位などは起こらないと考えられていたが，100 lx程度の弱い光にも弱いなりに位相変位を起こす影響力のあることが知られるようになった[28]．

また，光の影響は照度の違いだけでなく，波長の違いによっても異なる．生体リズムに対する作用は，波長にして460 nmをピークとするいわゆるブルーライトの影響を強く受ける．なぜ，生体リズムは青い光の影響を強く受けるのだろうか．網膜上には，光を感じ取る細胞として錐体と桿体という細胞が存在することが古くから知られていたが，1990年代から行われた研究によってこれらの細胞とは異なる光を感じ取る細胞が存在することが明らかとなった[29〜31]．その細胞とは，本来は錐体や桿体が受容した光の情報を最終的に眼球外へと運び，その軸索が視神経となる網膜神経節細胞のうちの一部（1〜2%程度）で，メラノプシン（melanopsin）という視物質を含み，光感受性をもっている内因性光感受性網膜神経節細胞（intrinsically photosensitive retinal ganglion cell：ipRGC）と呼ばれる細胞である．この細胞はちょうど，ブルーライトの帯域の光に対して反応する．ブルーライトと呼ばれる460〜490 nmの帯域の光は，メラトニン抑制や瞳孔光反射などの非イメージ形成視覚（non-image-forming vision）に対して強力な影響を及ぼす．したがって，この波長の光を含む照明を寝る前に浴びる（目から入れる）と生体リズムは後退し，夜ふかしを助長することになるのである．蛍光灯やLED照明で昼白色（5000 K）とか昼光色（6500 K）と呼ばれる白い光を発するものが日本の住宅ではよく用いられている．しかし，欧米の住宅では，このような明るく白い照明は用いられず，暗くオレンジ色の照明が用いられている．白色の照明にはかなりの量のブルーライトが含まれているため，夜間睡眠に顕著な影響を及ぼすと考えられる．さらに，子どもの水晶体の透明度は大人よりも高く，また，瞳孔径も大きいため，成人よりも網膜に到達する光の量は多く，したがって，ブルーライトの量も多くなると考えられる．このため，非イメージ形成視覚への影響は子どもで大きくなると考えられる．実際，メラトニンの抑制を指標にすると子どもの場合は大人の2倍も強く抑制されている[32]．ブルーライトというとスマートフォンやコンピュータの画面からの放射が取り上げられることが多いが，住宅のリビングの照明から放射されているもののほうが圧倒的に多いことを考えても，明るすぎる住宅照明について注目されていないのは，冷静に考えればむしろ奇異な感じさえする．子どもの早寝の重要性を力説して，保護者の努力を促すことも重要だが，真面目な保護者ほど，すでにいくつかの手を打っていて手詰まりとなっている場合も多い．おそらくは保護者にはあまり知られていない，前項の体温についての知識や光環境のような物理的な環境要因の影響について啓発することは，こうした場合に非常に重要となるのではないだろうか．お風呂の順番を変え，住宅のリビングルームなど就寝前の1～2時間を明るく白い照明から暗めでオレンジ色の照明に変えるだけでも，子どもたちの夜ふかしを改善できる可能性があるのである．

〔福田一彦〕

■文　献

1) Parmelee A et al.：Infant sleep patterns from birth to 16 weeks of age. *J Pediatr*, **65**: 576-582, 1964.
2) Fukuda K and Ishihara K：Development of human sleep and wakefulness rhythm during the first six months of life: discontinuous changes at the 7th and 12th week after birth. *Biol Rhythm Res*, **28**: 94-103, 1997.
3) Takaya R et al.：Emergence of circadian sleep-wake rhythm might depend on conception not on birth timing. *Sleep Biol Rhythms*, **7**: 59-65, 2009.
4) Weissbluth M：Naps in children: 6 months-7 years. *Sleep*, **18**: 82-87, 1995.
5) National Sleep Foundation：Sleep in America Poll, Final Report, 2004（http://www.sleepfoundation.org/）
6) 福田一彦：昼寝（仮眠）を科学する．眠気の科学―そのメカニズムと対応―，朝倉書店，2011.
7) Fukuda K and Sakashita Y：Sleeping pattern of kindergartners and nursery school children: function of daytime nap. *Percept Mot Skills*, **94**: 219-228, 2002.
8) American Academy of Sleep Medicine：*The International Classification of Sleep Disorders*, 3rd ed., Darien, IL: American Academy of Sleep Medicine, 2014.
9) Owens JA and Mindell JA：*Take Charge of Your Child's Sleep: The All-in-One Resource for Solving Sleep Problems in Kids and Teens*, Marlowe & company, 2005.
10) 子どもの早起きをすすめる会：医師と専門家が監修し制作した生活リズムに関する教材資料（http://report.hayaoki.jp/report1.cfm）
11) シャワーズ，P.・ワトソン，W.（神山潤・神山美恵子訳）：ねむりのはなし（福音館の科学シリーズ），2008.（Showers P and Watson W: Sleep Is for Everyone, Let's-Read-and-Find-Out Science 1, Harper Collins, 1997.）
12) 木村倫子・福田一彦：からだはすごいよ！まいにちイキイキねむりのふしぎ2014，少年写真新聞社，2014.
13) 白川修三郎：脳も体もガラリと変わる！「睡眠力」を上げる方法，永岡書店，2013.
14) Hirshkowitz M et al.：National Sleep Foundation's sleep time duration recommendations: methodology and results summary. *Sleep Health*, **1**: 40-43, 2015.

15) Owens JA et al.: Caregivers' knowledge, behavior, and attitudes regarding healthy sleep in young children. *J Clin Sleep Med*, **7**(4): 345-350, 2011.
16) Owens JA and Jones C: Parental knowledge of healthy sleep in young children: results of a primary care clinic survey. *J Dev Behav Pediatr*, **32**(6): 447-453, 2011.
17) OECD: *Society at a Glance 2009*, OECD social indicators, 2009.
18) Steptoe A et al.: Sleep duration and health in young adults. *Arch Intern Med*, **166**: 1689-1692, 2006.
19) 福田一彦: 教育と睡眠問題. 睡眠学 (日本学術会議編), pp. 169-184, じほう, 2003.
20) Mindell JA et al.: Cross-cultural differences in the sleep of preschool children. *Sleep Medicine*, **14**: 1283-1289, 2013.
21) 日本小児保健協会: 幼児健康度に関する継続的比較研究. 平成22年度総括・分担研究報告書, 2011.
22) 中村喜美子ほか: 幼稚園児と保育園児の睡眠時間. 愛知教育大学家政学教室研究紀要, **19**: 92-103, 1988.
23) Fukuda K and Asaoka S: Delayed bedtime of nursery school children, caused by the obligatory nap, lasts during the elementary school period. *Sleep Biol Rhythms*, **2**: 129-134, 2004.
24) 保育所保育指針 (平成21年4月1日適用)
25) 保育所保育指針 (平成30年4月1日適用)
26) Okamoto-Mizuno K et al.: Effects of humid heat exposure on human sleep stages and body temperature. *Sleep*, **22**(6): 767-773, 1999.
27) Inagaki J et al.: Effects of timing of warm bathing on night sleep in young healthy subjects. *Bull Yamaguchi Med School*, **54**: 9-17, 2007.
28) Boivin DB et al.: Dose-response relationships for resetting of human circadian clock by light. *Nature*, **379**: 540-542, 1996.
29) Foster RG et al.: Circadian photoreception in the retinally degenerate mouse (rd/rd). *J Comp Physiol A*, **169**(1): 39-50, 1991.
30) Provencio I et al.: A novel human opsin in the inner retina. *J Neurosci*, **20**(2): 600-605, 2000.
31) Hattar S et al.: Melanopsin-containing retinal ganglion cells: architecture, projections, and intrinsic photosensitivity. *Science*, **295**(5557): 1065-1070, 2002.
32) Higuchi S et al.: Influence of Light at Night on Melatonin Suppression in Children. *J Clin Endocrinol Metab*, **99**: 3298-3303, 2014.

コラム4 「保育所保育指針」の改定と指針における午睡について

　1947(昭和22)年「児童福祉法」が制定され，児童福祉施設の1つとして保育所が位置づけられた．同法の保育所における「保育の内容」として，「健康状態の観察，服装等の異常の有無についての検査，自由遊び及び昼寝のほか…」と書かれてあり，保育所は遊びと昼寝で成り立つかのような印象を受ける．翌年，文部省から出された「保育要領」には「保育所の一日」として「間食後の休息と昼食後の昼寝は，四季を通じて全部の幼児に必ずさせたほうがよい．…(中略)睡眠時間は，寝具の用意，片づけの時間を加えて，1時間半ぐらいが適当である．」と書かれている．おそらくこの「昼寝」に関する考え方や記述がずっと受け継がれてきたのだと思われる．時を経て2000(平成12)年施行された「保育所保育指針」の「第9章　5歳児の保育の内容」にも「午睡など適切な休息をさせ，心身の疲れを癒し，集団生活による緊張を緩和する．」とある．2008(平成20)年告示の「保育所保育指針」では，「第3章　保育の内容」において「子どもの発達過程等に応じて，適度な運動と休息をとることが出来るようにする．また，食事，排泄，睡眠，衣類の着脱，身の回りを清潔にすることなどについて，子どもが意欲的に生活できるよう適切に援助する．」というように，午睡ではなく「休息」という言葉に変わったものの，集団保育での休息＝午睡(昼寝)という考え方は根強く残ってしまっていた．

　新「保育所保育指針」での「午睡」の捉え方：　今回(2017(平成29)年)の改定では，総則の「3.保育の計画及び評価」の中の「(2)指導計画の作成」に「午睡」が記述されてい

る[1]．基本的には2014（平成26）年に告示された「幼保連携型認定こども園　教育・保育要領」での書きぶりを踏襲し，以下のように集団ありきの「休息」から個々への対応を尊重したことが記されている．

> 午睡は生活のリズムを構成する重要な要素であり，安心して眠ることのできる安全な睡眠環境を確保するとともに，在園時間が異なることや，睡眠時間は子どもの発達の状況や個人によって差があることから，一律とならないよう配慮すること．

まず，安全な睡眠環境とは睡眠時無呼吸症候群などの睡眠中の事故を防ぐ体制のことである．0歳児は5分ごと，1歳児は10分ごとに呼吸，体位，睡眠状態をチェックすることで呼吸停止等の異常が発生した場合の早期発見，事故の予防につなげる[2]．幼児の場合，睡眠時間や発達によって午睡の必要性が違っていると記述した点も今回の指針改定での大きな特徴である．

保育所保育指針は全国の認可保育所が遵守しなければならない保育の基本原則であり，大臣告示によって指導監査が入る．現状では4歳児5歳児の午睡を一斉に行っている保育所も，逆にまったくしていない保育所もあり，今後この「一律にしない」を日々の保育内容の中にきちんと普及定着させていかなくてはならない．そのためには1人1人に対応できる保育所内での「場」の確保や対応可能な保育士の確保が必要となる．また日中子どもたちが主体的によく遊べる環境づくりも重要である．新しく改定された「保育所保育指針」は保育士の研修を義務づけその資質向上を明記した．今後指針を活かしていくためにも，保育士や保育教諭（幼保連携型認定こども園）が子どもの発達や睡眠に関する基礎知識を身につけ，昼食後「無理に寝かす」「寝かさない」ことがないよう研修等を通じて支援をしていけるとよいと思う．〔鈴木みゆき〕

■文　献
1) 厚生労働省：保育所保育指針，2018．(https://www.mhlw.go.jp/file/06-Seisakujouhou-11900000-Koyoukintoujidoukateikyoku/0000160000.pdf)
2) 厚生労働省：教育・保育施設等における事故防止及び事故発生時の対応のためのガイドライン，2016．(http://www8.cao.go.jp/shoushi/shinseido/meeting/kyouiku_hoiku/pdf/guideline1.pdf)

3.3　小中高校生への睡眠教育

3.3.1　児童・思春期の睡眠問題とその影響

児童・思春期における生活の夜型化による①睡眠不足，②サーカディアンリズム（概日リズム）への悪影響は，健全な発達，脳や心身健康の観点からも深刻である．睡眠の不足や悪化は，前頭葉機能にかかわる感情コントロール機能，意欲を低下させること，衝動性，不安・抑うつ気分などのリスクを高めることが知られている[1,2]．また，記憶・学習，洞察力，成績のほか，免疫機能の低下や肥満とも関係する[3,4]．就床時刻が遅い高校生ほど，英語，数学の成績が悪いこと[5]も指摘されている（図3.9）．

2015年4月，文部科学省は中・高校生の睡眠を中心とした生活習慣と自立や心身の不調等の全国調査の結果を報告している．ポイントとしては，①学校がある日とない日で起床時刻が2時間以上ずれることがよくある生徒ほど，午前の授業中に眠いと回答する割合が高いこと，②学校から帰宅後に30分以上の仮眠をとることがある生徒ほど，午前中に調子が悪いこと，③携帯電話・スマホ等使用が長い子どもほど，就寝時刻が遅いこと，④就寝時刻が遅い子どもほど，自分のことが好きと回答する割合が低く，イライラすることがあると回答する割合が高いことなどが指摘されている．

一方，不登校の生徒のパターンは多様だが，リズム障害という観点でみれば，かな

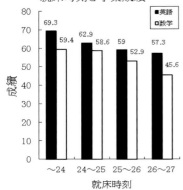

図 3.9 高校生（進学校）の就床時刻と学業成績

りの部分が共通している．リズム障害が重いほど欠席日数が多く，不登校症状の重症化，長期化と関係している[6]．さらに，睡眠状態は，思春期におけるうつ病の有意な予測因子になることが指摘されている[7]．児童・思春期の睡眠の問題へ対応としては，本人や親への睡眠教育を行うことが現実的かつ重要である．本節では，睡眠確保や生活リズムの調整に重要な小学生から高校生，養護教員に対して実際に行われている睡眠教育について，実践例を交えて紹介する．

3.3.2 日中，授業中の眠気を強める要因

睡眠の不足や悪化は，日中の眠気や授業中の居眠りの頻度も高める．日中の眠気は注意機能や課題遂行能力，学校生活に対する意欲，QOL を低下させる[8〜10]．日中の眠気を強める要因として，生活の夜型化による睡眠不足とサーカディアンリズムの乱れがあげられるが，睡眠不足は，特に平日の就床時刻の後退に伴う睡眠時間の短縮によるところが大きく，睡眠不足は中学・高校生の 38% に認められている[11]．夕方の居眠りを避け，就床前の覚醒維持を確保しておくことも夜型化防止の観点から重視されている[12]．また，サーカディアンリズムの乱れは，週末の睡眠時間帯の後退と睡眠時間の延長が関係しており，週末の起床時刻が平日に比べ 2 時間以上後退するとリズムの脱同調を引き起こすことも指摘されている[13]．このリズムの後退は寝つきのみならず，月曜日から水曜日まで強い眠気を引き起こし[13]，認知機能や気分状態を著しく低下させる原因ともなる[14]．

3.3.3 学校での睡眠教育のポイント

学校現場への睡眠教育の導入には，①睡眠や生活リズムについての正しい知識の普及に加え，②先生や保護者が認知しやすい実際の問題行動（授業中の居眠りや朝食欠食）や心身健康，学業等の関連を理解してもらうことがキーポイントとなる．また，学校での睡眠教育を有効に機能させるためには，睡眠に有効な生活習慣を実際に獲得・維持させていくことも重要である．そのためには，生徒指導に活かせる知識教育教材と，習慣改善を促進させるための具体的なツールの提供が必要となる[15]．

さらに教員への睡眠教育は，①生徒への睡眠教育プログラムの導入のためにも，②教員自身の健康管理のためにも重要である．教員が睡眠教育プログラムを体験することで，教員自身の睡眠習慣の規則性や起床時気分が改善することが報告されている[16]．

3.3.4 睡眠教育プログラム

睡眠教育プログラムは小学校[17〜19]，中学校[20〜23]でも活用されている．授業で，知識教育（睡眠の重要性と改善法）と生活リズム健康法（生活リズムチェック，目標設定，睡眠日誌と目標行動の達成度の有無の記入）の指導を行うことにより，①睡眠改善のための知識が高まること，②就床時刻や入眠潜時が早まること，③平日と休日の就床時刻の差が短縮すること，④寝起きの気分や日中の眠気も改善することが報告されている

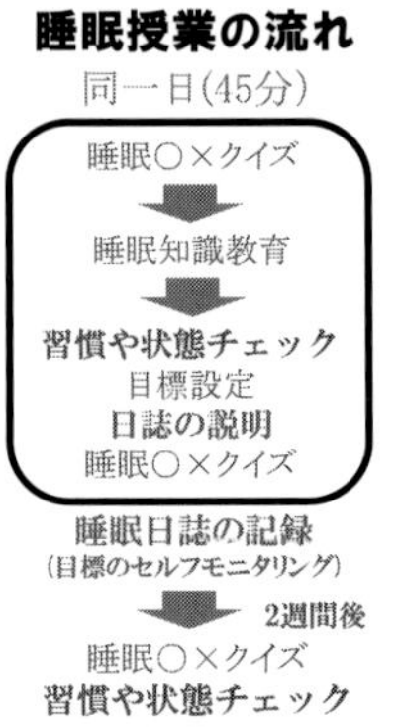

睡眠授業の流れ
同一日(45分)
睡眠○×クイズ
↓
睡眠知識教育
↓
習慣や状態チェック
目標設定
日誌の説明
睡眠○×クイズ
↓
睡眠日誌の記録
(目標のセルフモニタリング)
↓ 2週間後
睡眠○×クイズ
習慣や状態チェック

図3.10 授業の流れ

図3.10に授業の流れについて示す．まず，睡眠に関する知識を与えていない状態で，睡眠○×クイズ（表3.1）を交えて，約20分の睡眠に関する講義（睡眠の重要性と睡眠の仕組みや睡眠改善に必要な知識教育）を行う．次に，15分程度，睡眠と日中の状態調査票や生活リズムチェック（睡眠促進行動）を実施しその後，睡眠日誌（後述）の記入方法を10分程度で指導する．最後に，睡眠の知識教育の効果を確認するために，講義後ももう一度睡眠○×クイズを実施し，その後，生徒は2週間（10日間の中学もある），目標を実施し，睡眠日誌に記録するよう指導する．2週間後，最初と同様の睡眠○×クイズ，調査票や生活リズムチェックを実施し効果を評価する．

睡眠○×クイズは，筆者が学校での睡眠教育の中で，睡眠の重要性，睡眠の仕組みや改善法を中学生に伝えるときに用いているものである．実施においては，まず，しっかり考える過程を重視することで意識喚起を促進できる．講演や中学校・高校での睡眠授業では，まず，クイズを交えながら，解説し，その後，生徒自身に生活リズムチェックと目標設定を行うよう指導している．クイズの解説[24]を表3.1に示す．

3.3.5 生活リズムチェックリストの活用法―目標設定の重要性―

上述のように，講義にあわせて具体的な睡眠に良好な習慣行動（以下，睡眠促進行動）を提案すると理解度が高く，行動変容を促しやすい．つまり，睡眠や生活リズムについての知識の普及に加えて，生徒指導に生かせるツールが重要である．

これまで，海外でも思春期の睡眠教育プログラムが実施され，睡眠知識が向上することが確認されているが，睡眠知識の増加が，必ずしも睡眠促進行動の改善につながらないことが指摘されている[25]．この要因として，睡眠促進行動の内容が一律であるため，各生徒の生活状況を加味してないことや，動機づけを高める工夫が組み合わされていないことが示唆される．この点に関する解決策としては，目標設定理論に基づいて睡眠促進行動をチェックリスト化する方法が有効である．人は自分のもつ能力よりも高く，明確で，達成可能と認知した目標を設定することによって動機づけが促され，自分が目標設定プロセスに深く関与することで達成度も高くなることが指摘されている[26]．筆者らは睡眠促進行動をチェックリスト化し，各人の睡眠促進行動の実践状況を把握する方法を用い，各生徒の睡眠促進行動の実践状況の把握および実践可能な目標設定が容易になるよう工夫している．この方法はすでに小学生や養護教諭に実践され効果が確認されている[16, 18]．

生活リズムチェック
次のことで，すでにできていることには○，頑張れば出来そうなことには△，できそうもないものには×

1.【　】毎朝，ほぼ決まった時間に起きる
2.【　】朝，起きたら太陽の光をしっかり浴びる
3.【　】朝食をきそく正しく毎日とる
4.【　】帰宅後は，夕方以降の居眠り(仮眠)をしない
5.【　】夕食後以降，お茶，コーヒー等カフェインはさける
6.【　】夕食後に夜食をとらない
7.【　】ぬるめのお風呂にゆっくりつかる
8.【　】午前0時までに寝床(ふとん)に入る
9.【　】寝る前は，脳と体がリラックスできるよう心がける
10.【　】休日も起床時刻が平日と2時間以上ずれないようにする

＊頑張れば出来そうなこと△の中から，
改善してみようと思う目標の番号を1つ選ぼう！　目標（　　）

図3.11 生活リズムチェック

頑張れそうな項目（△）が指導のポイントとなる．×を○に変えようとすると目標が高すぎて，途中で挫折してしまう可能性があるため，できていないが頑張れそうな項目（△）を目標とする．睡眠の知識を獲得後，目標とした習慣行動の改善を糸口として，①目標としたもの以外の他の生活リズムの確保に重要な習慣も改善すること，②習慣行動が全体的に悪循環から好循環に変化すること，が期待できる．

睡眠促進行動をリスト化した生活リズムチェ

表 3.1 ○×クイズ（中学生・高校生版）とその解説[24]

(1) 睡眠と肥満は関係がある（○）
　睡眠が不足すると味覚や甘味に鈍感になり，つい甘いものを摂りがちです．また，睡眠不足は，脳にある満腹中枢に"お腹いっぱい"と信号を送るホルモン（レプチン）を減らし，反対に空腹中枢に"お腹すいた"と信号を送るホルモン（グレリン）を増やします．これにより，「お腹すいた」と感じるため，つい食べてしまいがちになります（カロリー摂取量増加）．また，朝食を抜くと，昼，夜に食べたものが，身体を守るために脂肪としてたまりがちになります．つまり，朝食抜きのダイエットは逆効果です．しっかり寝ないと太ったり，肌が荒れたりします．

(2) 人間の身体のリズムは 24 時間ではない（○）
　24 時間ちょうどより少し長くて，約 25 時間です．約 1 時間のずれを，私たちは自然に光，食事，運動，人との関わりなどで 24 時間に身体の時計を調整しています．午前中しっかり光をあびたり，きちんと食事したり，運動して，寝る時間，起きる時間を毎日同じに心がけることが大切です．

(3) まぶしいので，朝起きてすぐにカーテンを開けないほうが良い（×）
　太陽の光を浴びることで，脳にある時計，身体のリズムが調節されます．特に午前中はなるべく太陽の光を浴びたり，朝起きたらカーテンを開けましょう．また，朝ご飯を食べることで，腹時計がセットされます．朝起きたら，太陽の光の入る明るいところ（窓際 1 m 以内）で，しっかり噛んで朝食を摂りましょう．つまり，朝はしっかりと太陽の光を浴び，朝食をきちんと摂って，生体リズムを整える必要があります．また，しっかり噛んで食べることで，心の状態もアップさせましょう．感情に関わるセロトニンは，リズム運動（よく歩き，よく噛み，深呼吸）をすることで分泌を増やすことができます．

(4) 帰宅後，夕方，眠たくなったら寝たほうが良い（×）
　夕方の居眠りは，眠れる時間を遅くし，睡眠不足につながります．また，眠るためのエネルギーを無駄使いするため，睡眠の質も悪くなり，朝の寝起きも悪くします．夕方以降は居眠りをしないように心がけましょう．夕方から就床前は，夜間眠りたい時間と同じ時間ほどしっかり覚醒し続けておくことが大切です．たとえば，夜 23 時から 7 時間しっかり眠りたい人は，23 時より 7 時間の前の 16 時以降は仮眠をとらず，しっかり起き続けておく必要があります．特に中高生の夕方以降にとられる長い仮眠は，遅寝を促進するばかりでなく，眠りを浅くします．塾の前の仮眠は慎みましょう．どうしても眠い時は，昼休みや授業の合間を利用して夕方までの早い時間に短い仮眠をとりましょう．また，夜遅い食事は太る原因になるほか，リズムを夜型化します．塾などで夕食が遅くなる場合は，少し，先に食べておき，終わった後の食事を軽くするなどの工夫が大切です．

(5) 眠りが足りなかったときは，休日に午後まで眠るのが良い（×）
　普段の寝不足を解消するために，朝遅くまで寝ているのは身体のリズムを狂わせる原因となります．夜の寝つきも遅くなり，月曜日は，寝不足で体調もよくありません．休日もいったん平日と同じような時間に起き，（難しい場合は，平日との差 2 時間以内にとどめましょう），太陽の光の入る明るいところ（窓際 1 m 以内）で，しっかり噛んで朝食を摂りましょう．昼間眠い時は短い昼寝をすると良いでしょう．リズムを狂わさずに，睡眠の不足を補うことがポイントです．

(6) 寝ているときは体温が上がっている（×）
　人は身体の中の体温が下がるとともに眠ります．体温の下降をスムーズにするために，眠る前からリラックスをこころがけましょう．リラックスしていると手足が暖かくなって（頭寒足熱），手足から身体の中の熱を外に出しやすくなるので，身体の奥の体温が下がりやすくなります．寝つきやすく，睡眠もよくなります．疲れたら寝れると勘違いして，寝る直前に体温を上げる激しい運動をするのはよくありません．寝苦しい夏は，風通しを良くすることや頭を冷やす工夫も効果的です．

(7) ベッドで携帯電話をいじる習慣があるとよく眠れる（×）
　眠る前に携帯電話をいじると，脳が興奮して寝付きにくくなったり，突然の着信音で目覚めたりします．携帯の音で邪魔されないように，電源を切るか，マナーモードにしましょう．寝ついて 3 時間くらいの睡眠が邪魔されると脳や身体の健康やお肌に大事な成長ホルモンが出にくくなります．また，眠る前にホラー小説を読んだり怖いテレビ番組を見たりすると，脳が興奮して，寝つきにくくなります．

(8) 寝る前にぬるめのお風呂に入るとよく眠れる（○）
　眠る前に 38 度〜 41 度のぬるめのお風呂に入ると，入浴後，体温がスムーズに低下し，寝つきやすくなります．脳や身体をリラックスさせる効果もあります．

(9) 眠れないときはベッドで無理に眠ろうとしないほうが良い（○）
　眠れないときにいつまでも横になっていると，眠れないことがストレスとなり，脳や交感神経が興奮してさらに眠れなくなります．眠たくなってから寝床へ入りましょう．

(10) 寝る前は，コンビニなど明るいところへ行かないほうが良い（○）
　眠る前に明るいところへ行ったり，寝る直前まで強い光を浴びていると，脳が興奮し眠りにくくなります．また，明るすぎると，脳がまだ夜ではないと勘違いし，メラトニンも出にくくなります．パソコン，スマートフォンやゲーム機など画面には，ブルーライトという青くて強い光が含まれているものもあります．寝る前に強い光を浴びると，睡眠を促すメラトニンというホルモンが出にくくなり，体内時計のリズムが後ろにずれてなかなか眠りにくくなります．寝る 1 時間前には部屋の明かりを半分に落としたり，間接照明に切り替えるなど工夫をして，よい眠りを得るための準備をしましょう．

ックリスト（図3.11）や睡眠日誌の活用は，自分の生活リズムや睡眠状態の変化を把握するためにも効果的である．そこで，チェックリストの活用方法について解説する．

まず，図3.11のチェックリストの項目で，できている項目には○，できていないが頑張れそうな項目には△，頑張ってもできそうにない項目には×で回答してもらう．頑張れそうな項目（△）が指導のポイントとなる．×を○に変えようとすると目標が高すぎて，途中で挫折してしまう可能性があるため，できていないが頑張れそうな項目（△）を目標とする．選択させる目標行動数は，中学生は1つ，高校生以上は3つが望ましい．自分が改善目標として選択した，できていないが頑張れそうな項目（△）を1つでも改善させることで，睡眠悪化の悪循環から抜け出すための糸口になる．そして，生徒の些細な行動変容も成功体験として賞賛し，達成感をもたせるなど，継続させることが大切である．

3.3.6　睡眠日誌を読み取るポイント

睡眠日誌（図3.12）を読み取るときは，以下の点に留意するのが大切ある．
①就寝時刻が遅すぎないか？
②睡眠時間は短かすぎないか？
③就床時刻，起床時刻が不規則でないか？
④休日（土日）の睡眠時間が平日のより2時間以上長くないか．
⑤日中の居眠りや帰宅後の仮眠がないか？

上記のポイントを頭に置きながら，日誌を見ながら自分の生活を振り返らせることは大切である．選んだ目標を少しでも達成できている場合は，まずは賞賛する．また，何か悩みがある？　と直接尋ねてもすぐに答えられる生徒は少ないが，日誌を一緒に見ながら，「この日，こんな時間に寝ているけど，どうしたの？」など，日誌で気になることを尋ねるほうが，生徒は答えやすく，日誌記入をした期間の様々な事柄や日常に抱えている悩みや不安を比較的構えずに話しやすくなる．また，睡眠日誌から，休日の遅起き，平日の過剰な居眠りや眠気，平日の睡眠時間の短さや平日と休日の睡眠時間に2時間以上差がある場合は，再度チェックリストで，就床前の過ごし方や規則性の項目に着目して，アドバイスする．一方，生活習慣や環境の改善だけでは，対応不可能と判断した場合（医師の診察，治療が必要な場合）は，近隣の適切な医療機関（日本睡眠学会HPに「認定医療機関一覧」がある）を紹介することも大切である．

3.3.7　高校生への睡眠マネジメントの実践

2週間の睡眠日誌と目標行動の記入を指導した高校では，睡眠の満足度や寝つきが有意に改善し，寝起きの気分や日中の眠気，授業中の居眠りが改善することが確認されている[20, 23]．2週間の指導後で，「朝起きたら太陽の光をしっかり浴びる」「夜9時以降明るいところに外出しない」や「就床時間が不規則にならないようにする」などの習慣も多くの生徒に改善がみられた．さらに，興味深いことに，半年後の調査でも，熟眠の満足度や寝つき，起床時の気分に維持効果が認められていた[20]．習慣が獲得され・良好な状態で維持されているものと考えられる．また，様々な生徒に対応しながら行う継続的な指導場面では，どのような睡眠促進行動の項目が選ばれやすく，維持

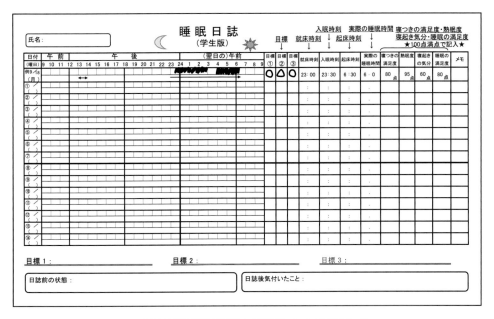

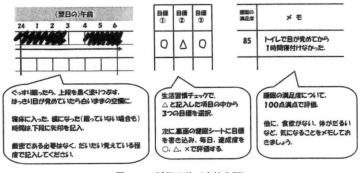

図 3.12 睡眠日誌（高校生版）

しやすいかを把握しておくことも重要である．「朝起きたら太陽の光をしっかり浴びる」や「帰宅後は仮眠をしない」「夕食後以降，お茶やコーヒー等カフェインの摂取を避ける」「夜9時以降明るいところに外出しない」「休日も起床時刻が平日と2時間以上ずれないようにする」などは選択率や維持率（2週間の期間中）がともに高く，高校生に推奨しやすい項目であると指摘されている[20, 23]．

上述のように，睡眠指導を有効に機能させるためには，睡眠に関する正しい知識教育にあわせて，実際に，睡眠に有効な生活習慣を獲得させ・維持させていくことが極めて重要で留意しておく必要がある．さらに，理想をいえば，不規則性や入眠困難，起床困難など，愁訴に対応した目標（表3.2）の推奨ができることが望ましいが，そのためには，指導者自身が，睡眠に関する知識を深めておくことが重要となる．一方，一度の講義による知識教育でも，就床時刻が有意に早まり，夜型防止につながることも確認されている．このことは，適正な睡眠の知識教育だけでも，習慣改善に一定の

表 3.2 不規則化，入眠困難，起床困難と習慣行動（高校生）

	不規則性	入眠困難	起床困難
毎日ほぼ決まった時間に起きる	0.159***		0.138***
朝起きたら太陽の光をしっかりと浴びる			0.029 +
朝食を規則正しく毎日とる	0.076***	0.073***	0.042*
日中はできるだけ人と接触して活動的に過ごす	0.041**	0.036*	
趣味や部活動などを楽しみ活動的に過ごす		0.036*	
帰宅後は仮眠をしない	0.049***		0.037*
夕食後以降のお茶やコーヒー等カフェインの摂取を避ける			
就寝の2時間前までに食事を終わらせる			
夜9時以降，コンビニなど明るいところへ外出しない			0.044**
夕食後に夜食をとらない			
寝床に入る1時間前には部屋の明かりを少し落とす		−0.086***	
ぬるめのお風呂にゆっくりつかる			−0.069***
ベッドでテレビを見たり，読書をしない		0.053**	0.045**
寝室を静かで適温にする		0.029 +	
寝る前は，脳と身体がリラックスできるように心がける			
就寝時刻が不規則にならないようにする	0.165***		0.051**
午前0時までには就寝する	0.089***	0.044**	
寝床の中で悩み事をしない		0.151***	
眠くなってから寝床に入る		0.115***	
睡眠時間が不規則にならないようにする	0.293***		
睡眠時間を少し短くして睡眠の質を高める	−0.053***		
$R(R^2)$	.575(.331)	.282(.077)	.223(.048)

睡眠促進行動を独立変数，睡眠愁訴を従属変数とした重回帰分析(ステップワイズ法)結果(高校生4665人)．

程度効果があることを意味する．

3.3.8 学校での睡眠マネジメント実施形態と効果評価

実施形態やその効果評価の方法については，それぞれの学校の事情に合わせて行われているが，大きく以下の3つのパターンに分けられる．

1) 1回の講演による知識教育・意識啓発．この場合は，〇×クイズを交えながら講義（講演）．対象は生徒のみの場合や生徒と保護者・教員の場合がある．小学生への1回の睡眠講演でも就床・起床時刻の規則性が改善することが報告されている[19]．

2) 知識教育および生活リズム健康法．この場合は，〇×クイズを交えて講義し，生活リズムチェックを用いて目標設定を行う．教育群で待機群に比べ睡眠知識や睡眠促進行動が増加すること，就床時刻や入眠潜時，日中の眠気も改善することが確認されている[21]．

3) 上記に加え，2週間，睡眠日誌記録し，セルフモニタリングを行う．効果評価としては，①講義前後で〇×クイズの正答率と生徒の感想，②講義前と講義2週間後で，知識教育（〇×クイズ）と習慣，状態の変化の確認などがあげられる．一方，上記の生活リズムチェックや睡眠日誌は個別指導や睡眠相談にも応用可能である．

上記の3つの睡眠教育パターンを学年や学校の事情に合わせて活用することも大切である．小学校低学年では睡眠に関する知識教育を丁寧に行い，目標行動の実践を促す上記2)の方法が睡眠や日中の眠気などの改善に有効であること，一方，小学校高学年，中学生，高校生では，睡眠に関する知識教育に，目標行動の実践とセルフモニ

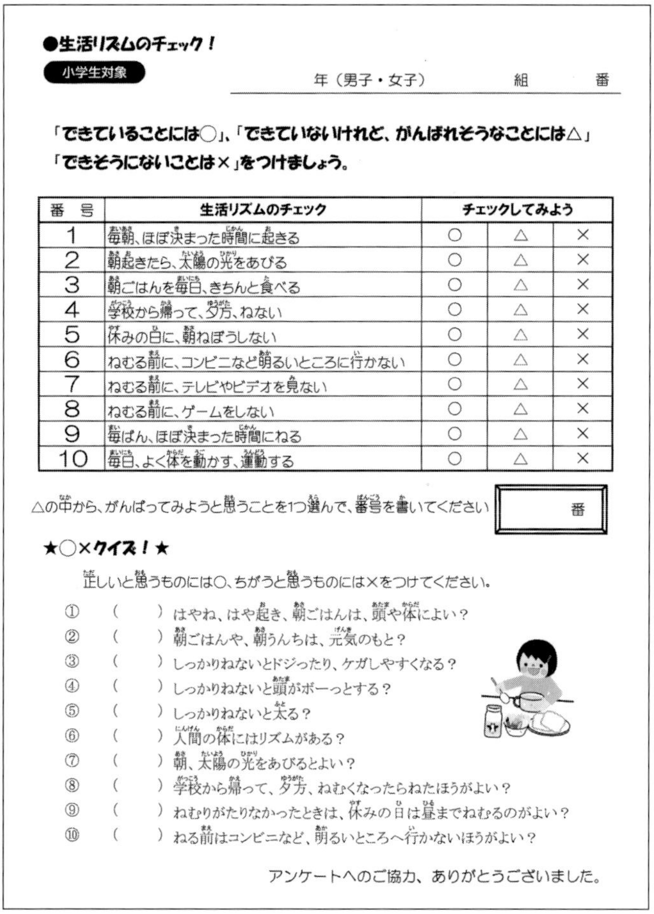

図 3.13 小学生用○×チェックリストとクイズ

タリングをあわせて指導を行う上記 3) の方法が夜型化の防止やイライラ感の軽減に有効である.また,「毎朝,ほぼ決まった時間に起きる」「眠る前に,テレビやビデオを見ない」「学校から帰って,夕方寝ない」という習慣行動を実践できていると,就床時刻が改善,睡眠時間が増加すること,さらに,就床時刻の改善や睡眠時間の増加はイライラ感の軽減に有効であることが,小学校高学年のデータから指摘されている[18].小学生用の生活リズムチェックと○×クイズを図 3.13 に示しているので,今後,学校現場で広く活用されることを期待したい.

3.3.9 遅刻・欠席日数の増加,不登校への対応と実践例

極端な夜型化,昼夜逆転がみられる場合には時間療法的対処も有効である[27].図 3.14 は,昼夜逆転によって遅刻と欠席が頻回にみられた高校 2 年生の女子生徒に対して,生活リズムチェックリストと睡眠日誌を用いて月 2 回,各 60 分間の生活指導を行うとともに,時間療法を組み合わせることによって著効を示した例である.時間療法とは,就床時刻を少しずつずらしていき,好ましい時刻になったところで固定する方法である.この生徒の場合は,お盆休みを利用して睡眠時間帯を 1.5 時間ずつ後退さ

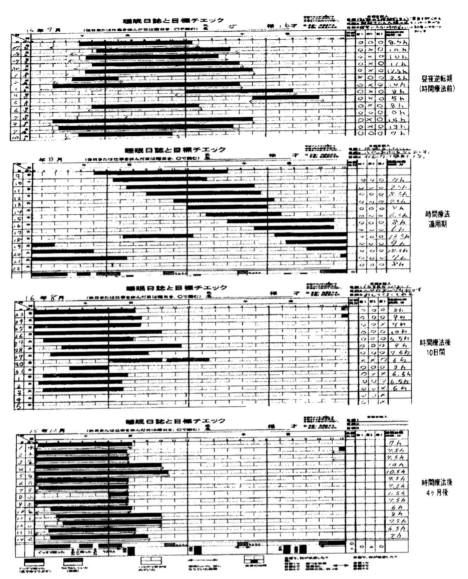

図 3.14 時間療法を組み合わせた睡眠生活指導の改善例
昼夜逆転（図上段）がみられていた生徒に盆休みを利用し，図中段のように，睡眠時間帯を 1.5 時間ずつ後退させ，深夜 12 時に眠れるようになったところで，睡眠時間を固定した（図下段）．睡眠時間帯を前進させず，後退させたのは，以下の生体リズムの観点からである．もともと 24 時間より長い周期であるので，睡眠時間帯を 1 時間前に動かすより，後ろに動かすほうが理にかなっている．毎日，1.5 時間ずつ早起きしていくより，毎日，1.5 時間ずつ遅寝していくことのほうがたやすい．

せ，深夜 12 時に眠れるようになったところで，固定した．睡眠時間帯を前進させるのではなく，後退させるのは，生体リズムの性質による．先述のように我々の本来の生体リズムは，24 時間より長い周期である．そこで，睡眠時間帯を 1 時間前に動かすより，後ろに動かすほうが理にかなっている．毎日 1.5 時間ずつ早起きしていくより，毎日 1.5 時間ずつ遅寝していくことのほうがたやすいことは，大抵の人が納得するであろう．時間療法に合わせて同調因子を強化するような習慣行動を目標とすることで，睡眠時間帯の固定をより確実にすることができる．このケースの場合，半年後（3 月）

も深夜1時に就床，午前7時30分に起床のスケジュールが維持され，2年生から3年生に無事，進級できた．生徒の不登校問題も生体リズム障害（概日リズム睡眠・覚醒障害）と関係していることが指摘されている．睡眠—覚醒のリズムが乱れているときほど，行動問題（家庭内暴力等）が増加することが報告されている[6]．不登校の問題に対しても，睡眠改善の視点が重要になる．不登校の心理的理由が解消した後も不登校状態から抜け出せない子どもも多くみられ，不登校の重度化，長期化を防ぐためにも心理的治療に加え，生体リズム治療の視点が必要になる．不登校の長期化，重度化への対処としては，社会的同調因子への接触を増加させるという意味から，教室以外にも，保健室，適応指導教室，サポート校，塾への登校を施すことは有効である．しかし，個人的な問題も伴うため，1人1人へのきめ細かな心理的，医学的な治療と合わせて，リズム障害の対応や理解も必要である．

3.3.10 今後の課題と期待

2014年にアメリカ小児科学会は，午前8時30分より早い始業時間は生徒の睡眠不足を助長しているとしてschool start timesの見直しを指摘している．8.5時間〜9.5時間の睡眠が生徒にとっては最適であり，生徒の健康維持，交通事故防止のためにも，中学校や高校の始業時間を遅くすることを提唱している．シアトル州では8割以上の中学・高校が8：45にschool start timesを遅く変更している（2017年度）．一方，我が国でも2015年より文科省の「中高生を中心とした生活習慣マネジメント・サポート事業」が開始されている．

今後，睡眠教育の充実には，睡眠の重要性と改善のための正しい知識をわかりやすくに伝えるとともに，現状ニーズを把握し，科学的根拠に基づく経済効果，子どもの健康，事故防止等の観点も合わせて，国や自治体レベルでサポートして行く姿勢が重要になると示唆される．

〔田中秀樹・田村典久・古谷真樹〕

■文 献

1) Gregory AM and Sadeh A：Sleep, emotional and behavioral difficulties in children and adolescents. *Sleep Med Rev*, **16**: 129-136, 2012.
2) Shochat T et al.：Functional consequences of inadequate sleep in adolescents: A systematic review. *Sleep Med Rev*, **18**: 75-87, 2014.
3) Wolfson AR et al.：Sleep schedules and daytime functioning in adolescents. *Child Dev*, **69**: 875-887, 1998.
4) Wanger U et al.：Sleep inspires insight. *Nature*, **427**: 352-355, 2004.
5) Tanaka H：Sleep, lifestyle and academic performance and sleep education by using cognitive behavioral method. *ICME International Conference on Complex Medical Engineering*, 418-422, 2013. doi: 10.1109/ICCME.2013.6548200.
6) 福田一彦：教育と睡眠問題．睡眠学—眠りの科学・医歯薬学・社会学—（高橋清久編），じほう，pp.89-96, 2003.
7) 三島和夫ほか：単極性うつ病と睡眠．睡眠医療，**2**: 13-20, 2007.
8) Dewald JF et al.：The influence of sleep quality, sleep duration and sleepiness on school performance in children and adolescents: a meta-analytic review. *Sleep Med Rev*, **14**: 179-189, 2009.
9) Tzischinsky O and Shochat T：Eveningness, sleep patterns, daytime functioning, and quality of life in Israeli adolescents. *Chronobiol Int*, **28**: 338-343, 2011.
10) Gradisar M：Recent worldwide sleep patterns and problems during adolescent: a review and meta-analysis of age, region, and sleep. *Sleep Med*, **12**: 110-118, 2011.
11) Ohida T et al.：An epidemiologic study of self-reported sleep problems among Japanese adolescents. *Sleep*, **27**: 978-985, 2004.

12) Fukuda K and Ishihara K：Routine evening naps and nighttime sleep in junior high and school students. *Psychiatry Clin Neurosci*, **56**: 231-232, 2002.
13) Taylor A et al.：Sleeping-in on the weekend delays circadian phase and increases sleepiness the following week. *Sleep Biol Rhythms*, **6**: 172-179, 2008.
14) Yang CM and Spielman AJ：The effect of a delayed weekend sleep pattern on sleep and morning functioning. *Psychol Health*, **16**: 715-725, 2001.
15) 田中秀樹ほか：中学生・高校生を対象とした睡眠保健活動．睡眠医療，**9**: 365-373, 2015.
16) 田村典久・田中秀樹：小・中学校の養護教員に対する睡眠指導の効果―自己調整法と睡眠教育の比較検討―．行動療法研究，**40**: 83-93, 2014.
17) 田村典久・田中秀樹：睡眠教育パッケージを用いた睡眠授業が小学生の生活夜型化，睡眠不足，イライラ感の改善に与える効果．小児保健研究，**73**: 28-37, 2014.
18) Tamura N and Tnaka H：Effects of sleep education with self-help treatment for elementary schoolchild with nocturnal lifestyle and irritability. *Sleep Biol Rhythms*, **12**: 169-179, 2014.
19) 古谷真樹ほか：小学校における単発睡眠教育―聴講形態による比較―．学校保健研究，**57**: 18-28, 2015.
20) 田中秀樹ほか：思春期の睡眠問題と睡眠教育．臨床精神医学，**39**: 623-637, 2010.
21) 田村典久ほか：中学生に対する睡眠教育プログラムが睡眠習慣，日中の眠気の改善に与える効果―睡眠教育群と待機群の比較―．行動療法研究，**42**: 39-50, 2016.
22) Tamura N and Tanaka H：Effects of sleep education program with self-help treatment on sleep ing patterns and daytime sleepiness in Japanese adolescents：A cluster randomized trial. *Chronobiol Int*, **33**: 1073-1085, 2016.
23) Tanaka H and Tamura N：Sleep education with self-help treatment and sleep health promotion for mental and physical wellness in Japan. *Sleep Biol Rhythms*, **14**: 89-99, 2016.
24) 田中秀樹・田村典久：思春期の眠りの改善．応用講座 睡眠改善学（日本睡眠改善協議会編），ゆまに書房，pp.119-136, 2013.
25) Moseley L and Gradisar M：Evaluation of a school-based intervention for adolescent sleep problems. *Sleep*, **32**: 334-341, 2009.
26) Locke EA and Latham GP：New directions in goal-setting theory. *Curr Direct Psychol Sci*, **15**: 265-268, 2006.
27) 田中秀樹：思春期の睡眠と心身健康―睡眠健康教育の必要性．睡眠障害診断のコツと落とし穴（上島国利編），中山書店，pp.98-101, 2006.

3.4　子どもの睡眠・眠気の自覚的評価法

　子どもの心身の成長にとって睡眠は欠かすことができない．発達，学習，情動の問題を防ぐために，子どもの睡眠の状態や眠気，生体リズムをチェックし，問題があればスクリーニングして，これに対応していくことが必要である．睡眠検査においては通常，睡眠ポリグラフ検査（polysomnography：PSG，ポリソムノグラフィを用いて生理指標の測定を行い，夜の睡眠状態や日中の覚醒水準を明らかにするが，子どもの検査に対する抵抗感，時間や費用などコストの問題など，実際には困難な点も多い．本人・保護者による自覚的評価を用いることによって得られるデータも数多くある．睡眠検査で使用される質問紙は，睡眠健康や睡眠習慣の評価，睡眠・覚醒リズムの評価，眠気の評価などに分類することができる．

　またこうした自覚的評価はスクリーニングとしての機能だけでなく，睡眠の状態を本人や保護者がチェックすることで，日々の生活を振り返り，より良い生活習慣を継続する動機づけにつながる点でも有用である．本節では，子どもの睡眠，生体リズム，眠気を測定する自覚的評価尺度の特徴や使用方法について概説する．

3.4.1 睡眠の評価

a. 子どもの睡眠習慣質問票

子どもの睡眠習慣質問票（children's sleep habits questionnaire：CSHQ）[1,2]は，幼児・小児の睡眠状態や睡眠習慣について養育者に尋ねる標準化された質問票である．CSHQ は，睡眠障害児や発達障害児を対象とした臨床研究[3,4]や一般児童を対象とした疫学研究[5]で用いられている．

就学前～学童期の子ども（4～12 歳児）の睡眠状態および睡眠習慣に関して，表 3.3 に示す 52 の質問項目から構成される自記式質問票で，養育者がリカート式の選択肢から回答を 1 つ選んで記入する．CSHQ は，表 3.3 に示した項目のうち次の 33 項目（2～5，8，11～13，15，17～23，25～29，31～34，38，40～43，48，50，51）を用いて，得点化することが可能である．5 項目（2，3，4，17，18）で［ほとんどいつも（1）；ときどき（2）；まれ（3）］，2 項目（50，51）で［眠そうではなかった（0）；とても眠そう（1）；眠ってしまった（2）］，それ以外の 26 項目で［ほとんどいつも（3）；ときどき（2）；まれ（1）］というように得点化され，総得点が高くなるほど睡眠に問題があることを反映している．総得点が 41 点をカットオフ値として，敏感度は 0.80，特異度は 0.72 と報告されている[1]．

b. 児童青年期睡眠チェックリスト

幼児から高校生までの幅広い年齢層に使用可能な睡眠スクリーニングとして，児童青年期睡眠チェックリスト（child and adolescent sleep checklist：CASC）がある[6]．上で紹介した子どもの睡眠習慣質問票をベースとして，文化的背景の違いから回答が困難であった項目を修正し，質問数を絞ってより簡便化したものである．設問項目の概要を表 3.4 に示す．

CASC は，幼児～高校生までの幅広い年齢層に対応し，睡眠の問題をスクリーニングすることができる．年齢に応じて保護者記入版と本人記入版を併用することができ，より正確な情報を得ることが可能である．本人記入版は，学年の違いにより漢字・語彙の習熟度が異なることから，学年レベルに応じて 4 バージョン作成されている．また，調査者が説明に用いるインストラクションがあり，説明内容を統一してより安定した回答が得られる工夫がなされている[7]．

c. 簡易睡眠質問票

簡易睡眠質問票（brief sleep questionnaire）は CASC と同様，CSHQ から項目を抽出して作成された．就床時（CSHQ の項目 6，7，10，12），睡眠中の行動（CSHQ の項目 20，21，22，25，26，27，28，31，32），朝の目覚め（CSHQ の項目 40，42，43，44，45），昼の眠気（CSHQ の項目 47），計 19 項目で構成されている[8]．各質問に対して，ほとんどいつも（5～7 日/週），ときどき（2～4 日/週），まれ（1 日/週かそれ以下）の 3 件法で回答する．CSHQ のカットオフ値を用いて ROC 分析を行った結果，brief sleep questionnaire 24 点の場合に，敏感度は 0.83，特異度は 0.78 であったという．CSHQ に比べて項目数が少なく，簡便に回答できる点で，回答者への負担が小さく利用しやすいと思われる．

表 3.3　子どもの睡眠習慣質問票（children's sleep habits questionnaire：CSHQ）[2]

子供の睡眠習慣（就学前および学童期）

　以下の質問は，あなたのお子様の睡眠習慣と，考え得る睡眠の問題について，お尋ねするものです．

　あなたのお子様のここ1週間の生活について思い出していただき，以下の各質問にお答えください．

　もし，その1週間が何か特別な理由で（例：テレビが壊れた，あるいは，お子様が耳の感染症にかかりよく眠れなかったなど），普段と違っていた場合には，その1週間ではなく，普段の生活を送った最近の1週間についてお答えください．選択肢にある"ほとんどいつも"とは「1週間に5回以上」，"ときどき"とは「1週間に2〜4回」，"まれ"とは「なしまたは1週間に1回」のことを意味します．

　さらに，あなたがそのお子様の睡眠習慣を問題と考えているかどうかについてもお答えください．"問題である"なら「はい」，"問題でない"なら「いいえ」，"どちらにも当てはまらない"なら「あてはまらない」のうち，いずれか1つを選んでください．

就寝時（床につくとき）
1. お子様の就床時刻を記載してください
2. 子供は毎晩同じ時刻に床に入る
3. 子供は就床後20分以内に寝つく
4. 子供は自分の床で1人で寝つく
5. 子供は親または兄弟姉妹と一緒の床で寝つく
6. 子供は体や頭を揺すったりリズミカルに動きながら寝つく
7. 子供が寝つくのに特別なものが必要である
　（例：人形，特別な毛布など）
8. 子供が寝つくのに親が一緒の部屋にいる必要がある
9. 子供は就床時刻になれば床に入る
10. 子供は就床時刻になっても床に入るのを嫌がる
11. 子供は就床時刻になると，何とかして床に入らないですむようあがく（例：泣く，床から出ようとするなど）
12. 子供は暗い部屋で眠るのを怖がる
13. 子供は1人で眠るのを怖がる

睡眠中の行動
14. お子様の普段の1日の睡眠時間
　　　時間　　　分
　（夜間の睡眠時間と昼寝の時間の合計）
15. 子供の睡眠時間は少なすぎる
16. 子供の睡眠時間は多すぎる
17. 子供の睡眠時間はちょうどよい
18. 子供は毎日ほぼ同じくらいの睡眠時間をとる
19. 子供が夜中におねしょをする
20. 子供が寝言を言う
21. 子供が寝ている間，落ち着きがなく，よく動く
22. 子供が夜中に眠ったまま歩く
23. 子供が夜中に誰か他の人の床に入ってくる
　（例：親，兄弟，姉妹など）
24. 子供が眠っている間，からだの痛みを訴える
　その場合，からだのどこの部分の痛みですか？
25. 子供が眠っている間に歯ぎしりをする
　（あるいは歯科医にそう言われた場合も含む）
26. 子供は大きないびきをかく
27. 眠っている間に子供の息が止まっているように見える
28. 眠っている間に子供の息が詰まりかけたり息が荒くなる
29. 子供は自分の家を離れるとうまく眠れない
　（例：親戚の家を訪ねる，休暇など）
30. 子供自身が眠りに問題があることを訴える
31. 子供が夜中に，叫び声を上げたり，汗をかいたり，慰めようもないほど泣きじゃくって目を覚ます
32. 子供が怖い夢を見て目を覚ます

夜間の覚醒
33. 子供は夜中に1度目を覚ます
34. 子供は夜中に2度以上目を覚ます
35. 子供は夜中に目を覚ましても人の手を借りず寝つくことができる
36. お子様が夜中に目を覚ましている時間が何分間ぐらい続きますか

朝の目覚め
37. お子様が朝，目覚めるのは通常何時ですか
38. 子供は自分で起きる
39. 子供は目覚まし時計で起きる
40. 子供は目が覚めたとき機嫌がわるい
41. 大人か兄弟姉妹が子供を起こす
42. 子供は朝，床からなかなか起き出せない
43. 子供は朝はっきり目が覚めるまでに時間がかかる
44. 子供は朝とても早く目が覚める
45. 子供は朝，食欲がある

昼間の眠気
46. 子供は昼寝をする
47. 子供が活動している最中に突然眠ってしまう
48. 子供が疲れているようにみえる
　ここ1週間，あなたのお子様が以下のようなことをしているときに，とても眠たそうだった，または，眠ってしまったことがありますか（それぞれの状況についてお答えください）
49. 1人で遊んでいるとき
50. テレビを見ているとき
51. 自動車に乗っているとき
52. 食事をしているとき

3. ほとんどいつも（5〜7回/週）
2. ときどき（2〜4回/週）
1. まれ（0〜1回/週）

問題がある
　はい
　いいえ
　あてはまらない

1. 眠そうではなかった
2. とても眠そう
3. 眠ってしまった

表3.4 児童青年期睡眠チェックリスト (child and adolescent sleep checklist : CASC)[6] の設問項目概要とサブスケール

A. 睡眠に関連する生活習慣
　1. 就床時刻
　2. 入眠潜時
　3. 夜間覚醒
　4. 起床手段
　5. 起床遅延
　6. 起床時刻
　7. 昼寝習慣
　8. 学外活動
　9. 同室就床者
　10. 睡眠時間
　11. 睡眠充足度
　12. 耳鼻科病歴
B. 就床前・入眠時の状況
　13. カフェイン摂取
　14. ゲーム習慣
　15. 就床遅延
　16. 就床不安
　17. 独り寝への不安
　18. 下肢不快感
C. 睡眠中の状態
　19. いびき
　20. 不安定な呼吸
　21. 無呼吸
　22. 寝相
　23. 寝言
　24. 驚愕覚醒
　25. 悪夢
　26. 睡眠時遊行
　27. 下肢運動
　28. 夜尿
　29. 歯ぎしり
　30. 寝汗
　31. 睡眠時間の変動

D. 起床時・日中の状態
　32. 起床時爽快感
　33. 朝食の摂取
　34. 眠気
　35. 学校等での居眠り
　36. 居眠り

A群の設問は数字記入・選択肢回答方式，B・C・D群の設問は症状頻度の選択肢回答方式．

〈サブスケール〉
・就床前習慣
・就床抵抗
・就床不安
・入眠遅延
・夜間覚醒
・起床遅延
・起床時気分
・睡眠時間
・睡眠充足
・睡眠・覚醒リズム
・睡眠呼吸障害
・パラソムニア
・下肢不快感・運動
・眠気・居眠り

サブスケールスコアは，各設問項目の回答スコアの組み合わせより算出する．

d. 日本版幼児睡眠質問票

日本版幼児睡眠質問票（Japanese sleep questionnaire for preschoolers : JSQP）は2部構成になっており，睡眠に関連する生活習慣の確認と睡眠関連疾患のスクリーニングで構成されている[9,10]．睡眠関連疾患については，質問39項目を6件法で記載する形式である．この質問票が作成された背景としては，日本の文化や環境に即した形で，子どもの睡眠の問題をスクリーニングする調査票が必要とされたためである．例えば，CSHQでは，対象年齢が4〜10歳であるが，日本では小学校就学前後で子どもの生活習慣が変化することが多く，1つの質問票で対応することが難しい．また，乳幼児から個別の寝室で入眠させるという欧米文化を背景として開発されているため，両親と同室で寝ることや，添い寝，眠る際にあやすことが睡眠の問題と捉えられてしまう．こうした点に配慮し，幼児版ならびに小学生版が開発され，医療機関や保健センター等で簡便に使用できるよう，ホームページで公開されている[11]．

睡眠関連疾患のスクリーニングでは，質問39項目が10因子に分類され，むずむず脚症候群（restless legs syndrome : RLS）の感覚，RLSの動き，閉塞性睡眠時無呼吸（obstructive sleep apnea : OSA），パラソムニア，不眠・リズム障害，朝の症状，日中の過度の眠気，日中の行動，睡眠習慣，睡眠不足それぞれの点数が算出される．各因子での要注意項目，総合得点，睡眠習慣から得られたチェック項目を総合して，要検査，要指導，問題なしを判定する．

3.4.2 生体リズムの評価

a. ミュンヘンクロノタイプ質問紙

ミュンヘンクロノタイプ質問紙（Munich chronotype questionnaire : MCTQ）は，朝型—夜型指向を測定する質問票である[12,13]．ヒトは通常，昼に活動的で夜に休息を取るが，1人1人，そのタイミングが異なる．特に，自由なスケジュールでとることができる休日の睡眠のタイミング（midpoint of sleep on free days : MSF）は，個人の体内時計の時刻をよく反映する．MCTQでは，この休日の睡眠のタイミングを，個人のクロノタイプの指標としている．ただし，睡眠不足が蔓延している現代では，多くの人が「時間があったら長寝をして寝不足を解消したい」と考え，週末などに実行しているため，クロノタイプに偏りが生じる可能性が高い．そこでMCTQでは，睡

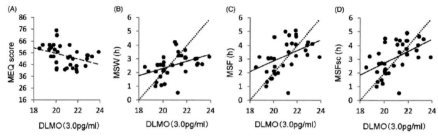

図 3.15　DLMO と各指標との関連[13]

DLMO：dim light melatonin onset
MEQ：morningness-eveningness questionnaire
MSW：midpoint of sleep on workday
MSF：midpoint of sleep on free days
MSFsc：midpoint of sleep on free days corrected for sleep debt accumulated through workdays

眠負債を調整し（midpoint of sleep on free days corrected for sleep debt accumulated through workdays：MSFsc），自然な睡眠のタイミングを知るための工夫が図られている．

日本語版の調査票は国立精神・神経医療研究センター精神保健研究所睡眠・覚醒障害研究部サイトよりダウンロードができる[14]．日本人一般成人 450 名を対象とした研究から，日本語版 MCTQ のクロノタイプ指標である睡眠調整 MSFsc は，原版と同様にクロノタイプの標準的な尺度である朝型夜型質問紙（the morningness-eveningness questionnaire：MEQ）[15, 16] と有意な相関が確認されている（$r=-0.612$）[13]．この相関係数は睡眠負債を調整する前の休日の睡眠中央時刻 MSF（$r=-0.652$）よりも小さいことから，MEQ の回答にはふだんの睡眠負債が影響しているという原著者の主張を支持する結果となっている．さらに，睡眠調整 MSFsc は，MEQ と比較して，より正確に体内時計の時刻（dim light melatonin onset：DLMO）を推定できることが示されている（$r=0.542$）（図 3.15）．

b．子どもの朝型―夜型質問票日本語版

子どもの朝型―夜型質問票日本語版（children's chronotype questionnaire：CCTQ）は，ミュンヘンクロノタイプ質問紙と morningness/eveningness scale for children（MESC）[17] をもとに，就学前〜学童期の子ども（4〜11 歳児）の朝型―夜型を評価するために開発された標準化された保護者による自記式尺度である（表 3.5）[18, 19]．問 17，18，24，25 は逆転項目となっている．得点範囲は 10〜48 点で，23 点以下を朝型，24〜32 点を中間型，33 点以上を夜型と分類する[20]．夜型と判定された子どもは，朝の起床が困難で，午前中の体調が悪いことが予想される．概日リズム睡眠・覚醒障害群（睡眠・覚醒相後退障害）に移行しやすいことが予想され[21]，CASC の B 項目（ゲーム習慣，就床遅延）をチェックして睡眠衛生指導を行うとよい．

c．睡眠表

睡眠表（睡眠日誌，スリープログ）は，睡眠・覚醒パターンを把握するのに有用である（図 3.16）．ここでは，文部科学省「早寝早起き朝ごはん輝く君の未来〜睡眠リ

表 3.5 子どもの朝型—夜型質問票日本語版（Children's Chronotype Questionnaire：CCTQ）における朝型夜型に関する質問10項目（CCTQ-MEの問17～26）[18, 19]

以下の各質問について，あなたのお子さんのことを最もよく表すものを選んで，答えてください．ここ数週間のお子さんの行動にもとづいて判断してください．なお，答えには「正しい」答えも「間違った」答えもありません．

Q17 お子さんを起こさなければならない場合，朝起こすのはどの程度難しいですか？
  1. 非常に困難　　2. かなり困難　　3. どちらかといえば困難
  4. わずかに困難　5. まったく困難ではない／子どもを起こさなければならなかったことがない

Q18 朝起こされてから最初の30分間に，お子さんはどの程度しっかり目が覚めていますか？
  1. まったく目が覚めていない　　　　2. わずかに目が覚めている
  3. どちらかといえば目が覚めている　4. かなり目が覚めている
  5. 非常にしっかり目が覚めている

Q19 お子さん自身で決めることができて，その日の予定を全く自由に計画できるとしたら（例：休暇）あなたのお子さんの「最も調子が良い」リズムを考慮すると，お子さんは何時に起床すると思われますか？
  1. 午前6時30分以前　　　　　　2. 午前6時30分～7時14分
  3. 午前7時15分～9時29分　　　4. 午前9時30分～10時14分
  5. 午前10時15分以降

Q20 お子さん自身で決めることができて，翌日の予定を全く自由に計画できるとしたら（例：週末），あなたのお子さんの「最も調子が良い」リズムを考慮すると，お子さんは何時に就床すると思われますか？
  1. 午後6時59分以前　　　　　　2. 午後7時00分～7時59分
  3. 午後8時00分～9時59分　　　4. 午後10時00分～10時59分
  5. 午後11時00分以降

Q21 あなたのお子さんが，精神的に消耗する2時間の試験で，最高の結果を出さなければならないと仮定します．お子さんの「最も調子が良い」リズムを考慮して，あなたがお子さんの1日を全く自由に計画できるとしたら，以下の3つのうちどの時間帯を試験時間に選びますか？
  1. 午前7時00分～11時00分　　2. 午前11時00分～午後3時00分
  3. 午後3時00分～8時00分

Q22 あなたがお子さんに何か運動の習い事（例：水泳）をさせようと決めたと仮定します．入会できるクラスは，週2回，朝7時～8時しかありません．お子さんはどのくらいできるとあなたは思いますか？
  1. 非常に調子よくできると思う　　2. 調子よくできると思う
  3. まあまあできると思う　　　　　4. 難しいと思う
  5. 非常に難しいと思う

Q23 何時頃になれば，お子さんは疲れて眠そうになりますか？
  1. 午後6時30分より前　　　　　2. 午後6時30分～7時14分
  3. 午後7時15分～9時29分　　　4. 午後9時30分～10時14分
  5. 午後10時15分以降

Q24 もし，あなたのお子さんが毎朝午前6時に起きなければならないとしたら，それはお子さんにとってどのくらい難しいと思いますか？
  1. 非常に難しい　　　　　　2. かなり難しい
  3. どちらかといえば難しい　4. やや難しいが，大きな問題ではない
  5. まったく難しくない

Q25 もし，あなたのお子さんが常に午後＿＿時に就床しなければならないとしたら，それはお子さんにとってどのくらい難しいと思いますか？（2歳の子ども：午後6時00分．2～4歳の子ども：午後6時30分．4～8歳の子ども：午後7時00分．8～11歳の子ども：午後7時30分）
  1. 非常に難しい　　　　　　2. かなり難しい　　　　3. どちらかといえば難しい
  4. やや難しいが，大きな問題ではない　5. まったく難しくない

Q26 あなたのお子さんが朝目を覚ますとき，完全に目が覚めるまでにどのぐらいの時間がかかりますか？
  1. 0分（ただちに）　2. 1～4分　3. 5～10分
  4. 11～20分　　　　5. 21分以上

Q17, 18, 24, 25は逆転項目．得点範囲は10～48点で，23点以下を朝型，24～32点を中間型，33点以上を夜型と分類する．

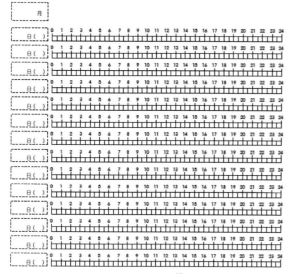

図3.16 睡眠表[22]

ズムを整えよう！」に掲載されている睡眠表を示した[22]．この他にも，様々なフォーマットがインターネットからダウンロードできる．また，睡眠習慣を記録するスマートフォンのアプリも開発されている．本人もしくは保護者に，10～30日間程度，毎日記録してもらう．布団にいた時間帯を矢印で示し，実際に眠っていたと思われるところを黒塗りで記入していく．日中の眠気を含めて，うとうとしていたところは斜線で記入する．学校に遅刻・欠席した日や保健室登校，放課後の部活動や塾の状況も合わせてメモしてもらうと生活を把握しやすい．睡眠日誌から，ベッドに入った時刻（就床時刻），実際に眠った時刻（入眠時刻），目が覚めた時刻（覚醒時刻），ベッドから出た時刻（起床時刻），夜中に目が覚めた回数（夜間中途覚醒），日中眠気のあった時間帯などを把握することができる．可能ならば，記載された睡眠日誌をもとに，睡眠習慣だけでなく食事や運動習慣などを尋ね，1日の体調や気分を聞いてみる．いつ頃から睡眠に問題が出てきたのか，眠るまでにどのくらいの時間がかかるか，眠るときの気持ち，起きたときの気持ち，日中に眠くなることはないか，身体に何か症状は出ていないか等を確認する．睡眠日誌をつけることで，睡眠に関する問題点や睡眠パターン（睡眠・覚醒リズム）の現状を把握することができ，睡眠生活習慣を見直す際に有用な情報を得ることができる．

睡眠日誌の信頼性については，海外でいくつかの報告がある．男子学生では，アクチグラフィと比較した場合，睡眠日誌での睡眠時間を長く見積もる傾向があり[23]，青年の就寝時刻，入眠潜時，睡眠時間を評価するためには，少なくとも平日5日間の記録が必要と考察されている[24]．11～13歳の子どもを対象に，自己報告，7日間の睡眠表，アクチグラフィという3つの方法で睡眠時間のデータを比較した研究では，自己報告での睡眠時間はアクチグラフィのデータと一致率が低かったが，睡眠日誌から得られた睡眠時間はアクチグラフィと有意な相関が認められている[25]．

記入された睡眠表を確認する場合に，指導が必要な典型的なパターンとして，①短眠型，②休日補てん型，③放課後仮眠型，④不規則型，4つのパターンがある（図3.17）[22]．①短眠型は，日本の中高生によく見られるパターンである．就寝時刻が遅い一方，朝は学校に遅刻しないように起床するために，睡眠時間が短くなっているパターンである．こうした睡眠負債の状態を解消しようとして，②休日補填型，③放課後仮眠型パターンが生ずる．②休日補填型では，平日の睡眠不足を土日に補おうとして，休日の起床時刻を遅くするパターンである．平日と土日の起床時刻が一定でない場合には，体内時計は遅い時間の方向にずれることとなり，翌週の前半に時差ぼけ状態で過ごすこととなる．これは社会的ジェットラグと呼ばれる状態で（2.4節参照），土日を迎える度に体内時計がずれ，時差ぼけ状態を繰り返すこととなり，心身への負担が

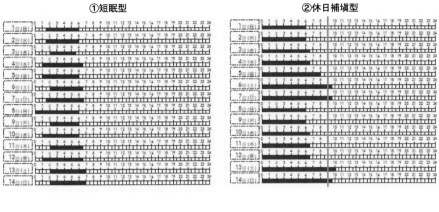

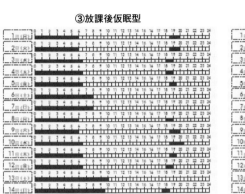
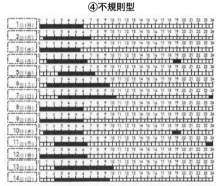

図 3.17 睡眠表から把握できる気をつけるべき典型パターン[22]

大きい．③放課後仮眠型では，睡眠不足を補うために帰宅後仮眠し，夜の寝る時刻が遅くなっているケースである．帰宅後に仮眠をとることで眠気が解消されるが，その分，夜寝る時刻が遅くなりやすい．就寝時刻が遅くなると体内時計のリズムに乱れが生じ，夜間の睡眠の質が悪くなるため，翌日眠気が生じ，また仮眠が必要になるといったような悪循環に陥ることとなる．④不規則型では，毎日の就寝，起床時刻がばらばらなケースである．就寝，起床時刻がばらばらになることで，体内時計のリズムにずれが生じて体調不良が起こりやすい．

3.4.3 眠気の評価

a. 子どもの日中眠気評価尺度

子どもの日中眠気評価尺度（the pediatric daytime sleepiness scale：PDSS）[26]はアメリカで開発された自記式眠気評価尺度である．主観的眠気の測定には，エプワース眠気尺度（Epworth sleepiness scale：ESS）[27]を用いることが多いが，ESS は成人向けの調査票であることから，子どもを対象とした場合には適切でない言葉や項目（例えば，「会議中」や「運転中」の眠気頻度を尋ねる項目など）が含まれている．PDSSは，こうした議論を受け，学童に適した状況を設定し，子ども向けに開発されたものである．いくつかの言語に翻訳され国際的に用いられており，日本語版に関しても信頼性妥当性が確認されている[28]．日本語版 PDSS を表 3.6 に示す．対象年齢は小中高校生であるが，小学校低学年の場合は，調査項目の内容を十分に理解して回答できる

表 3.6 子どもの日中眠気尺度 (the pediatric daytime sleepiness scale : PDSS) 日本語版[28]

下に書いてある質問の答えを1つだけ選んで，○をつけてください．
できるだけ正直に答えてください：

1. 授業中，眠くなったり，寝てしまうことは，ありますか？
　　　　(4) いつもある　(3) よくある　(2) ときどきある　(1) あまりない　(0) ぜんぜんない

2. 宿題をしているとき，眠くなったり，うとうとすることは，ありますか？
　　　　(4) いつもある　(3) よくある　(2) ときどきある　(1) あまりない　(0) ぜんぜんない

3. 1日のうちほとんどの時間，しっかり目覚めていますか？
　　　　(0) いつも，しっかり目覚めている
　　　　(1) ほとんどいつも，しっかり目覚めている
　　　　(2) ときどき，しっかり目覚めている
　　　　(3) しっかり目覚めていることは，あまりない
　　　　(4) しっかり目覚めていることは，ぜんぜんない

4. 昼間，疲れたり，イライラしたりすることは，ありますか？
　　　　(4) いつもある　(3) よくある　(2) ときどきある　(1) あまりない　(0) ぜんぜんない

5. 朝，ふとん（ベッド）からなかなか出られないことは，ありますか？
　　　　(4) いつもある　(3) よくある　(2) ときどきある　(1) あまりない　(0) ぜんぜんない

6. 朝，いちど目が覚めてから，また寝てしまうことは，ありますか？
　　　　(4) とてもよくある　(3) よくある　(2) ときどきある　(1) あまりない　(0) ぜんぜんない

7. 朝，誰かに起こしてもらわないと起きられないことは，ありますか？
　　　　(4) いつもある　(3) よくある　(2) ときどきある　(1) あまりない　(0) ぜんぜんない

8. 寝足りないと思うことは，ありますか？
　　　　(4) とてもよくある　(3) よくある　(2) ときどきある　(1) あまりない　(0) ぜんぜんない

回答方法：8項目の質問に対して，当てはまる選択肢を1つ選ぶ．
得点化：回答した番号の合計得点を求める．最低点0点～最高点32点．

かどうかを判断し，理解が難しい場合には保護者や教師の指導のもとに回答させるのが望ましい．回答に要する時間は1～2分程度である．8項目それぞれについて，当てはまる選択肢を1つ選び，その合計点を求める．項目3のみ逆転項目（覚醒度の高さを問う内容）となっていることに留意する．合計得点は0～32点であり，得点が高いほど眠気が強いことを示す．

PDSS得点は，12歳で13.6点，13歳で15.4点，14歳で17.4点と，学年が上がるにつれて高くなることが示されている[26]．日本語版PDSSを用いた検討では，小学校5～6年生，中学生，高校1年生の平均値［標準偏差］は，それぞれ13.0［6.0］点，14.8［5.6］点，18.0［4.6］点であった[28]．カットオフ値は研究によって異なっているが[29,30]，11～18歳の一般人口調査をもとに原著者の推奨するカットオフ値は21点であり，21点以上の場合に過剰な眠気があると判定される（図3.18)[26]．カットオフ値をどう定めるかは今後

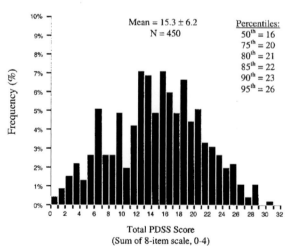

図 3.18 PDSS得点の分布とパーセンタイル[26]

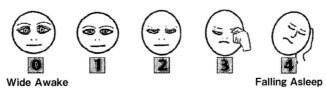

図 3.19 pictorial sleepiness scale[32]

詳細な検討が必要ではあるが，現時点では 21 点以上をスクリーニングするのがよいと思われる．

b. pictorial sleepiness scale

子どもたちが自分の眠気を評価する際に，覚醒度や眠気を表現した顔を選択させる方法があり[31]，アメリカ睡眠財団のホームページ[32]で紹介されている（図3.19）．スタンフォード眠気尺度，カロリンスカ眠気尺度，視覚的アナログ評価尺度で得られた得点と有意な相関があることが確認されているが，日本人を対象とした標準化は行われていない．

主観的評価は評価者の判断によって決定するものであり，評価者が自分の状態を正確に認知できなければ，評価の信頼性は低下する．子どもの場合は自覚症状に対する認識や言語表現が十分でないこともあり留意が必要である．一方，主観的評価は生理的指標の測定に比べて人的，経済的コストが低く，簡便に子どもの睡眠の問題をスクリーニングすることができる．また，本人や保護者が睡眠の状態をチェックすることで，日々の生活を振り返り，より良い生活習慣を継続する動機づけにつながる．学校や地域の活動でも，こうした自覚評価法を積極的に使用するとよいだろう．

〔駒田陽子〕

■文 献

1) Owens JA et al.：The Children's Sleep Habits Questionnaire（CSHQ）: psychometric properties of a survey instrument for school-aged children. *Sleep*, **23**(8): 1043-1051, 2000.
2) 土井由利子ほか：子供の睡眠習慣質問票日本語版 the Japanese version of Children's Sleep Habits Questionnaire（CSHQ-J）の作成．睡眠医療, **2**(1): 83-88, 2007.
3) Hart CN et al.：Health-related quality of life among children presenting to a pediatric sleep disorders clinic. *Behav Sleep Med*, **3**(1): 4-17, 2005.
4) Honomichl RD, et al.：Sleep patterns of children with pervasive developmental disorders. *J Autism Dev Disord*, **32**(6): 553-561, 2002.
5) Liu X et al.：Sleep patterns and sleep problems among schoolchildren in the United States and China. *Pediatrics*, **115**(1 Suppl): 241-249, 2005.
6) 岡靖哲ほか：児童青年期睡眠チェックリスト（Child and Adolescent Sleep Checklist: CASC）による睡眠調査・問診システムの作成と評価．睡眠医療, **3**(3): 404-408, 2009.
7) Oka Y：Child and Adolescent Sleep Checklist（http://www.childsleep.org）
8) Okada M et al.：Reliability and validity of a brief sleep questionnaire for children in Japan. *J Physiol Anthropol*, **36**(1): 35, 2017.
9) 清水佐知子：日本版幼児睡眠質問票の開発，小児保健研究, **69**：803-813, 2010.
10) Shimizu S et al.：Psychometric properties and population-based score distributions of the Japanese Sleep Questionnaire for Preschoolers. *Sleep Med*, **15**(4): 451-458, 2014. doi: 10.1016/j.sleep.2013.05.020. Epub 2013 Dec 1.
11) 谷池雅子・毛利育子：日本版幼児睡眠質問票（子どもの眠りの質問票）（http://www.med.osaka-u.ac.jp/

pub/kokoro/JSQP20150219.pdf）
12) Roenneberg T et al.：Life between clocks: daily temporal patterns of human chronotypes. *J Biol Rhythms*, **18**(1): 80-90, 2003.
13) Kitamura S et al.：Validity of the Japanese version of the Munich ChronoType Questionnaire. *Chronobiol Int*, **31**(7): 845-850, 2014.
14) 国立精神・神経医療研究センター精神保健研究所睡眠・覚醒障害研究部：MCTQ 日本語版．MCTQ.jp （http://mctq.jp/download/）
15) Horne JA and Ostberg O：A self-assessment questionnaire to determine morningness-eveningness in human circadian rhythms. *Int J Chronobiol*, **4**: 97-110, 1976.
16) Ishihara K et al.：Validity of the Japanese version of the Morningness-Eveningness Questionnaire. *Percept Mot Skills*, **59**: 863-866, 1984.
17) Carskadon MA et al.：Association between puberty and delayed phase preference. *Sleep*, **16**(3): 258-262, 1993.
18) Werner H et al.：Assessment of chronotype in four- to eleven-year-old children: reliability and validity of the Children's Chronotype Questionnaire（CCTQ）. *Chronobiol Int*, **26**(5): 992-1014, 2009. doi: 10.1080/07420520903044505.
19) 土井由利子ほか：子どもの朝型―夜型質問票日本語版 "the Japanese version of Children's Chronotype Questionnaire（CCTQ-J）" の開発．睡眠医療，**7**(4): 486-493, 2013.
20) Ishihara K et al.：The reliability and validity of the Japanese version of the Children's ChronoType Questionnaire（CCTQ）in preschool children. *Chronobiol Int*, **31**(9): 947-953, 2014. doi: 10.3109/07420528.2014.933841.
21) 駒田陽子・井上雄一：概日リズム睡眠覚醒異常症群― social jetlag も含めて―．睡眠医療，**11**(2): 221-226, 2017.
22) 文部科学省：早寝早起き朝ごはん輝く君の未来―睡眠リズムを整えよう！―，2015（http://katei.mext.go.jp/contents2/pdf/H26_keihatsushiryo-student.pdf）
23) Short MA et al.：The discrepancy between actigraphic and sleep diary measures of sleep in adolescents. *Sleep Med*, **13**(4): 378-384, 2012. doi: 10.1016/j.sleep.2011.11.005. Epub 2012 Mar 20.
24) Short MA et al.：How Many Sleep Diary Entries Are Needed to Reliably Estimate Adolescent Sleep? *Sleep*, **40**(3), 2017. doi: 10.1093/sleep/zsx006.
25) Arora T et al.：An investigation into the strength of the association and agreement levels between subjective and objective sleep duration in adolescents. *PLoS One*, **8**(8): e72406, 2013.
26) Drake C et al.：The pediatric daytime sleepiness scale（PDSS）: sleep habits and school outcomes in middle-school children. *Sleep*, **26**(4): 455-458, 2003.
27) Johns MW：A new method for measuring daytime sleepiness: the Epworth sleepiness scale. *Sleep*, **14**(6): 540-545, 1991.
28) Komada Y et al.：Social jetlag affects subjective daytime sleepiness in school-aged children and adolescents: A study using the Japanese version of the Pediatric Daytime Sleepiness Scale（PDSS-J）. *Chronobiol Int*, **12**: 1-9, 2016.
29) Short MA et al.：The sleep patterns and well-being of Australian adolescents. *J Adolesc*, **36**(1): 103-110, 2013.
30) Yang CM et al.：Clinical utility of the Chinese version of the Pediatric Daytime Sleepiness Scale in children with obstructive sleep apnea syndrome and narcolepsy. *Psychiatry Clin Neurosci*, **64**(2): 134-140, 2010.
31) Maldonado CC et al.：A pictorial sleepiness scale based on cartoon faces. *Sleep*, **27**(3): 541-548, 2004.
32) National Sleep Foundation（http://www.sleepfoundation.org/）

第4章
臨床編—子どもの眠りの病気—

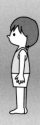

4.1 乳幼児突然死症候群（SIDS）

4.1.1 乳幼児突然死症候群（SIDS）と乳幼児突発性危急事態（ALTE）の定義

　乳幼児突然死症候群（sudden infant death syndrome：SIDS）は，生後数か月から1歳未満の児に発症し，睡眠に強く関連する疾患として注目され，1969年にアメリカのNational Institute of Child Health and Human Development（NICHD）の「乳幼児の突然死に関する第2回国際会議」において一疾患単位として定義されて以来，各国で広く認識されるようになった．我が国でも1981年に厚生省（当時）心身障害研究班によりSIDSの定義が行われたが，その後もアメリカでの定義の改定と我が国の現状を考慮して改訂が行われ，2005（平成17）年度の厚生労働省研究班「乳幼児突然死症候群（SIDS）に関するガイドライン」により，「それまでの健康状態および既往歴からその死亡が予測できず，しかも死亡状況調査および解剖検査によってもその原因が同定されない，原則として1歳未満の児に突然の死をもたらした症候群」と定義された[1]．それまでまったく健康と思われていた乳児が，主として睡眠中に突然の心肺停止状態で発見される疾患であるが，診断に際しての留意事項として，SIDSは疾患単位であり診断のためには乳幼児に突然の死をもたらす他の疾患および窒息や虐待などの外因死との鑑別診断が重要であることが明記された．さらに2012（平成24）年度には「SIDS診断のためのガイドライン」が整備された[2]（図4.1）．

　また死に至らないまでも児が死亡するのではないかと思われるような急変は乳幼児突発性危急事態（apparent life threatening event：ALTE）として定義されている．ALTEは診断名とされていたが，2012（平成24）年に諸外国の定義に合わせて徴候として定義されることとなり，「呼吸の異常，皮膚色の変化，筋緊張の異常，意識状態の変化のうち1つ以上が突然発症し，児が死亡するのではないかと観察者に思わしめるエピソードで，回復のための刺激の手段・強弱の有無，および原因の有無を問わない徴候とする」と定義された[2]．

　2016年5月にアメリカ小児科学会からALTEのうち，軽症で治療の適応にならないような症例をBRUE（brief resolved unexplained events）と分類することが提唱されたが[3]，日本の臨床現場でのBRUEの分類については，我が国の現状を考慮して検討していく必要があると考えられる．

4.1.2 疫　学

　欧米諸国では疫学調査から主として睡眠中に発生する，生後2〜4か月に多い，生

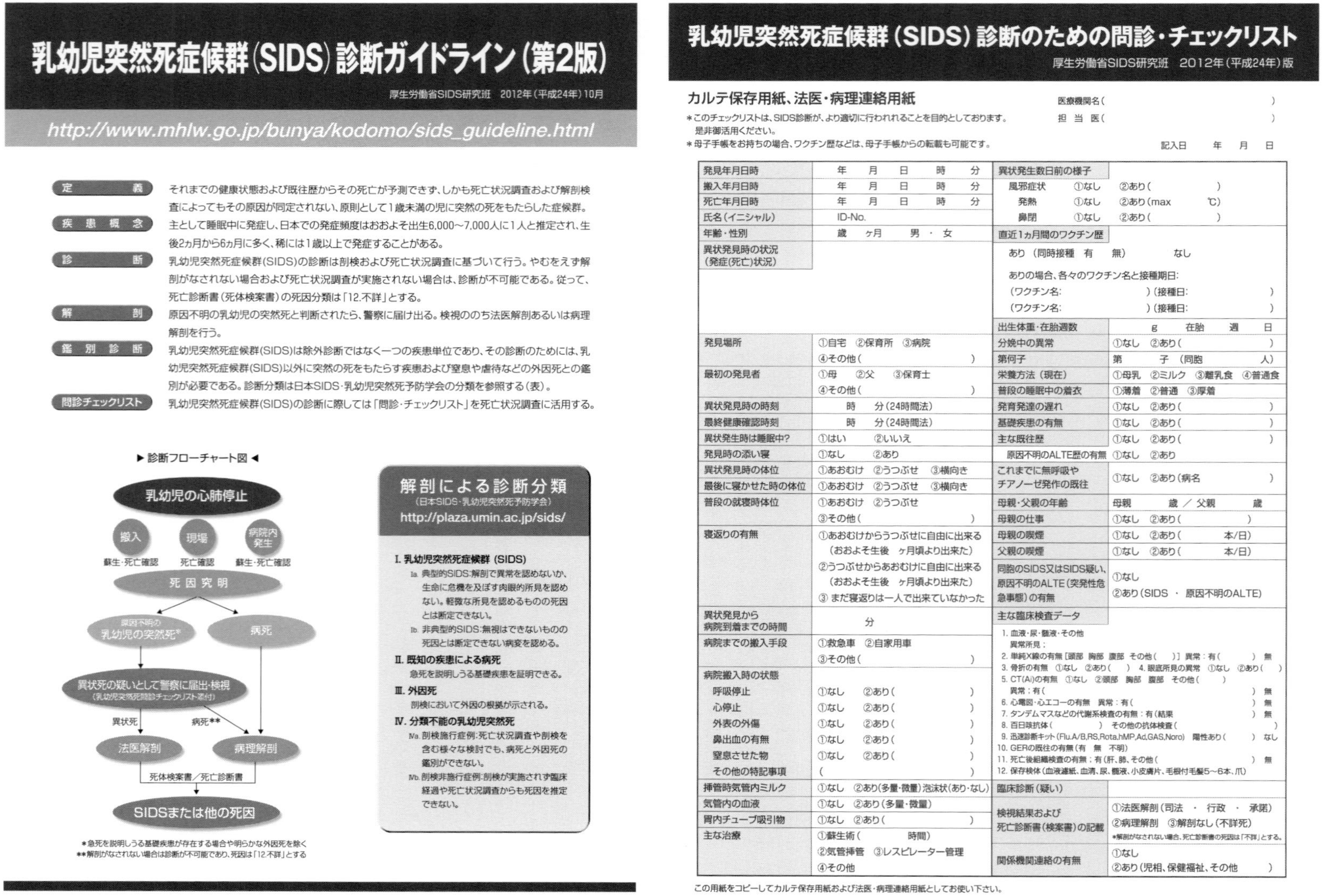

乳幼児突然死症候群（SIDS）診断ガイドライン（第2版）

厚生労働省SIDS研究班　2012年（平成24年）10月

http://www.mhlw.go.jp/bunya/kodomo/sids_guideline.html

定義　それまでの健康状態および既往歴からその死亡が予測できず、しかも死亡状況調査および解剖検査によってもその原因が同定されない、原則として1歳未満の児に突然の死をもたらした症候群。

疾患概念　主として睡眠中に発症し、日本での発症頻度はおおよそ出生6,000～7,000人に1人と推定され、生後2ヵ月から6ヵ月に多く、稀には1歳以上で発症することがある。

診断　乳幼児突然死症候群（SIDS）の診断は剖検および死亡状況調査に基づいて行う。やむをえず解剖がなされない場合および死亡状況調査が実施されない場合は、診断が不可能である。従って、死亡診断書（死体検案書）の死因分類は「12.不詳」とする。

解剖　原因不明の乳幼児の突然死と判断されたら、警察に届け出る。検視ののち法医解剖あるいは病理解剖を行う。

鑑別診断　乳幼児突然死症候群（SIDS）は除外診断ではなく一つの疾患単位であり、その診断のためには、乳幼児突然死症候群（SIDS）以外に突然の死をもたらす疾患および窒息や虐待などの外因死との鑑別が必要である。診断分類は日本SIDS・乳幼児突然死予防学会の分類を参照する（表）。

問診チェックリスト　乳幼児突然死症候群（SIDS）の診断に際しては「問診・チェックリスト」を死亡状況調査に活用する。

▶診断フローチャート図◀

乳幼児の心肺停止
搬入　蘇生・死亡確認
現場　死亡確認
病院内発生　蘇生・死亡確認
死因究明
原因不明の乳幼児の突然死*
病死
異状死の疑いとして警察に届出・検視
（乳幼児突然死問診チェックリスト添付）
異状死
病死**
法医解剖
病理解剖
死体検案書／死亡診断書
SIDSまたは他の死因

*急死を説明しうる基礎疾患が存在する場合や明らかな外因死を除く
**解剖がなされない場合は診断が不可能であり、死因は「12.不詳」とする

解剖による診断分類

（日本SIDS・乳幼児突然死予防学会）

http://plaza.umin.ac.jp/sids/

Ⅰ. 乳幼児突然死症候群（SIDS）
Ⅰa. 典型的SIDS：解剖で異常を認めないか、生命に危機を及ぼす肉眼的所見を認めない。軽微な所見を認めるものの死因とは断定できない。
Ⅰb. 非典型的SIDS：無視はできないものの死因とは断定できない病変を認める。

Ⅱ. 既知の疾患による病死
急死を説明しうる基礎疾患を証明できる。

Ⅲ. 外因死
剖検において外因の根拠が示される。

Ⅳ. 分類不能の乳幼児突然死
Ⅳa. 剖検施行症例：死亡状況調査や剖検を含む様々な検討でも、病死と外因死の鑑別ができない。
Ⅳb. 剖検非施行症例：剖検が実施されず臨床経過や死亡状況調査からも死因を推定できない。

乳幼児突然死症候群（SIDS）診断のための問診・チェックリスト

厚生労働省SIDS研究班　2012年（平成24年）版

カルテ保存用紙、法医・病理連絡用紙

医療機関名（　　　　）
担当医（　　　　）

*このチェックリストは、SIDS診断が、より適切に行われれることを目的としております。是非御活用ください。
*母子手帳をお持ちの場合、ワクチン歴などは、母子手帳からの転載も可能です。

記入日　　年　　月　　日

発見年月日時	年　月　日　時　分
搬入年月日時	年　月　日　時　分
死亡年月日時	年　月　日　時　分
氏名（イニシャル）	ID-No.
年齢・性別	歳　ヶ月　男・女
異状発見時の状況（発症（死亡）状況）	
発見場所	①自宅　②保育所　③病院　④その他（　）
最初の発見者	①母　②父　③保育士　④その他（　）
異状発見時の時刻	時　分（24時間法）
最終健康確認時刻	時　分（24時間法）
異状発生時は睡眠中？	①はい　②いいえ
発見時の添い寝	①なし　②あり
異状発見時の体位	①あおむけ　②うつぶせ　③横向き
最後に寝かせた時の体位	①あおむけ　②うつぶせ　③横向き
普段の就寝時体位	①あおむけ　②うつぶせ　③その他（　）
寝返りの有無	①あおむけからうつぶせに自由に出来る（おおよそ生後　ヶ月頃より出来た） ②うつぶせからあおむけに自由に出来る（おおよそ生後　ヶ月頃より出来た） ③まだ寝返りは一人で出来ていなかった
異状発見から病院到着までの時間	分
病院までの搬入手段	①救急車　②自家用車　③その他（　）
病院搬入時の状態	
呼吸停止	①なし　②あり（　）
心停止	①なし　②あり（　）
外表の外傷	①なし　②あり（　）
鼻出血の有無	①なし　②あり（　）
窒息させた物	①なし　②あり（　）
その他の特記事項	（　）
挿管時気管内ミルク	①なし　②あり（多量・微量）泡沫状（あり・なし）
気管内の血液	①なし　②あり（多量・微量）
胃内チューブ吸引物	①なし　②あり（　）
主な治療	①蘇生術（　時間） ②気管挿管　③レスピレーター管理 ④その他

異状発生数日前の様子	
風邪症状	①なし　②あり（　）
発熱	①なし　②あり（max　℃）
鼻閉	①なし　②あり（　）
直近1ヵ月間のワクチン歴	
あり（同時接種　有　無）　なし ありの場合、各々のワクチン名と接種期日： （ワクチン名：　）（接種日：　） （ワクチン名：　）（接種日：　）	
出生体重・在胎週数	g　在胎　週　日
分娩中の異常	①なし　②あり（　）
第何子	第　子（同胞　人）
栄養方法（現在）	①母乳　②ミルク　③離乳食　④普通食
普段の睡眠中の着衣	①薄着　②普通　③厚着
発育発達の遅れ	①なし　②あり（　）
基礎疾患の有無	①なし　②あり（　）
主な既往歴	①なし　②あり（　）
原因不明のALTE歴の有無	①なし　②あり
これまでに無呼吸やチアノーゼ発作の既往	①なし　②あり（病名　）
母親・父親の年齢	母親　歳／父親　歳
母親の仕事	①なし　②あり（　）
母親の喫煙	①なし　②あり（　本/日）
父親の喫煙	①なし　②あり（　本/日）
同胞のSIDS又はSIDS疑い、原因不明のALTE（突発性危急事態）の有無	①なし ②あり（SIDS・原因不明のALTE）
主な臨床検査データ	
1. 血液・尿・髄液・その他 異常所見： 2. 単純X線の有無［頭部　胸部　腹部　その他（　）］異常：有（　）無 3. 骨折の有無　①なし　②あり（　）4. 眼底所見の異常　①なし　②あり（　） 5. CT(Ai)の有無　①なし　②頭部　胸部　腹部　その他（　） 異常：有（　）無 6. 心電図・心エコーの有無　異常：有（　）無 7. タンデムマスなどの代謝系検査の有無：有（結果　）無 8. 百日咳抗体（　）その他の抗体検査（　） 9. 迅速診断キット（Flu.A/B,RS,Rota,hMP,Ad,GAS,Noro）陽性あり（　）なし 10. GERの既往の有無（有　無　不明） 11. 死亡後組織検査の有無：有（肝、肺、その他（　）無 12. 保存検体（血液濾紙、血清、尿、髄液、小皮膚片、毛根付毛髪5～6本、爪）	
臨床診断（疑い）	
検視結果および死亡診断書（検案書）の記載	①法医解剖（司法・行政・承諾） ②病理解剖　③解剖なし（不詳死） *解剖がなされない場合、死亡診断書の死因は「不詳」とする。
関係機関連絡の有無	①なし ②あり（児相、保健福祉、その他　）

この用紙をコピーしてカルテ保存用紙および法医・病理連絡用紙としてお使い下さい。

図4.1　SIDS診断ガイドラインと問診チェックリスト

後6か月以内の発症がほとんど，男児にやや多い，低出生体重児に多い，冬に多い，うつぶせ寝で多い，人工哺乳に多い，母親の喫煙や周囲での喫煙，温めすぎ，などが報告されるようになり，これらのリスク因子，特にうつぶせ寝を避けることを中心としたBTSキャンペーン（Back to Sleep Campaign）を行うことでSIDS発症率が減少してきたことが報告されている．近年の報告ではSIDS発症率はアメリカでは出生1000人に対して0.4[4]，カナダでは0.34[5]，ニュージーランドでは0.8〜0.9[6]とされており，各国の乳児死亡原因としては第3位あるいは4位を占めている．

　我が国においては，1998（平成10）年度の厚生省科学研究による全国疫学調査報告で，男児，早産児，低出生体重児，冬季，早朝から午前，うつぶせ寝，周囲での喫煙，人工栄養児などがSIDSリスク因子としてあげられた[7]．この結果をもとに，SIDSに対する社会的関心を惹起するとともに，重点的な普及啓発活動を実施するため，厚生労働省では毎年11月をSIDS対策強化月間と定めて，あおむけに寝かせる，周囲での喫煙をやめる，できるだけ母乳で育てる，ことを推奨している．

　2012（平成24）年度のSIDSガイドライン第2版では，SIDSが主として睡眠中に発症すること，我が国では出生6000〜7000人に1人の割合で発症していること，生後2から6か月に多いこと，1歳を過ぎると減少すること，などの疫学的特徴が記載されている．

　厚生労働省の人口動態統計によれば，日本でのSIDS発症数は1996（平成8）年に526人，1997（平成9）年では538人であったが，その後，徐々に減少傾向を示している．1999（平成11）年より厚生労働省によるSIDS対策予防月間が施行されて以来，2000〜2001（平成12〜13）年は300人台，2002〜2004（平成14〜16）年では200人台となり，2007（平成19）年からは150人前後，2014（平成26）年，2015（平成27）年は100人前後で推移している[8]（図4.2）．人口動態統計から日本での出生1000人に対するSIDS発症頻度を計算すると，2014年は0.14，2015年，2016年は約0.1，2017年以降は0.1以下に減少しているが，毎年の乳児の死亡原因の第3位または第4位となっている．SIDS発症数の減少は社会的にSIDSに対する認識が高まったこと，キャンペーンなどによりリスク因子が認識されたこと，診断ガイドラインが整備されたこと，などによると思われる．

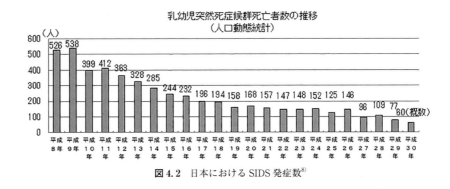

図4.2　日本におけるSIDS発症数[8]

4.1.3　病　　態

　SIDSの発症には環境因子，生理学的因子，遺伝的因子などの様々なリスク因子が関

与する可能性が示唆されている.

　SIDS 剖検例において副腎周囲の褐色脂肪織の残存，小肺動脈中膜の肥厚，肝髄外造血の残存，脳幹部グリオーシス，皮質下白質軟化などを認めたことから慢性低酸素症の影響が報告され，生存中の低酸素症または虚血の存在が示唆された．低酸素症や虚血の発症機序として睡眠中の閉塞性無呼吸との関連が注目され[9]，睡眠中の覚醒反応の異常，セロトニン系を中心とした中枢神経系伝達の異常，自律神経系調節の異常，などが関与していると考えられている（図 4.3）．睡眠生理学的検討において SIDS 発症前にポリグラフ検査を受けていた児のデータから，睡眠中の無呼吸の頻度が多かったこと，体動が少なかったことなどが報告された[10]．また SIDS を発症する児では十分な覚醒反応が起こらず，さらに覚醒反応の伝達過程に何らかの異常が存在することが示唆された[11]．覚醒反応異常に関しては中枢神経系におけるセロトニン系などの神経伝達物質の異常，自律神経系調節の異常などが関与していることが示唆されている[12]．遺伝子検索においては乳児の突然死に関連する種々の遺伝子多型も報告されている[13]（表 4.1）．

　SIDS の病態としては，発達時期，児の脆弱性，外的因子の 3 因子が絡み合って発症すると考える triple-risk model が提唱されている[14]．発達時期としては乳児期早期までのリスクが高いとされ，児の脆弱性としては早産児，遺伝的要因，子宮内でのタバコ曝露などが，外的因子としてはうつぶせ，添い寝，やわらかい寝具などが考えられている（図 4.4）．

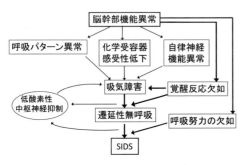

図 4.3　SIDS 発症機序の仮説[9]

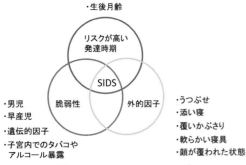

図 4.4　SIDS triple-risk mode[14]

表 4.1　乳児の突然死に関連する遺伝子多型[13]

心臓チャネル系多型
カリウムイオンチャネル（*KCNE2*, *KCNH2*, *KCNQ1*）
ナトリウムイオンチャネル（*SCN5A*）（long QT 症候群，Brugada 症候群）
GPD1-L, SCN3B（Brugada 症候群）
CAV3, SCN4B, SNTA-1（long QT 症候群）
RyR2（カテコールアミン多形性心室性頻脈）
セロトニン系多型
5-HT トランスポーター蛋白（*5HTT*）
Intron 2 of *SLC6A4*
5-HT *FEV* 遺伝子
自律神経系多型
Paired-like homeobox 2a（PHOX2A）
PHOX2B
Rearranged during transfection factor（RET）
Endothelin converting enzyme-1（ECE-1）
T cell leukemia homebox（TLX3）
Engrailed-1（EN1）
Tyrosine hydroxylase（THO1）
Monamine oxydase A（MAOA）
Sodium/proton exchanger 3（NHE3）
感染および炎症性因子
補体 C4A, C4B
インターロイキン 1RN，インターロイキン-6（*IL-6*），*IL-8*, *IL-10*
血管内皮増殖因子（VEGF）
Tumor necrosis factor（TNF）-α
その他
ミトコンドリア DNA 多型
Flavin-monooxygenase 3（FMO3）

4.1.4 診　　　断

　　SIDS の正確な診断を目指して作成された 2004（平成 16）年度のガイドラインでは，SIDS 診断は解剖と死亡状況調査に基づいて行われるべきこと，解剖がなされない場合および死亡状況調査が実施されない場合には死亡診断書の分類は「不詳」とすること，窒息や虐待との鑑別が必要であること，などが記載された．また外因死，特に窒息と診断するためには直接死因を説明しうる物理的状況が必要であることが記載されている[1]．

　　臨床的には搬送時に心肺停止状態であることも多く十分な検査が難しい場合もあるが，警察等と協力してできる限り死亡状況の把握に努め，他疾患との鑑別のためには，感染症，代謝異常症，頭部 MRI 等の画像検査，不整脈等の心疾患，上気道の異常，虐待などを念頭に置いて検査を行う．突然死で原因の特定が困難な場合に解剖により診断を行う．死亡状況を把握することを目的とした「問診・チェックリスト」（図 4.1)，また ALTE 症例における原因検索方法として「ALTE 症例における原因検索の手引き」が厚労省研究班により作成されている[15]．

4.1.5 発症リスクの軽減

　　SIDS 発症には発達的未熟性に加え，環境因子，年齢因子が関与すると考えられており，SIDS 減少のためには，乳児の安全な睡眠環境を考慮することも重要である．近年，アメリカ小児科学会および NICHD では，BTS キャンペーンに替わり，STS キャンペーン（Safe to Sleep Campaign）として，表面の硬い寝具を使う，ベッドの中にまくらや毛布などを入れない，おもちゃややわらかい寝具類はベッドの外に出す，頭が覆われないようにする，あおむけに寝かせる，衣服は上下が繋がったものを使う，大人用ベッド，ソファ，椅子で寝かさない，妊娠中と出生後は周囲で喫煙しない，妊娠中のアルコールや違法薬物の使用を避ける，おしゃぶりを使う，できるだけ母乳で育てる，厚着をさせない，などの啓発を行っている[16]．この他に起きているときに保護者がついてうつぶせにする，なども推奨されている．

　　母体妊娠中の SIDS リスク因子としてはアメリカにおける大規模な population-based cohort study から，母親の喫煙，慢性高血圧，妊娠高血圧，37 週未満の早産児，IUGR，双胎が報告されている．特に喫煙の影響が大きかったことから，SIDS リスクの軽減のためには安全な睡眠環境の推進とともに妊婦の健康維持，妊娠中および出産後の禁煙が重要としている[17]．

　　オーストラリア，ニュージーランドでは乳児期の突然死を避けるために，あおむけに寝かせる，頭と顔を覆わない，出産前後ともに喫煙の環境を避ける，安全な睡眠環境，両親と同じ部屋のコットに寝かす，母乳で育てる，などが推奨されている．安全な睡眠環境として，基準に合った安全なベッド，安全なマットレス，あおむけに寝かせる，足をベッドの下方に付けるように寝かす，毛布をマットレスの下にたたみ込むかスリーピングバッグを使用する，などが推奨されている．

4.1.6 家族への支援

　　SIDS は健康と思われていた児に突然発症するため，残された家族に対する支援も考慮する必要がある．医療的には解剖結果を踏まえて SIDS は事故ではなく疾患である

こと，現時点では発症を予防する方法が確立されていないこと，などを説明する．精神的な面での支援としては，NPO法人「SIDS家族の会」[18]が相互支援の活動を行っているので，家族に「SIDS家族の会」の活動内容や連絡先を紹介することも有用である．

　SIDSの診断には解剖が不可欠であるが，突然の死亡に対して解剖を受け入れることが困難な場合が多い．しかし，原因不明とした場合に，家族の不安が長びいたり増強することがあるため，解剖の必要性を十分に説明し理解を得て，解剖に基づいた正確な診断を行うことが重要である．

〔加藤稲子〕

■文　献

1) 平成17年度厚生労働科学研究，乳幼児突然死症候群（SIDS）診断のためのガイドライン作成およびその予防と発症率軽減に関する研究（主任研究者：坂上正道）
2) 平成24年度厚生労働科学研究，乳幼児突然死症候群（SIDS）および乳幼児突発性危急事態（ALTE）の病態解明および予防法開発に向けた複数領域専門家による統合的研究（研究代表者：戸苅創）
3) Tieder JS et al.：Brief resolved unexplained events (formerly apparent life-threatening events) and evaluation of lower-risk infants. *Executive Summary Pediatrics*, **137**(5): e2 0160591, 2016.
4) Centers for Disease Control and Prevention：Data and Statistics. Sudden Unexpected Infant Death and Sudden Infant Death Syndrome（https://www.cdc.gov/sids/data.htm）
5) Gilbert NL et al.：Temporal trends in sudden infant death syndrome in Canada from 1991 to 2005: contribution of changes in cause of death assignment practices and in maternal and infant characteristics. *Pediatr Perinat Epidemiol*, **26**(2): 124-130, 2012.
6) Mitchell EA：SIDS: past, present and future. *Acta Pediatri*, **98**(11): 1712-1719, 2009.
7) 平成10年度厚生省心身障害研究，乳幼児突然死症候群に関する研究―保健婦による聞取り調査結果（主任研究者：田中哲郎）
8) 厚生労働省：乳幼児突然死症候群死亡者数の推移（人口動態統計）．11月は「乳幼児突然死症候群（SIDS）」の対策強化月間です（http://www.mhlw.go.jp/stf/houdou/0000181942_00003.html）
9) Hunt CE et al.：Sudden infant death syndrome: 1987 perspective. *J Pediatr*, **110**: 669-678, 1987.
10) Kahn A et al.：Sleep and cardiorespiratory characteristics of infant victims of sudden death: A prospective case-control study. *Sleep*, **15**(4): 287-292, 1992.
11) Kato I et al.：Incomplete arousal processes in infants who were victims of sudden death. *Am J Respir Crit Care Med*, **168**: 1298-1303, 2003.
12) Narita M et al.：Serotonin transporter gene variation is a risk factor for sudden infant death syndrome in the Japanese population. *Pediatrics*, **107**: 690-692, 2001.
13) Hunt CE et al.：Assigning cause for sudden unexpected infant death. *Forensic Sci Med Pathol*, **11**: 283-288, 2015.
14) Trachtenberg FL et al.：Risk Factor changes for sudden infant death syndrome after initiation of Back to Sleep campaign. *Pediatrics*, **120**(4): 630-638, 2012.
15) 平成28年度厚生労働科学研究，乳幼児突然死症候群（SIDS）および乳幼児突発性危急事態（ALTE）の病態解明と死亡数減少のための研究（研究代表者：加藤稲子）
16) Task Force on Sudden Infant Death Syndrome.：SIDS and other sleep-related infant deaths: Updated 2016 recommendations for safe infant sleeping environment.（www.pediatrics.org/cgi/doi/10.1542/peds.2016-2940）
17) Friedmann I et al.：Maternal and obstetrical predictors of sudden infant death syndrome (SIDS). *J Matern Fetal Neonatal Med*, **24**: 1-9, 2016.
18) NPO法人SIDS家族の会（http://www.sids.gr.jp/）

4.2 睡眠中の異常行動—夜尿，夜泣き，悪夢—

4.2.1 夜　　尿

夜尿（sleep enuresis, sleep-related enuresis, nocturnal enuresis, bedwetting, enuresis，ICSD-3では睡眠時遺尿症）は，乳幼児では自然な生理現象であり発達とともに自然に消失する現象である．年齢が進んでも頻繁に夜尿があり，発達に伴う自然な消失がない場合には異常を疑い専門的な医療機関を受診することが望ましい．日本夜尿症学会では会員一覧をホームページで公開している[1]．

a．夜尿症の診断基準

睡眠障害国際分類第3版（The International Classification of Sleep Disorders, 3rd ed.：ICSD-3）[2]での夜尿症（睡眠時遺尿症）の診断基準は，原発性ではA）5歳以上であること，B）睡眠中に不随意の排尿が繰り返し生じ，それが週に少なくとも2回以上あること，C）この病態は少くとも3か月以上持続している，D）睡眠中の遺尿が連続して消失したことはない，とされている．続発性では，A）〜C）は同じで，D）として夜尿の始まる以前の6か月間では一貫して夜尿はなかった，とされており，やや不明瞭な診断定義となっている．国際小児尿禁制学会（International Children's Continence Society：ICSS）では，2006年に5歳以降の小児の就眠中の間欠的尿失禁で，昼間尿失禁や，他の下部尿路障害の合併は問わないとし[3]，さらに2014年には追記して，5歳以降で，1か月に1回以上の夜尿が3か月以上続くもので，1週間に4日以上の夜尿を頻回，3日以下の夜尿を非頻回と定義している[4]．日本夜尿症学会の「夜尿症診療ガイドライン2016」[5]では，上記のICSSの2014年の基準を遵守するとしている．（夜尿症診療ガイドライン2016より引用）夜尿症の発症率は，診断基準によって異なってくるが，ICSD-2では，一次性の夜尿症は4歳で約30％，6歳で約10％，7歳で約7％，10歳で約5％，12歳で約3％，18歳で約2％，全年齢を通して男児のほうが女児より1.5倍多く，自然治癒率は年ごとで15％と報告[6]されている．

b．夜尿の原因

夜尿の原因は多岐にわたる．生後数年間の夜尿は，自然な生理的現象で発達とともに消失する現象である．また，抗利尿ホルモンであるバソプレシンの分泌にはサーカディアンリズムがあり，日中に少なく夜間に分泌量が増大する．思春期での報告ではあるが，バソプレシンの昼夜分泌の差には性差は見られていない[7]．また，バソプレシン分泌のリズムは，サーカディアンリズムのマスタークロックと考えられている視床下部視交差上核のペースメーカーにより支配され，睡眠の影響は極めて少ないことも知られている[8]．5歳以降の夜尿を有する小児の2/3では，抗利尿ホルモンであるバソプレシンのサーカディアンリズムが妨げられており，そのため夜間に多尿となり夜尿が生じていると報告[9]されている．夜尿症の重要な危険因子として家族歴が指摘され，染色体13，12，8および22にリンクしており，主に常染色体優性遺伝が関与してい

るとする報告[10]がある．二分脊椎などの先天性異常も夜尿を引き起こす原因となることがSchultz-Lampelら[11]により指摘されている．夜尿症をきたす疾患については，日本夜尿症学会の「夜尿症診療ガイドライン2016」[5]でもとりまとめられている．夜間尿量の増大を引き起こす疾患として，低張尿が原因となる先天性腎尿路異常，神経性多飲症，尿崩症があげられ，高張尿によるものとして糖尿病があげられている．膀胱容量低下によるものとして，排尿筋過活動，排尿筋-尿道括約筋協調不全，慢性尿路感染症などの膀胱疾患，脊髄破裂，脊髄髄膜瘤，脊髄腫瘍などの脊髄疾患，内分泌疾患として高カルシウム尿症が示されている．膀胱疾患に含まれる排尿筋過活動については，夜尿症の小児の1/3は，夜間の排尿筋過活動を伴い，機能的な膀胱容量が低下している可能性があること，一方で覚醒時は正常な排尿筋活動と膀胱機能を示すことが報告[12]されている．その他にも先天性腎尿路異常やてんかんも夜尿を引き起こす基礎疾患として指摘されている．

　また，覚醒閾値の上昇により膀胱からの上行性覚醒刺激が中枢に入力されても睡眠から覚醒へ移行できず夜尿が生じる障害のあることも指摘[13]されている．その他にも，夜尿のリスク要因として，便秘[14]，発達遅延や他の神経機能不全[15]，注意欠陥多動性障害（attention-deficit hyperactivity disorder：ADHD）[16]，上気道の抵抗性の上昇[17]，睡眠関連呼吸障害[18,19]が報告されている．

　睡眠時の上気道抵抗性の上昇や閉塞性睡眠時無呼吸障害では，睡眠が妨害され睡眠負債の蓄積が生じるため覚醒閾値の上昇が睡眠時に生じる．また，閉塞性睡眠時無呼吸障害では上気道閉塞時に呼吸運動は生じており，その結果として胸郭内が陰圧になり心房内圧が上昇することでNa利尿ホルモンが分泌されることが知られている．Na利尿ホルモンは冠静脈血中に分泌され腎糸球体濾過率を増加させ腎血流量を増加させ，これにより夜間睡眠中に利尿作用が生じる．閉塞性睡眠時無呼吸障害では，睡眠時の上気道の閉塞による無呼吸で睡眠が妨害され覚醒閾値が上昇し，さらにNa利尿ホルモン分泌も生じるので夜尿を引き起こしやすいと考えられている．

　夜尿の頻度の季節性についての明確な報告はない．一方で日本の場合には，後述する「アラーム療法」の開始時期が冬期からでは治療効果が低いとの報告[20]があり，季節性が幾分なりと関係している可能性はある．

c. 夜尿症の治療

　我が国での夜尿症の治療については，日本夜尿症学会の「夜尿症診療ガイドライン2016」[5]によくまとめられている．夜尿症の診療アルゴリズムでは，症状，身体所見，病歴を問診し，排尿（便）日誌を記入させ検査を行い，夜尿のみの単一症候性か昼間尿失禁を伴う非単一症候性を判別し，それぞれに対応した治療法を選択するよう勧めている．同時に単一症候性，非単一症候性を問わず，行動療法（生活指導，排尿訓練，排便習慣）を施行することが望ましいとしている．非単一症候性では昼間尿失禁の治療を優先し，改善すれば単一症候性と同様の夜尿治療を行うことになる．夜尿症治療の第一選択肢は，「アラーム療法」か「デスモプレシン」による薬物治療とされている．夜尿症は原因が多岐にわたり状況に応じて対応が異なり，専門的な診断と治療方針の選択が必要であり，専門的な医療機関を受診することが望ましい．本書では，日

本夜尿症学会の「夜尿症診療ガイドライン2016」[5]の第一選択肢である「アラーム療法」と「デスモプレシン」による薬物治療と「行動療法」の概略を紹介するに留める．なお，アメリカの小児睡眠障害医療の専門書[21]でも，夜尿症の有力な治療法として「アラーム療法」と「デスモプレシン」による薬物療法があげられている．

　行動療法として，夜尿がなかった日に報酬を与える，水分摂取の制限，膀胱蓄尿量増大のための膀胱訓練，夜間に起こしトイレで排尿させることが紹介されており，無治療より効果があるがアラーム療法やデスモプレシンによる治療にまさるものではないと結論[22]されている．生活指導に関しては，夜尿症が治癒するまで続けることが推奨される．日本夜尿症学会の「夜尿症診療ガイドライン2016」[5]では，①日中に十分な飲水（午前中から昼すぎまでに十分に摂取させる），②朝食，昼食を十分に取り，夕食は就寝2時間前までにすませる，③夕食後は水分の摂取を制限し，就寝2時間前からの水分摂取を控え目にする，④就寝前の完全排尿の励行，⑤深い睡眠と関連する抗利尿ホルモン分泌のため遅寝を避ける，⑥夜間睡眠中に中途覚醒を強制しない，⑦睡眠中の寒さや冷えから体を守る，などがあげられている．なお，⑤については，抗利尿ホルモン分泌リズムは生体リズム支配であり，睡眠の位相とは必ずしも一致しないが，遅寝の子どもでは生体リズムの乱れがみられることが多い．遅寝を避けることはノンレム睡眠の段階3，4（深睡眠）が睡眠前半の深部体温下降期に多く出現し，その時期には覚醒域値は極めて高くなっていることから，抗利尿ホルモン分泌リズムを睡眠相に合致させ，その時期の排尿刺激を避けることは夜尿の防止につながり妥当な指摘である．その他にも，夜尿は子どもの失策ではなく夜尿をしたときに罰を与えて治療すべきでないことを保護者に認識させること，便秘があれば治療すること，坐位で排尿する際は骨盤低筋をリラックスさせる体位をとるよう指導するなどがある．また，子どもの睡眠日誌とともに夜尿の記録をつけることも診断時の有用な情報になる．

1）アラーム療法

　アラーム療法は，国内外において夜尿症治療の第一選択肢の1つである．アラームは，シートまたはパジャマに設置したセンサが濡れると信号を発して，子どもの目を覚まさせ，排尿を停止させ，排尿を完了するためにトイレに移動するように考案されている．夜尿症の子どもはアラームをオフにして，そのまま眠りにつく傾向があるので，アラームが発動されたときに両親は自分の子どもを覚醒させることが推奨されている[12]．アラーム療法は毎晩行う必要があり，短期間ではなく2〜3か月間，または夜尿が14日間連続して消失するまで続ける必要がある[12]．成功率は約60〜70％で，成功した治療後の再発率は5〜30％と報告[23]されている．アラーム療法は保険適用外（2019年5月）であり，夜尿でアラームが鳴ったら夜尿症児を家族が起こす必要があり，家族の協力が必須であり負担が大きい．薬物療法に比べ脱落率が大きいとされているが，他の治療法に比べて治癒率は高く再発率も低い[23]．なお，アラームの機器の種類による治療効果の差違は見られていない．

2）デスモプレシンによる薬物治療

　アラーム療法が困難な場合，あるいは膀胱容量が正常で夜間多尿の症例ではデスモプレシンによる薬物治療が推奨されている[23]．デスモプレシン（デスモプレシン酢酸塩）は，バソプレシン誘導体でバソプレシン受容体V_2に選択的に結合しバソプレシ

ンと類似の効果を発揮する．バソプレシンは抗利尿ホルモン（antidiuretic hormone：ADH）であり，下垂体後葉より分泌されるペプチドホルモンで，ヒトをはじめ多くの哺乳類では8位にアルギニンをもつアルギニン/バソプレシンである．バソプレシンは，腎集合管に作用して強い抗利尿作用をもつ．血漿浸透圧上昇や循環血液量が減少すると分泌が促進され，体液の量や浸透圧を恒常性に維持するのに重要な役割をもっている．抗利尿ホルモン分泌の調節受容体として，前視床下部に浸透圧受容体が存在し，容量受容体が左心房に局在することが知られている．また，バソプレシンの分泌は，視交差上核の体内時計により強く支配され，本来は生体が夜と認識した時間帯に分泌が促進され，膀胱での尿蓄積を抑制する[24]．デスモプレシンは，生活指導や行動療法で夜尿が改善しない6歳以上の患者への薬物療法の第一選択肢とされている．夜尿症を専門的に治療する医療機関で検査，診断を受け，生活指導や行動療法で治癒しないかアラーム療法が困難な場合に選択される治療法である．飲水や排尿のスケジュールなどの生活上の問題や中枢性あるいは腎性の尿崩症などの疾患，肥満でのタンパク，カルシウム，塩分の過剰摂取などがあるとデスモプレシンが十分に効果を発揮しないことがある．デスモプレシンの効果については，デスモプレシン投与群（点鼻薬）がプラセボ群と比べ有意に夜尿日数が減少することが報告[23]されている．デスモプレシン服用中の夜尿頻度の減少はアラーム療法とほぼ同等である．しかし，Glazenerら[23]も指摘しているが，デスモプレシンの服用を中止すると夜尿頻度の減少効果は維持されず，この点ではアラーム療法に劣る．

4.2.2 夜泣き

乳幼児，小児の夜泣き（night cry）の定義は一般的に漠然としており，新生児から2歳児までにみられる睡眠中の周期的に起こる啼泣と2歳以後にみられる夜驚（睡眠時驚愕症）の両者を混在して夜泣きととらえることが多い．また，3か月未満の乳児の夜泣きとしてコリック（colic，臍仙痛）が指摘されることも多いが，単純な夜泣きとは症状が幾分異なる場合もある．コリックの発作は突然始まり，大声で激しく泣き数時間続くこともあり，発作は泣きつかれると止まる．下肢を腹の上に折り曲げ，手をにぎりしめる状態で泣くことが多い．発作は毎日一定時間になると繰り返し起こり，多くは午後または夕方に起こり，器質的原因はみられない．乳児のコリックの原因として，ミルクアレルギー，乳糖不耐症，哺乳の過誤，胃食道逆流，空気の多量嚥下などが指摘[25]されている．生後3〜4か月は睡眠・覚醒リズムが確立しておらず，覚醒時のコリックを夜泣きと誤認することも多い．夜泣きのピークは生後5〜8か月と報告[26]されており，生後3か月後にはほぼ消失するコリックとは経過が異なり，コリックが乳児の夜泣きの原因のすべてではない．

Englerら[25]は，乳児の持続的な啼泣の原因として可能性のあるものをまとめている．消化器系が原因のものとして，乳児のコリック（infantile colic），胃食道逆流（gastroesophageal reflux），反芻症（rumination），哺乳（摂食）の問題（feeding problems），便秘（constipation），ミルクタンパクのアレルギー（milk protein allergy）を指摘している．神経学的な問題として，精神・身体発達遅延（psychomotor retardation），コミュニケーションの問題（communication problems）が，呼吸器系

の問題として，後鼻孔閉鎖症（choanal atresia），喉頭軟化症（laryngomalacia），先天性の肺疾患（congenital lung disease）があげられている．感染症の問題として，尿路感染症（urinary tract infection），中耳炎（otitis media）を，痛みが原因のものとして，骨折（fracture），ヘルニア（hernia），角膜の擦過傷（corneal abrasion），アトピー性皮膚炎（atopic dermatitis）を，社会的な問題として，ネグレクト（neglect，無視されること），虐待（abuse），保護者との不十分な相互関係（inadequate relation with care giver），しつけ不足型睡眠障害（limit-setting sleep disorder）を指摘している．夜驚，睡眠時遊行症やコリック以外の健常児の夜泣きに関する研究は少なく，日本でも報告はわずかである．日本での夜泣きの発生率については十分なデータはない．少数例の調査では，18%[26]あるいは29.4%[27]と報告されており20%内外の乳幼児で夜泣きが多いものと推定される．また，3か月以内の夜泣きより，それ以降の夜泣きのほうが継続する傾向が高い．消化器系の問題，神経学的な問題，呼吸器系の問題，感染症の問題，痛みや痒みの問題は，治療により夜泣きが改善する．それ以外の乳幼児での夜泣きは，あやす，ミルク・母乳を与えるなどの対処法で泣きやむものが大多数である．最近の睡眠に関する問題としてあげられている就寝時刻の後退，長時間のTV等の視聴，夜間の照明による睡眠・覚醒リズムの乱れも夜泣きを助長するという報告があり，保護者の生活習慣も夜泣きの一因になる．逆に，新生児の夜泣きが長く続き褥婦が頻回に覚醒させられる状況に陥ると，母親が産褥期うつ等の精神的な健康被害につながる恐れのあることも指摘[28]されている．

　夜驚と睡眠時遊行症は4.3節で解説されており，4.2.3項で述べる悪夢時にも夜泣きが生じることが多い．しかし，子どもの悪夢のピークは3〜6歳の間あるいは10歳と報告されており，乳幼児の夜泣きとは状況がやや異なる．

4.2.3　悪　夢

　夢は，ノンレム睡眠とレム睡眠の両者で生じ，ノンレム睡眠で報告される夢体験に比べレム睡眠で報告される夢体験は，非現実的（奇異性）で視覚性の内容が多く，鮮明なものが多い[29]．本来夢み中の情動は，一般的にネガティブな方向のものが多く，特に情動の強度が高いものほどネガティブな内容が多いと報告[30]されている．悪夢（nightmares，悪夢障害）は不愉快で恐怖感を伴う夢であり，すべての子どもに散発的に生じている現象で3〜6歳の子どもに多いとする報告[31]がある．頻繁に悪夢を体験する子どもは20〜30%で，年齢が進むにつれ減少し消失する．恐怖感を伴うもの，覚醒後に内容を詳細に想起できるものが多く，叫び声や泣き声で目覚め再入眠できないことが多い．ノンレム睡眠からの急激な覚醒により引き起こされる夜驚と異なり，子どもの悪夢はレム睡眠中に生じる．通常はレム睡眠の出現が増え持続が長くなる睡眠の後半に悪夢が生じることが多い．病理学的な原因は不明である[32]．一方で，悪夢の出現頻度は10歳がピークで，10〜15歳では女子生徒のほうが男子生徒より高頻度に悪夢に見舞われているとする報告[33]もある．また，中・高生9万81名の悪夢を調査した日本の研究[34]では，35.2%の中・高生が悪夢をみていると報告されている．悪夢を引き起こしやすい要因として，女性であること，精神健康の悪化，飲酒，入眠困難，主観的評価での睡眠状態悪化，日中の過度の眠気，睡眠麻痺がこの報告では指摘

されている.

悪夢には,一般の子どもで起こる悪夢と疾患をもつ子どもでの悪夢についての報告がある.一般の子どもで,あまり頻回に生じることのない悪夢には,ストレス統制(ストレス対処スキルの習熟),情動の脱身体化,恐怖記憶の消滅,感情の文脈化などの役割をもつとするなどの多くの仮説が提案されているが,科学的根拠に乏しく信頼できるものは少ない.

a. 疾患と悪夢

疾患をもつ子どもの悪夢に関しては,発現機序についての研究や報告は少なく明らかになっていないが臨床的な報告は多く,そのいくつかを紹介する.

レム睡眠の出現を抑制すると回復夜にレム睡眠の反跳増加が生じ,悪夢が起こることが多い[35].したがって,小児うつや感情障害などの治療で抗うつ剤を用いる場合も,レム睡眠の出現抑制力が強い薬剤の服用を急に中断するとレム睡眠の反跳増加が生じ,悪夢が頻繁に起こることがある.レム睡眠行動障害(REM sleep behavior disorder:RBD,小児の場合は,レム睡眠運動性随伴症,REM sleep motor parasomnia:RMPと称されることもある)の子どもに悪夢の発生が多いことが指摘[36]されている.RBD(RMP)の子どもの悪夢は通常の悪夢と異なりレム睡眠中に筋抑制が起こらないため,悪夢に対する行動的な抵抗や逃避的な行動が生じるという特徴がある.RBDにおいてはレム睡眠の出現圧が高まっていること,ストレスが発症の誘因になることも知られているので,強い不安や恐怖を伴う悪夢が起こりやすいと考えられている.これらの臨床報告は,レム睡眠が抑制され反跳プレッシャーが極めて増大している場合,あるいはRBD(RMP)のように疾患によりレム睡眠のプレッシャーが増大している場合には悪夢が生じやすい可能性が高いことを示している.

慢性的な痛みのある子どもでは,夜間の悪夢が多いことが報告[37]されている.入眠や睡眠維持の困難,起床困難,日中の眠気や居眠りを伴うことが多いので,不眠の影響によるものとも考えられている.同様に発達障害,特にADHD(注意欠如・多動性障害)の子どもに悪夢が多いことも報告[38]されている.ADHDの子どもも,やはり睡眠が障害されていることが多く,入眠困難や就寝することへの不安で就寝への抵抗があり就寝時刻が不規則になりやすい.むずむず脚症候群(レストレスレッグス症候群)やいびきや夜尿も併発していることがあり,不眠に陥っている子どもが多いとされている.不眠も睡眠構造の変容を引き起こすことから,レム睡眠のプレッシャーが増大している可能性が高く,さらに身体や脳へも強いストレスが負荷されていると推定され,このような状況では悪夢が生じやすいものと考えられる.レム睡眠時に生じる子どもの悪夢について述べてきたが,ノンレム睡眠でも悪夢が生じやすい疾患がある.睡眠時前頭葉てんかんの子どもでは,しばしば夢中遊行(睡眠時遊行症),夜驚症とともに悪夢を伴うこと,かつノンレム睡眠時に生じることが報告[39]されている.ただ,睡眠時前頭葉てんかんの子どもでのノンレム睡眠からの悪夢は,夜驚(night terror)と混在することも報告されており,本来の子どもの悪夢とは異なる可能性もある.

b. 不安障害と悪夢

　悪夢は必然的に不安や恐怖との関連が強い現象である．子どもの不安障害においても悪夢がしばしば報告されている．全般性不安障害（generalized anxiety disorder）では，入眠困難，起床困難，日中の眠気とともに悪夢が報告[40]されている．分離不安障害（separation anxiety disorder）でも同様[40]である．睡眠構造の崩壊と強い不安によるストレスが悪夢を引き起こすものと指摘されている．ストレスと不安がより一層強い心的外傷後ストレス障害（posttraumatic stress disorder：PTSD）でも悪夢の報告が多い．PTSDは，トラウマとなるような出来事（例えば，事故，災害，犯罪被害など強い恐怖を伴う出来事）に遭遇し，苦痛や恐怖を伴う記憶の想起の体験が続く．あるいは，出来事についての悪夢をしばしば体験する．DSM-IV-TR[41]では，小さな子どもの場合では，外傷の主題または側面を表現する遊びを繰り返すことがあること，悪夢についても，はっきりとした内容のない恐ろしい夢のことがあると補足している．PTSDの診断基準や症状特徴の詳細については他書[42]を参照されたい．PTSDでは，追体験（フラッシュバック），トラウマに関する出来事や場所を無意識に避ける行動や記憶の忘却（回避），あるいは過覚醒による睡眠障害や覚醒時の集中困難，イライラなどが生じることが知られている．追体験の1つである悪夢は，PTSDの中核症状の1つである[43]．子どもが，事故，災害，犯罪被害など強い恐怖を伴う出来事に遭遇し，恐怖を伴う悪夢にしばしば襲われる場合には，PTSDに罹患している可能性が推定され，専門的な治療を受ける必要がある．

c. 自殺と悪夢

　自殺未遂の子どもの多くに，不眠症状と悪夢がみられることが報告されている．自殺願望をもつ子どもや過去6か月以内に自殺未遂の経験のある子どもの48.9%に悪夢があったと報告[44]されている．自殺者での報告は少ないが，15〜19歳の自殺者を調べた研究では，同じ地域の子どもより不眠症状が10倍も多かったと報告[45]されている．自殺ではないが自傷行為のあった高校生では，睡眠の質的悪化（オッズ比で2.18）と頻回な悪夢（オッズ比で2.88）の要因が有意に影響していたとされる[46]．子どもが自殺，自殺願望，自傷行為を行うような状況にさらされた場合に，強いストレスにより不眠などの睡眠の質的悪化や頻回な悪夢が前兆として生じている可能性がある．

　悪夢は，正常な子どもでも起こりうる現象であるが，頻回に生じる場合，持続する場合には，強いストレスにさらされており適切な回避行動をとれていない可能性，睡眠負債の蓄積が多大となっている可能性，レム睡眠の出現圧力が極大している可能性など，睡眠が異常な状態に陥っている可能性があり，適切な専門機関の受診が必要である．

〔白川修一郎〕

■文　献
1)　日本夜尿症学会（http://www.jsen.jp/）（2019年5月）
2)　American Academy of Sleep Medicine：*The International Classification of Sleep Disorders*, 3rd ed., American Academy of Sleep Medicine, 2014.
3)　Nevéus TT et al.：The standardization of terminology of lower urinary tract function in children and adolescents: report from the Standardisation Committee of the International Children's Continence

Society. *J Urol*, **176**(1): 314-324, 2006.

4) Austin PF et al.: The standardization of terminology of lower urinary tract function in children and adolescents: update report from the Standardization Committee of the International Children's Continence Society. *J Urol*, **191**(6): 1863-1865, 2014.

5) 日本夜尿症学会編：夜尿症診療ガイドライン 2016 (https://minds.jcqhc.or.jp/docs/minds/nocturnal-enuresis/nocturnal-enuresis.pdf)（2019 年 5 月）

6) American Academy of Sleep Medicine: *The International Classification of Sleep Disorders - Diagnostic & Coding Manual*, Second Edition, American Academy of Sleep Medicine, 2005.

7) Mahler B et al.: Puberty alters renal water handling. *Am J Physiol Renal Physiol*, **305**(12): F1728-F1735, 2013.

8) Waldstreicher J et al.: Gender differences in the temporal organization of proclactin (PRL) secretion: evidence for a sleep-independent circadian rhythm of circulating PRL levels- a clinical research center study. *J Clin Endocrinol Metab*, **81**(4): 1483-1487, 1996.

9) Rittig S et al.: Abnormal diurnal rhythm of plasma vasopressin and urinary output in patients with enuresis. *Am J Physiol*, **56** (4 Pt 2): F664-F671, 1989.

10) Hunskaar S et al.: Epidemiology and natural history of urinary incontinence in women. *Urology*, **62** (4 Suppl 1): 16-23, 2003.

11) Schultz-Lampel D et al.: Urinary incontinence in children. *Dtsch Arztebl Int*, **108**(37): 613-620 2011.

12) Vande Walle J, et al.: American Academy of Pediatrics; European Society for Paediatric Urology; European Society for Paediatric Nephrology; International Children's Continence Society. Practical consensus guidelines for the management of enuresis. *Eur J Pediatr*, **171**(6): 971-983, 2012.

13) Kawauchi A et al.: Changes in the structure of sleep spindles and delta waves on electroencephalography in patients with nocturnal enuresis. *Br J Urol*, **81** (Suppl 3): 72-75, 1998.

14) Yazbeck S et al.: Relevance of constipation to enuresis, urinary tract infection and reflux. A review. *Eur Urol*, **13**(5): 318-321, 1987.

15) Järvelin MR: Developmental history and neurological findings in enuretic children. *Dev Med Child Neurol*, **31**(6): 728-736, 1989.

16) Duel BP et al.: A survey of voiding dysfunction in children with attention deficit-hyperactivity disorder. *J Urol*, **170** (4 Pt 2): 1521-1523, 2003.

17) Alexopoulos EI et al.: Association between primary nocturnal enuresis and habitual snoring in children. *Urology*, **68**(2): 406-409, 2006.

18) Brooks LJ and Topol HI: Enuresis in children with sleep apnea. *J Pediatr*, **142**(5): 515-518, 2003.

19) Bascom A et al.: High risk of sleep disordered breathing in the enuresis population. *J Urol*, **186** (Suppl 4): 1710-713, 2011.

20) Shiroyanagi Y et al.: Winter is associated with failure in the alarm treatment of nocturnal enuresis. *J Pediatr Urol*, **10**(2): 246-249, 2014.

21) Capdevila OS: Sleep related enuresis. *Principles and Practice of Pediatric Sleep Medicine*, 2e, Sheldon SH, Kryger MH, Ferber R and Gozal D eds., Saunders, pp.99-103, 2014.

22) Caldwell PH et al.: Simple behavioural interventions for nocturnal enuresis in children. *Cochrane Database Syst Rev*, **19**: 7: CD003637, 2013.

23) Glazener CM et al.: Alarm interventions for nocturnal enuresis in children. *Cochrane Database Syst Rev*, **18**:(2): CD002911, 2005.

24) Dossche L et al.: The pathophysiology of monosymptomatic nocturnal enuresis with special emphasis on the circadian rhythm of renal physiology. *Eur J Pediatr*, **175**(6): 747-754, 2016.

25) Engler AC et al.: Sleep and colic, *Principles and Practice of Pediatric Sleep Medicine*, 2e, Sheldon SH, Kryger MH, Ferber R and Gozal D eds., Saunders, pp.77-82, 2014.

26) 篠原ひとみほか：乳児期の夜泣きに関する実態調査：有効な看護介入の基本情報として，母性衛生，**49**(4)：499-506, 2009.

27) 矢内由ほか：乳幼児の夜泣きの調査．小児の精神と神経，**41**(5)：373-382, 2001.

28) Bayer JK et al.: Sleep problems in young infants and maternal mental and physical health. *J Paediatr Child Health*, **43**(1-2): 66-73, 2007.

29) Antonio Zadra A and Domhoff GW: Dream content-quantitative findings. *Principles and Practice of Sleep Medicine*, 6th ed., Kryger MH, Roth T and Dement WC eds., Elsevier, pp.515-522, 2016.

30) LeDoux JE: Emotion circuits in the brain. *Annu Rev Neurosci*, **23**: 155-184, 2000.

31) Leung AK and Robson W: Nightmares. *J Natl Med Assoc*, **85**(3): 233-235, 1993.

32) Pagel JF: Nightmares and disorders of dreaming. *Am Fam Physician*, **61**(7): 2037-2042, 2000.

33) Gauchat A et al.: Prevalence and correlates of disturbed dreaming in children. *Pathol Biol (Paris)*, **62**(5): 311-318, 2014.

34) Munezawa T et al.：Nightmare and sleep paralysis among Japanese adolescents: a nationwide representative survey. *Sleep Med*, **12**(1): 56-64, 2011.
35) Nielsen TA et al.：REM sleep characteristics of nightmare sufferers before and after REM sleep deprivation. *Sleep Med*, **11**(2): 172-179, 2010.
36) Sheldon SH：The parasomnias. *Principles and Practice of Pediatric Sleep Medicine*, Sheldon SH, Ferber R and Kryger MH eds., Elsevier-Saunders, Philadelphia, pp.305-315, 2005.
37) Huntley ED et al.：Sleep characteristics of youth with functional abdominal pain and a healthy comparison group. *J Pediatr Psychol*, **32**(8): 938-949, 2007.
38) Corkum P et al.：A framework for the assessment and treatment of sleep problems in children with attention-deficit/ hyperactivity disorder. *Pediatr Clin North Am*, **58**(3): 667-683, 2011.
39) Sinclair DB et al.：Frontal lobe epilepsy in childhood. *Pediatr Neurol*, **30**(3): 169-176, 2004.
40) Alfano CA et al.：Sleep-related problems among children and adolescents with anxiety disorders. *J Am Acad Child Adolesc Psychiatry*, **46**(2): 224-232, 2007.
41) American Psychiatric Association，高橋三郎・大野裕・染矢俊幸訳：DSM-IV-TR 精神疾患の分類と診断の手引 新訂版，医学書院，2003
42) 米国精神医学会，日本精神神経学会監修翻訳：DSM-5 精神疾患の診断・統計マニュアル，医学書院，2014.
43) Kovachy B et al.：Sleep disturbance in pediatric PTSD: current findings and future directions. *J Clin Sleep Med*, **9**(5): 501-510, 2013.
44) Liu X：Sleep and adolescent suicidal behavior. *Sleep*, **27**(7): 1351-1358, 2004.
45) Barbe RP et al.：Clinical differences between suicidal and nonsuicidal depressed children and adolescents. *J Clin Psychiatry*, **66**(4): 492-498, 2005.
46) Liu X et al.：Poor sleep quality and nightmares are associated with non-suicidal self-injury in adolescents. *Eur Child Adolesc Psychiatry*, **26**(3): 271-279, 2017.

コラム5　金縛りは霊のしわざなのか？
　　　　　夢を見るのは眠りが浅いからか？

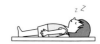

●金縛りは霊のしわざなのか？

　夜中に目が覚めると，突然体が動かないことに気づく．「なにごとがおきているのか」と驚いていると，部屋の中に誰かがいるハッキリとした気配がする．暗闇に目を凝らすと，人影のようなものが見え，それが突然自分の体にのしかかり，首を絞めてきた．息ができず死んでしまうという強烈な恐怖を感じたが，どうもそのまま眠ってしまったらしく，気がつくと朝を迎えている．しかし，非常に鮮明な体験で部屋の様子も見えたので，単なる夢だったとはとても思えない．

　典型的な金縛り体験の様子である．専門用語としては，睡眠麻痺（sleep paralysis）と呼ばれ，ナルコレプシー（narcolepsy）の一症状としても知られている症状である．また，体験者の多くは上述のように幻覚も体験し，その幻覚もナルコレプシーの一症状である入眠時幻覚（hypnagogic hallucinations）として知られている．これらの症状はナルコレプシーの（補助的，auxiliary）症状として知られているが，同時に孤発性（idiopathic）に（つまり健常者に）も出現する．実際，これらの症状は最初に健常者で報告されている[1,2]．健常者での出現率（生涯有病率）は報告によって異なるが，決して少ない数ではなく，ナルコレプシーで報告されているのとほとんど変わらないものさえある[3]．ただし，ナルコレプシーの睡眠麻痺と孤発性の睡眠麻痺との違いは，その個人内での頻度であり，健常者の場合，多くは，生涯に数度や年に何回かという程度であり，毎週や毎日のように体験することは稀である．金縛りの初発年齢は，中学生や高校生という思春期が多いものの，成人に達してから初めて経験する場合もある．

　金縛り体験（睡眠麻痺および入眠時幻覚）の「正体」は，入眠期に出現するレム睡眠（入眠時レム睡眠，sleep onset REM periods：SOREMPs）であり，麻痺の症状は，レム睡眠のメカニズムである運動ニューロンの抑制により生じ，幻覚体験は，レム睡眠の夢見のメカニズムを背景として生じている．金縛り体験は睡眠・覚醒習慣の乱れによって出現しやすくなる．典型的には，夕方や夜に，1時間程度の長い仮眠をとり，その後しばらく覚醒し，明け方に再入眠するといった場合である．このような眠り方は，受験生等によく認められるので，初発年齢が思春期となる背景にはこのようなことが関係している可能性がある．また金縛り時の睡眠姿勢はほとんどの場合仰臥位である[4,5]ので，金縛りを避けるためには，生活習慣を規則化することと仰臥位で眠らないことなども有効と考えられる（図1, 2）．

　金縛り体験時のレム睡眠は入眠期に出現するという特徴に加えて通常の夢見時のレム睡眠と比較してα波が豊富に出現するなど，脳の活性化の状態が高い[6〜8]．金縛り体験時に寝ていた部屋の様子が見えたという報告はあるものの，実験室で入眠時レム睡眠を誘発し，赤外線カメラで被験者の様子を観察しても金縛り体験時には眼瞼は閉じたままである．したがって，金縛り体験時に見えている部屋の様子も含めてすべてが幻覚体験であると考えられるが，脳の活性化のレベルが高いことを背景にして，体験される幻覚体験の鮮明度も高いため，睡眠中の体験ではなく覚醒中の体験と誤解してしまうと推測される[9]．

●夢を見るのは眠りが浅いからか？

　夢を見るのは一般的にはレム睡眠中だと考えられているが，レム睡眠に限られているかどうかについては，非常に活発な議論がある[10〜12]．しかしながら，いわゆる夢らしい（ストーリー性があり，情動体験を伴う，奇妙な内容の）夢は，少なくともレム睡眠で圧倒的に多い[13]．主にレム睡眠中に夢体験があるということは，多くの人は一晩に3〜5回の夢を見ていると考えられ，夢を見ている頻度自体には，それほど大きな個人差はないだろうと考えられる．つまり，夢を多くみているかどうかというよりも，夢を多く覚えているかどうかの違いであると翻訳することができる．夢見報告はレム睡眠中やレム

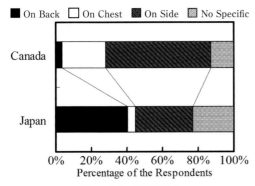

図1 普段の睡眠姿勢[4]

日本人の40.5%があおむけなのに対して，欧米（カナダ）ではあおむけは3.5%のみ．

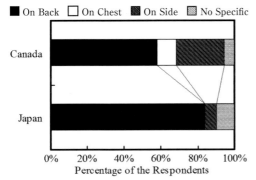

図2 金縛り（睡眠麻痺）時の睡眠姿勢[4]

日本人の83.9%があおむけ，欧米（カナダ）人の57.9%があおむけ．

睡眠直後に多く得られ，レム睡眠中でも相動性の活動期（急速眼球運動，筋攣縮）に一致させて起こした場合のほうが夢見報告の確率は高くなる．つまり，タイミングよく覚醒すると夢をよく覚えていることになる．このため，中途覚醒回数の多い場合に夢見報告が多くなる可能性があり，その意味では「眠りが浅い」と言うことも可能かもしれない．夢見報告には明白な性差のあることが知られており，男性に比較して女性で夢見報告が多い．この男女差は，主に，夢に対する興味の差と中途覚醒回数で説明できるとする研究もある[14]．しかしながら，不眠症と診断された患者は健常者と比較して夢の頻度が低いという報告[15]もある．また，当然といえば当然だが，実験室でレム期覚醒をさせた場合には，不眠症者と熟眠者（good sleepers）との間に夢報告の頻度に有意な違いはなかったという報告もある[16]．したがって，夢見が多いことだけをもって，睡眠に問題があるということは必ずしもできないだろう．子どもの悪夢体験は意外に多い．あまり心配しすぎることはないが，むしろ悪夢が元になって，寝るのを怖がるようになるというような2次的な問題について注意する必要はあるかもしれない．〔福田一彦〕

■文　献

1) Mitchell S：On some of the disorders of sleep. *Virginia Medical Monthly*, **2**: 769-781, 1876.
2) Maury A：Les hallucinations hypnagogiques (ou les erreurs des sens dans l'état intermédiaire entre la veille et le sommeil) [Hypnagogic hallucinations (or sensory errors in the intermediary state between waking and sleeping)]. *Annales Médico Psychologiques*, **11**: 26-40, 1848.
3) Fukuda K et al.：High prevalence of isolated sleep paralysis: Kanashibari phenomenon in Japan. *Sleep*, **10**(3): 279-286, 1987.
4) Fukuda K et al.：The prevalence of sleep paralysis among Canadian and Japanese college students. *Dreaming*, **8**(2): 59-66, 1998.
5) Dahmen N and Kasten M：REM-associated hallucinations and sleep paralysis are dependent on body posture. *J Neurol*, **248**: 423-424, 2001.
6) Hishikawa Y et al.：Characteristics of REM sleep accompanied by sleep paralysis and hypnagogic hallucinations in narcoleptic patients. *Waking Sleep*, **2**: 113-123, 1978.
7) Takeuchi T et al.：Isolated sleep paralysis elicited by sleep interruption. *Sleep*, **15**(3): 217-225, 1992.
8) Fukuda K：Preliminary study on kanashibari phenomenon: a polygraphic approach. *Jpn J Physiol Psychol Psychophysiol*, **7**: 83-89, 1989.
9) 福田一彦：「金縛り」の謎を解く―夢魔・幽体離脱・宇宙人による誘拐―，PHPサイエンス・ワールド新書，2014.
10) Foulkes WD：Dream reports from different stages of sleep. *J Abnorm Psychol*, **65**: 14-25, 1962.
11) Solms M：Dreaming and REM sleep are controlled by different brain mechanisms. *Behav Brain Sci*, **23**(6): 843-850; discussion 904-1121, 2000.
12) Siclari F et al.：The neural correlates of dreaming. *Nat Neurosci*, **20**(6): 872-878, 2017.
13) Takeuchi T et al.：Intrinsic dreams are not produced without REM sleep mechanisms: evidence through elicitation of sleep onset REM period. *J Sleep Res*, **10**: 43-52, 2001.
14) Schredl M：Explaining the Gender Difference in Dream Recall Frequency. *Dreaming*, **20**(2): 96-106, 2010.
15) Pagel JF and Shocknesse S：Dreaming and insomnia: Polysomnographic correlates of reported dream recall frequency. *Dreaming*, **17**(3): 140-151, 2007.
16) Pérusse AD et al.：REM dream activity of insomnia sufferers: a systematic comparison with good sleepers. *Sleep Med*, **20**: 147-154, 2016.

4.3 覚醒障害―小児期の睡眠中の異常行動―

子どもは，睡眠時随伴症と総称される，睡眠中の異常行動（いわゆる寝ぼけ）や異常感覚を呈することが少なくない．これらには，ノンレム睡眠期（夢とは関連しない時期）に生じるものとレム睡眠期（夢をみる睡眠期）に起こるものがある．前者には覚醒障害や睡眠時遺尿症（一般名は夜尿）などがあり，主に深睡眠期に起こるため，深睡眠期が集中する入眠1〜2時間以内に起こりやすいが，後者には反復性孤発性睡眠麻痺（一般名は金縛り）や悪夢障害などがあり，レム睡眠量の増加する夜間後半に好発するという夜間分布の特徴がある．本節ではノンレム期の睡眠時随伴症である覚醒障害について説明したい．

4.3.1 覚醒障害の概要

ノンレム期の異常行動は，深睡眠期に生じやすい．これは，睡眠中に覚醒反応が起こった場合，深い眠りからは覚醒状態に容易に移行しないため，意識が混濁した状態になりやすいことによる（このため，覚醒障害というカテゴリーにくくられる）．したがって，深睡眠量が多い就学前ないし小学校低学年の学童に起こりやすく，症状の発現する時間帯も深睡眠量の多い睡眠開始2時間以内が多いという特性を有する．

覚醒障害に含まれるのは，睡眠時遊行症，睡眠時驚愕症（夜驚症），錯乱性覚醒である．このような下位分類は，1968年に報告されたBroughtonらの病態生理研究[1]に端を発するが，これらには深睡眠からの部分的覚醒という生理学的な特性とともに，家族内で多発（時に2つ以上が重複する），ならびに断眠と心理的なストレスが誘因となるという共通点が存在する．

4.3.2 症状と経過[2]

覚醒障害のエピソードは数分〜30分程度で，寝言や大声を伴うこともある．開眼していることが多いが，焦点が定まらないことがある．行動内容は，社会性や目的性が低下している．覚醒障害を呈している患者を強制覚醒させることは困難で，覚醒したときに混乱していることも少なくない．朝起床後にはエピソードに関する記憶はない[3]．覚醒刺激を加えたり，制止しようとしたりすると，暴力的行動（蹴る，殴るなど）を呈することがあるので注意を要する．覚醒障害は短時間の昼寝では生じないが，30分以上眠って深睡眠が出現すると，起こることがある[4]．

a. 錯乱性覚醒

ベッド上での著明な精神的混乱が主体で，徘徊や恐怖感はみられない．寝ている状態から緩徐に生じ，ベッドからは出ず，知的活動は不活発でぼんやりしている．夜間の深睡眠からの覚醒時に起こるだけでなく，朝の起床時に睡眠慣性の延長線上で起こる場合もあるが，このようなケースでは，浅いノンレム睡眠から始まるものが多い．生活習慣の夜型化が顕著な児童（もしくは睡眠・覚醒相後退障害，DSWPD）で生じやすく，長期間持続することが少なくない[5]．

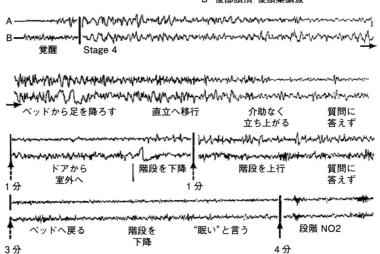

図4.5 強制覚醒により誘発された夢中遊行エピソード[6]

b. 睡眠時驚愕症（一般名は夜驚）

夜間急激に始まり，頻脈，呼吸促迫，皮膚紅潮，発汗，瞳孔拡大，筋緊張亢進などの自律神経系の興奮とともに，叫び声（悲鳴のような場合もある）をあげる．患者はベッド上で起き上がり，まれに歩き出すことがある．強い恐怖感で，パニック状態になることがある．混乱と失見当識を随伴する．

c. 睡眠時遊行症

錯乱性覚醒として始まった後に，ベッドを出て歩行・行動が始まる．行動範囲は家の中が多いが，時に外出することもある．失見当識を伴い，発語は緩徐で精神活動は低下しており，質問への反応も遅延する．行動は単純なものが多いが，不適切（窓から外へ出ようとする，自分の寝床でないところへ戻る，トイレでないところで放尿したりする，などがある）なものや，暴力的，反抗的なものもある．家の中では，障害物を避けることが可能だが，物にぶつかったり転倒したりすることがある．典型的な夢中遊行エピソードの脳波所見を示す（図4.5）[6]．

4.3.3 鑑別診断

悪夢障害（明瞭な夢体験を呈するレム睡眠期に生じる）と夜間てんかん発作が重要な鑑別対象となる．表4.2[7]に主たる鑑別点を示す．寝ぼけの症状が一晩に複数回起こる場合，症状が常同的で再現性が高い場合には，側頭葉てんかんや前頭葉てんかんの複雑部分発作を疑わせる．鑑別診断が必要な場合には，睡眠専門医療機関での夜間睡眠ポリグラフ検査が必要になる．問題となる症状エピソードが検査夜に生じない場合には診断の決定的な根拠にはならないが，てんかん性脳波異常は無症状であっても認められることが多いので，重要な補助診断の資料となる．

表 4.2　夜間に症状を呈する疾患の鑑別[7]

特徴	部分的覚醒を伴う睡眠時随伴症	悪夢	夜間てんかん発作
睡眠段階	徐波睡眠段階	レム睡眠段階	ノンレム睡眠段階＞覚醒＞レム睡眠段階
出現時間	前半1/3	後半1/3	様々：しばしば睡眠覚醒移行期
自律神経系の覚醒レベル	低/高/中　睡眠驚愕症では高い	中から高	様々
覚醒閾値	高い	低い	低い
想起	ないか断片的	いきいき	通常なし
日中の眠気	なし	＋／−	しばしば
失禁，舌噛み，流涎，常同性，発作後行動	なし	なし	あり
一晩に複数回	まれ	時に	しばしば
寝不足で増加	あり	時に	＋／−
睡眠ポリグラフ検査	非典型的なら適応	適応はない	非典型的なら適応：脳波電極を増して行う
家族歴	通常あり	まれ	様々

4.3.4　疫学的事項

　錯乱性覚醒は2歳前後に発症するケースが多く，同一個人で遅れて睡眠時遊行症を併発することが多い．通常思春期頃に消失するが，青年期以降まで持続することもある．睡眠時驚愕症は，通常4〜12歳の小児で起こるが，思春期以降に自然消失するケースが大半である．覚醒障害の発現率に性差はないが，暴力的な行動は男児のほうが多い[8]．錯乱性覚醒と睡眠時遊行症の有病率はほぼ同水準である．3〜13歳での錯乱性覚醒の有病率は17.3%で，15歳以上では2.9〜4.2%に低下する．睡眠時驚愕症は，1〜6%の小児が経験する．睡眠時遊行症を有する児童での睡眠時遊行症の併発率は10%程度である[9]．成人での睡眠時驚愕症の有病率は2.5%程度まで低下すると考えられている．

4.3.5　病態生理

　成人例では，脳炎，脳血管障害によって発症したケース，不安性障害や気分障害との因果関係が示唆されるケースが存在するが，小児では明瞭な神経学的異常や精神疾患の合併はほとんどみられない．覚醒障害は脳活動水準が一様でなく，覚醒状態にある部位とノンレム睡眠状態が持続している部位が存在するために生じると考えられている[10,11]．このような乖離状態を支持する所見として，Bassettiらは，睡眠時遊行エピソード中に視床-帯状回の経路が活性化されているのに対し，視床-大脳皮質経路が抑制されていることをSPECT所見で示している[12]．乖離状態の形成には，脳の発達段階上の未成熟や概日リズム特性の影響，薬剤（炭酸リチウム，抗精神病薬，抗コリン剤，睡眠薬など），発熱，ストレス，旅行などの不慣れな環境での睡眠が誘因になりうるが，最も有力な発現誘因は断眠（睡眠不足のために深睡眠量が増加するため）である．また，深睡眠からの覚醒刺激となる環境音なども覚醒障害の誘発要因となる．Pilonら[13]は，睡眠時遊行症患者に対して，断眠操作を加えた上で純音バースト刺激

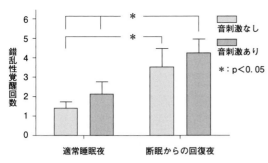

図 4.6 断眠による覚醒障害誘発の増加[14]
断眠により，覚醒障害既往者での錯乱性覚醒エピソードは増加した．

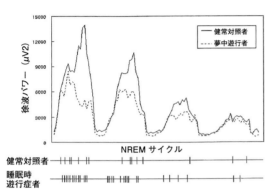

図 4.7 15名の睡眠時遊行症者と15名の健常対照者によるノンレム-レム 4 サイクルでの徐波パワーの比較[15]
徐波パワーは夜間前半において夢中遊行者のほうが低く，下段の横線上に示されている徐波からの覚醒回数は夢中遊行者のほうが多い．

をノンレム睡眠中にヘッドフォンを用いて与えることにより，高頻度に症状が誘発されることを報告している（図 4.6）[14]．睡眠時遊行症患者では，深睡眠量は保たれているが，特に夜間前半において，徐波成分のパワーが低く，中途覚醒反応が多いという指摘もあるが（図 4.7）[15]，これが後述する覚醒障害発現の遺伝的素因と関連するのかどうかは明らかにされていない

睡眠中の呼吸障害特に閉塞性睡眠時無呼吸（OSA）が，成人，小児を問わずノンレム睡眠期からの不完全な覚醒刺激となり，覚醒障害エピソード誘発の要因になることが知られているし，同様に下肢の睡眠中の反復性運動である周期性四肢運動（periodic limb movements：PLMS，足関節の背屈運動が多い）も覚醒刺激となって誘発要因になりうる[16]．

覚醒障害の中で特に睡眠時遊行症については，遺伝的素因が確認されている．家系内多発するケースはかなり多く，片方の親に睡眠時遊行の既往がある場合，子どもが遊行症状を呈する割合は45％，両親ともに既往がある場合には60％に達する[17]．一卵性双生児，ないし二卵性双生児での一致率も60％を超えるという．また近年ではてんかんと覚醒障害の遺伝学的な因果関係を指摘する向きもあるが[17]，大規模人口を対象とした研究による確認はなされていない．

4.3.6 覚醒障害の治療[18]

上に述べたように，覚醒障害は多様な要因で起こりうるので，まず原因検索が最も重要であり，発現メカニズムに応じた対応がなされるべきである．もし，他の原因が除外された場合には，病態を親に十分説明し，年齢の上昇につれて自然消失する可能性が高いことを理解してもらい，現時点での治療が必要か否かについて検討すべきである．症状頻度が少ない場合には，危険（転落，転倒）に配慮して見守るという程度の対応が望ましい（なだめようとすると逆に興奮したりすることが多い）．症状発現頻度が高い場合あるいは危険度が高い（寝ぼけて戸外へ出ようとする場合やベッド，階段などからの転落が懸念される場合）ときには治療の対象となるだろう．どのような症状であったとしても，まず睡眠時間を十分確保し，睡眠習慣が不規則にならないようにすること，発熱時に注意すること（深睡眠量が増加しやすく症状発現契機になりやすい），睡眠・覚醒の移行を妨げる向精神薬の使用を控えること，不慣れな環境での睡眠，ストレス，膀胱の膨張や騒音・光などの覚醒刺激を避けるような配慮が必要となる．ストレスが要因になって覚醒障害をきたしている場合にはカウンセリングの導

入も考慮すべきであろう．症状がほぼ毎晩起こるようなケースでは，通常症状が発現する時刻の 15〜30 分程度前に覚醒させることで予防するという方法も選択肢になる．このような操作で無効な場合，薬物療法として，抗てんかん薬クロナゼパム（0.125 mg 程度から徐々に増量する）や深睡眠抑制作用を有する抗うつ薬を入眠 2 時間程度前に服用させる方法が用いられるが[19]，原則として 4〜6 週間投与して効果を確認してから，治療を継続するかどうか検討するべきである．覚醒障害は，治療終了後に再発するケースはそれほど多くないようである．なお，PLMS や OSA が原因になって覚醒障害を呈しているようなケースでは，前者については鉄剤投与やドーパミン系薬剤を，後者については扁桃摘出術などの外科的治療，鼻腔持続陽圧呼吸による治療などを行って，これらの原疾患を抑制することが重要である．

　小児期によくみられる睡眠時随伴症の中で，特に頻度の高い覚醒障害について概説した．ほかにも，ナルコレプシーに罹患している児童では，レム睡眠行動障害と呼ばれる，レム睡眠中に全身の筋活動が高いために，悪夢に伴って寝言や暴力的な異常行動を呈するケースもあるが，健常児ではその発現は極めてまれである．また，覚醒障害のサブグループである，睡眠中に炭水化物や甘いものを中心にした摂食行動を呈し健忘を残す睡眠関連摂食障害も思春期の後半あたりで起こりうるが，症例の大半は成人以降なので，本節からは割愛した．
　総じて小児期の睡眠時随伴症は自然軽快・治癒することが多いので，過度に心配せず，危険がないよう見守るのが良いだろう．しかし，頻度が高かったり，事故の危険性がある場合，思春期辺りまで持続するような場合には，睡眠専門医療機関に相談することを勧めたい．

〔井上雄一〕

■文　献
1) Broughton RJ : Sleep disorders: disorders of arousal? Enuresis, somnambulism, and nightmares occur in confusional states of arousal, not in "dreaming sleep". *Science*, **159**(3819), 1968.
2) Klackenberg G : Somnambulism in childhood--prevalence, course and behavioral correlations. A prospective longitudinal study (6-16 years). *Acta Paediatr Scand*, **71**(3): 495-499, 1982.
3) Ekambaram V and Maski K : Non-rapid eye movement arousal parasomnias in children. *Pediatr Ann*, **46**(9): e327-e331, 2017.
4) Achermann P et al. : Time course of sleep inertia after nighttime and daytime sleep episodes. *Arch Ital Biol*, **134**(1): 109-119, 1995.
5) Rubens SL et al. : Individual and socio-demographic factors related to presenting problem and diagnostic impressions at a pediatric sleep clinic. *Sleep Med*, **25**: 67-72, 2016.
6) Broughton RJ : NREM arousal parasomnias. *Principles and Practice of Sleep Medicine*, 3rd ed., Saunders, 2000.
7) Owens JA : Sleep medicine. *Nelson Textbook of Pediatrics*, 19th ed., Kliegman RM et al. eds., pp.46-55, WB Saunders, Philadelphia, 2011.
8) Hublin C et al. : Prevalence and genetics of sleepwalking: a population-based twin study. *Neurology*, **48**(1): 177-181, 1997.
9) Hublin C et al. : Parasomnias: co-occurrence and genetics. *Psychiatr Genet*, **11**(2): 65-70, 2001.
10) Mahowald MW and Schenck CH : NREM sleep parasomnias. *Neurol Clin*, **14**(4): 675-696, 1996.
11) Terzaghi M et al. : Evidence of dissociated arousal states during NREM parasomnia from an intracerebral neurophysiological study. *Sleep*, **32**(3): 409-412, 2009.
12) Bassetti C et al. : SPECT during sleepwalking. *Lancet*, **356**(9228): 484-485, 2000.
13) Pilon M et al. : Auditory arousal responses and thresholds during REM and NREM sleep of sleepwalkers and controls. *Sleep Med*, **13**(5): 490-495, 2012.

14) Pressman MR et al.: Hypersynchronous delta sleep EEG activity and sudden arousals from slow wave sleep in adults without a history of parasomnia: Clinical and forensic implication. *Sleep*, **7**: 706-710, 2004.
15) Gaudreau H et al.: Dynamics of slow-wave activity during the NREM sleep of sleepwalkers and control subjects. *Sleep*, **23**(6): 755-760, 2000.
16) Guilleminault C et al.: Sleepwalking and sleep terrors in prepubertal children: what triggers them? *Pediatrics*, **111**(1): e17-25, 2003.
17) Hublin C and Kaprio J: Genetic aspects and genetic epidemiology of parasomnias. *Sleep Med Rev*, **7**(5): 413-421, 2003.
18) Pincherle A et al.: Epilepsy and NREM-parasomnia: a complex and reciprocal relationship. *Sleep Med*, **13**(4): 442-444, 2012.
19) Drakatos P et al.: NREM parasomnias: a treatment approach based upon a retrospective case series of 512 patients. *Sleep Med*, 2018.

4.4　概日リズム睡眠・覚醒障害（CRSWD）

　約1日（24時間）周期で繰り返される生体リズムを概日リズム（circadian rhythm）という．洞窟内など1日中照度が変わらず，時計時刻なども不明な条件（時間隔離）に置かれると，ヒトの概日リズムは24時間より長い周期で自律的に継続する（自由継続）．時間的手がかり（同調因子）が決まった時刻にあると，24時間周期のリズムとなる．

　図4.8に同調因子，振動体中枢，表現型を示した[1]．ヒトの場合，時間隔離条件に長期間いると，深部体温リズムと睡眠・覚醒リズムとが異なった周期を示す（内的脱同調）ことが知られており，2系統のリズムがあると考えられる．1つは外界の明暗リズムを同調因子，視交叉上核（suprachiasmatic nucleus：SCN）を振動体中枢（X），血中メラトニンや深部体温リズムなどを表現型とする系である．もう1つは，社会的同調因子を同調因子とし，SCNとは別の振動体中枢（Y）をもち，睡眠覚醒リズムなどを表現型とする系である．通常，この2系統は相互に作用しあい，一定の関係を保っている．

　上記のように睡眠・覚醒リズムも概日リズム表現型の1つである．通常，およそ決まった時刻に眠り，決まった時刻に起きている（年齢にもよるが，子どもなら，21時か22時に眠り，6時か7時に起きる）が，これが社会生活上望ましい時刻からずれたり，決まった時刻で入眠・覚醒ができなかったりする状態が，概日リズム睡眠・覚醒障害（circadian rhythm sleep-wake disorder：CRSWD）である．

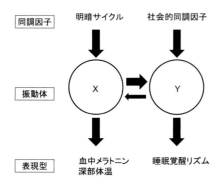

図4.8　ヒトの概日振動体系（文献1を改変）

4.4.1　概日リズム睡眠・覚醒障害の診断

　睡眠障害は睡眠障害国際分類3版（The International Classification of Sleep Disorders, 3rd ed.：ICSD-3）[2]に基づいて診断される．CRSWDの一般的基準は，A）概日時計機能の障害，あるいは内的概日リズムと求められる睡眠覚醒スケジュールとの間の不整合により生じ，B）不眠，過度の眠気の一方あるいは両者があり，C）著しい苦痛や機能障害を呈する，である．CRSWDの下位分類に以下の障害がある．

　・睡眠・覚醒相後退障害（delayed sleep-wake phase disorder：DSWPD）：社会生活上望ましい時刻に眠れず，起きられない．例えば，22時に就床しても入眠は2時になり，7時に起きられず11時に起床する．

　・睡眠・覚醒相前進障害（advanced sleep-wake phase disorder：ASWPD）：望ましい入眠時刻まで起きていられず，早すぎる時刻に目覚める．例えば，19時に入眠してしまい，2時に覚醒してしまう．

　・不規則睡眠・覚醒リズム障害（irregular sleep-wake rhythm disorder：ISWRD）：睡眠相に明確な概日リズムがないものである．主たる睡眠相がなく，24時間中に少なくとも3つの不規則な睡眠エピソードがある．

　・非24時間睡眠・覚醒リズム障害（non-24-hour sleep-wake rhythm disorder：

N24SWD)： 内因性概日リズムが24時間の明暗サイクルに同調しておらず，睡眠・覚醒リズムは通常24時間より長い周期で自由継続する．

・交代勤務障害（shift work disorder：SWD）： 本来睡眠にあてる夜間に勤務をすることにより，睡眠相が不規則になり，不眠・過眠が生じる．

・時差障害（jet lag disorder：JLD）： 大陸間飛行など急速な時間帯変化をすると，内因性概日リズムによる睡眠・覚醒リズムと，現地で求められる睡眠・覚醒パターンとの間に一時的な不一致が生じ，不眠・過眠が生じる．

・特定不能な概日睡眠・覚醒障害（circadian rhythm sleep-wake disorder not otherwise specified）： CRSWDの一般基準を満たすが，特定の障害の基準を満たさない．

上記のうち，ASWPDは高齢者に多い障害，ISWRDは概日リズム機能が著しく低下した状態，SWDとJLDはその状況に置かれれば誰でも生じうるものであり，子どもで治療対象となることは稀である．以下では子どもの睡眠障害として遭遇しやすいDSWPDとN24SWDについて述べる．

a. 睡眠・覚醒相後退障害（DSWPD）の診断

DSWPDの診断基準を表4.3に示した[2]．A）望ましい入眠・覚醒時刻と比べて主な睡眠相が著しく遅れており，入眠困難・覚醒困難を訴える，B）症状は3か月以上持続，C）好きなスケジュールでは睡眠の質と時間は年齢相応で後退した睡眠・覚醒相が維持される，D）睡眠日誌（可能ならアクチグラフィ）で確認，E）他の睡眠障害などで説明できない，のA～Eを満たすとDSWPDと診断される．

上記診断基準の中で，Cについては議論の余地があると思われる．筆者が初めて診たDSWPD例の睡眠相は，治療前2：00～13：30（11.5時間），治療後21：00～6：00（9時間）であり，治療後に比べ治療前は睡眠時間が2.5時間長かった[3]．このように，睡眠相が後退している間，睡眠時間が延長することはしばしば経験される．後退した時刻で眠ると，睡眠の持続性が悪いなど睡眠の質が低下し，睡眠時間が延長する可能性がある．

図4.9にDSWPD例（成人）の睡眠日誌をダブルプロット法で示した．平日の入眠時刻も遅いが，休日に入眠・覚醒時刻の両者が一層後退している．平日2：00～6：00，休日4：00～12：00の睡眠として本症例のクロノタイプ（chronotype, sleep-corrected mid-sleep on free days：MSFsc）と社会的ジェットラグ（social jetlag：SJL）[4,5]を計算すると，MSFsc 6.571時（6：34），SJL 4時間である．理想的な子どもモデル（平日休日とも22：00～

表4.3 睡眠・覚醒相後退障害の診断基準
（文献2を一部改変）

基準A～Eを満たす
A. 望ましい・求められる入眠・覚醒時刻と比べて主な睡眠相が著しく遅れており，これは望ましい・求められる時刻での入眠・覚醒が困難という患者・保護者による慢性的・反復する訴えで示される．
B. 症状は3か月以上ある．
C. 患者が随意にスケジュールを選択すると，睡眠の質と時間は年齢相応に改善し，後退した睡眠覚醒相が維持される．
D. 7日以上（14日以上が望ましい）の睡眠日誌と可能ならアクチグラフィによって，習慣的な睡眠相の後退が示される．この観察には，勤務／登校日と休日の両者を含める必要がある．
E. この睡眠障害は，他の睡眠障害，身体疾患や神経疾患，精神疾患，薬物使用，物質使用障害では説明できない．

注
1. 標準化されたクロノタイプ質問票は，夜型・朝型クロノタイプを評価するのに有用な手段である．この障害をもつ者は，夜型と典型的にはスコアされる．この障害の基準を完全には満たさない者の中で，夜型指向性が入眠困難に寄与しているか判断するのにも，この手段は有用である．
2. メラトニン（dim light melatonin onsetや24時間にわたって採取した尿中6-sulfatoxymelatonin）など他の概日リズム位相後退の実証は，概日位相後退を確認するために望ましい．

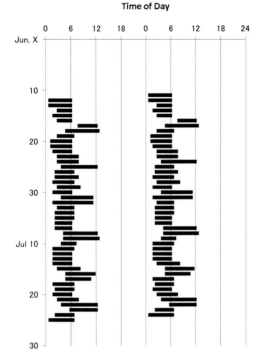

図 4.9 睡眠・覚醒相後退障害（成人）の睡眠日誌

表 4.4 非 24 時間睡眠・覚醒リズム障害の診断基準
（文献 2 を一部改変）

基準 A 〜 D を満たす
A. 不眠，過度の日中の眠気あるいはその両者と無症状期とを繰り返す．これは，24 時間の明暗サイクルと脱同調した内的睡眠・覚醒概日リズムとの不一致による．
B. 症状は 3 か月以上持続する．
C. 14 日以上（盲人ではより長い期間が望ましい）の睡眠日誌・アクチグラフィは，典型的には日々後退する睡眠・覚醒パターンを示し，概日周期は通常 24 時間より長い．
D. この睡眠障害は，他の睡眠障害，身体疾患や神経疾患，精神疾患，薬物使用，物質使用障害では説明できない．

注
1. 患者は睡眠・覚醒パターンが徐々に後退し，間欠的な不眠と過眠を呈することがある．症状は，睡眠・覚醒概日リズムの中でいつ眠ろうとしているかによる．日々の後退の大きさは内因概日周期に依存し，（周期が 24 時間に近いと）30 分未満から（周期が 25 時間より長いと）1 時間超まで幅がある．
2. 症候性エピソードは典型的には次第に睡眠潜時が延長し，入眠時刻が後退することから始まる．睡眠傾向リズムは日中に変移し，患者は夜間の入眠と日中の覚醒が困難になる．睡眠・覚醒傾向リズムがさらに変移すると，患者は午後・夕方の眠気・居眠り，ならびに早い入眠時刻と睡眠潜時短縮を訴えることになる．
3. 2 〜 4 週離れて（すなわち，変移が明らかになるのに十分な時間を置く）測定した DLMO や尿中 6-sulfatoxymelatonin リズムなど他の概日リズムは，脱同調したリズムを確認するのに望ましい．

7：00 の睡眠）では MSFsc 2：30，SJL 0 時間となるので，これと比較すると本症例はクロノタイプが遅い（夜型指向が強い）だけでなく，SJL（平日休日間の時差ボケ）も大きい．

この MSFsc は男女とも 10 歳台で次第に大きくなり（夜型化），20 歳頃最も遅くなる[4]．その後，MSFsc は加齢とともに徐々に小さくなる（朝型化）．これだけを思い浮かべてみても DSWPD は若年者に多く，ASWPD は高齢者に多いことが理解できる．

b. 非 24 時間睡眠・覚醒リズム障害（N24SWD）の診断

N24SWD の診断基準を表 4.4 に示した[2]．A）内的睡眠・覚醒概日リズムが脱同調し，不眠・過眠の時期と無症状期を繰り返す，B）症状は 3 か月以上持続，C）睡眠日誌・アクチグラフィにより，日々後退する睡眠・覚醒パターンを確認，D）他の睡眠障害などで説明できない，の A 〜 D を満たすことで診断される．

N24SWD 例（成人）の睡眠日誌を図 4.10 に示した．3 月までは日々睡眠相が後退し，その後，しばらくは後退した状態でほぼ固定，7 月に再び日々後退している．10 分単位で覚醒を 0，睡眠を 1 と判定し，χ 二乗ペリオドグラムによる周期解析をすると，2 〜 3 月は 24.83 時間，5 〜 6 月は 24.00 時間，7 月は再び 24.83 時間であった．本例のように N24SWD と DSWPD は移行することがある[2]．

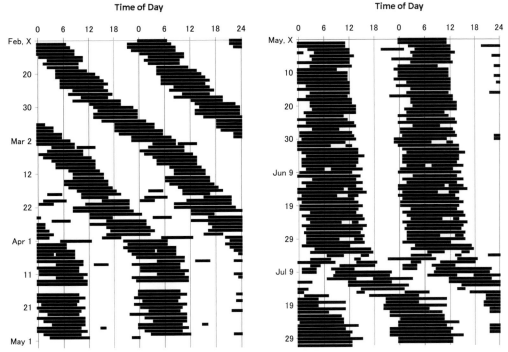

図 4.10 非 24 時間睡眠・覚醒リズム障害（成人）の睡眠日誌

4.4.2 DSWPD，N24SWD の有病率，発症機序，合併症

先に述べたように，DSWPD は思春期～若年成人に多い．この年代で有病率は 7～16％ とされる[2]．また，不眠を訴え睡眠外来を受診する者の約 10％ が DSWPD とされる[2]．一方，N24SWD については，光が重要な同調因子であるため全盲者の半数以上が N24SWD を有するとされるが，視覚健常者における有病率は ICSD-3 にも明記されていない[2]．

光に対する位相反応は，主観的夜（その人にとっての夜）に光を浴びると位相は後退し，主観的朝に光を浴びると位相は前進するという特性がある（位相反応曲線，phase response curve：PRC）[6]．この位相後退部分が大きく，位相前進部分が小さいと DSWPD，N24SWD になりやすいという説がある[2]．固有の自由継続リズム周期が長いと，位相後退は容易に生じるが位相前進が困難で DSWPD，N24SWD になるとも考えられている[2]．末梢時計遺伝子発現を調べた研究では，①対照や DSWPD に比べて N24SWD は周期が長い，さらに②治療反応性の良し悪しで群分けすると治療反応性の悪い N24SWD で周期が長い，ことが明らかにされた[7]．DSWPD の約 40％ に家族歴があるともされており[2]，上記のような時間生物学的背景が発症要因の 1 つと考えられる．

一方，PRC の位相前進部分で光曝露がなく，位相後退部分で光に曝露すれば，位相は後退し，DSWPD や N24SWD の状態になる．例えばうつ病の場合，精神運動制止（活動しようと思っても動けない）が朝強く，夕方～夜軽減する（日内変動）．朝目覚めてもなかなか活動できず，位相前進部分で光曝露がない．一方，夕方～夜には制止が軽減し，照明下で活動する．この時間は PRC では位相後退部分である．このように

うつ病が先行し，DSWPD 状態に陥ることがある（DSWPD 状態が先行して，抑うつ的になる場合もある）．この他，強迫性障害，注意欠陥多動障害，その他の発達障害でも DSWPD 状態になり得る[2]．思春期では不登校，社会的不適応，家族機能不全なども要因として考慮される[2]．いずれにしろ，適切な時間帯での光曝露がなければ，位相は後退する．学校が休みであれば夜ふかしをして位相後退部分で光を浴び，翌朝は寝坊をして位相前進部分の光曝露がなくなる．これで位相後退が始まるわけで，夏季休暇など長期休暇中に位相が後退し，9月などの始業時に概日リズムの問題が明確化することはしばしばある．筆者は，卒業試験・国家試験に向けての自主学習期間（登校不要）になった途端，睡眠・覚醒リズムとメラトニンリズムが自由継続した例も報告している[8]．

併発する障害として，睡眠の問題としては起床困難，無理矢理起床した場合は睡眠不足と日中の眠気がある[2]．また，先にも述べた気分障害，不眠・過眠対応としてのアルコール・睡眠薬・抗不安薬，カフェインなど覚醒維持効果のある薬物の使用・乱用もある[2]．障害としての DSWPD に限らずとも，クロノタイプ（MSFsc）が遅いほど，抑うつ，カフェイン摂取，喫煙，飲酒が増えると報告されている[5]．

4.4.3 DSWPD, N24SWD の治療

本節の冒頭で同調因子に明暗リズム（X 振動体系）と社会的同調因子（Y 振動体系）がある（図 4.8）と述べた．また，発症機序の項でも時間生物学的背景とそれ以外の背景があることを述べた．Primary な問題がどこにあるかの見極めが治療の第一歩になる．ICSD-3 にも DSWPD の亜型として，動機づけられた DSWPD（motivated DSWPD）が記載されている[2]．治療を完了し，通常生活を再開しようという動機がほとんどない（無意識であっても DSWPD 状態に留まりたい）もの（不登校など）である．こうした症例に睡眠相だけをみて DSWPD, N24SWD と診断すると，患者は「正当な」理由，「疾病利得」[9]を得てしまう．Primary な問題を放置すれば，DSWPD, N24SWD 状態も続く．

上記，病的状態への助長は避けたいので，「学校に行きたくないという気持ちがあるか」は尋ねる．次に，「無理強いはしないが，遅刻してでも登校してみよう」と話す．登校できれば不登校の問題は少ないといえ，また，登校自体が社会的同調因子を強めることにもなる．午前中に起床しながらまったく登校できないような場合は，不登校に primary な問題があると考え，児童思春期精神科への受診を勧める．睡眠専門医療機関で行う治療は以下がある．

a. 睡眠衛生教育と生活指導

睡眠衛生教育，生活指導は必ず行う．推奨睡眠時間は成人で 7 時間以上，10 歳台なら 8 時間以上であり[10,11]，起床時刻が決まれば就床時刻も自ずと決まってくる．10 歳代は MSFsc が遅くなるのが普通で[4]，夜ふかしは容易だが，望ましい時刻の就床はかなり意識しないとできない．やるべきことは早めに終わらせ，余裕をもって就床する．夜の室内照度は暗めが良い．タブレットを2時間使用するとメラトニン抑制も生じるので[12]，夜の PC 等の使用も避ける．起床後は可能なら 30 分程度戸外に出る（登校で

きるときは，登校を優先）．

b. 高照度光治療と青色光遮断眼鏡

外界の明暗リズムは最も重要な同調因子である[1,6,13]．光に対するPRCに基づき，主観的朝に光を浴び，主観的夜に光（特に青色光）を遮断する．自然の明暗環境が同調因子なので，これを用いるのが最善だが，真夏や真冬に30分戸外に出るのは困難である．高照度光装置が販売されており，30 cmの距離で10000 lxという装置もある．この照度は屋外の日中照度に近く，30分程度使用すればよい．同じ装置でも70 cmまで離れると照度は2500 lxになり，2時間使用する必要がある．ビタミンB_{12}が光感受性を上げるという説があり，光治療で効果不十分なときにビタミンB_{12}を投与しながら光治療をすることがある．筆者自身の経験としても，N24SWD患者に光治療をしても同調しきらず，B_{12}投与後に位相前進・同調が得られたことがある．

DSWPD，N24SWDに対する高照度光治療は理にかなったものだが，実施困難な面がある．主観的朝は最も不調な時間であり，その時間に戸外へ出たり，装置の前に行って治療したりするには多大な努力を要する．また，遅刻しがちな患者にとって朝の時間は貴重な時間であり，社会適応上，登校が優先される．これらの点を考慮すると，主観的夜に行える治療は非常に現実的である．主観的夜の光曝露は位相後退作用があるので，室内照度を下げる．位相反応は青色光帯域に敏感であるため，これを遮断する青色光遮断眼鏡が治療に試みられている[14]．21時から就床までと装着時間は長いが，他（テレビやコンピュータ，スマートフォン利用など）の制限は不要で，入眠時刻前進が報告されている[14]．実際的な方法であり，今後有力な治療手段になるものと期待している．

c. メラトニン・メラトニン受容体作動薬

メラトニンは概日リズム表現型でもあるが，これがSCNのX振動体に作用し，位相変移を生む．メラトニンのPRCは，光とは反対のパターン（暗パルス型[6]）であり，主観的夜に投与すると位相は前進し，主観的朝に投与すると後退する．DSWPD，N24SWDに対する治療で必要なのは位相前進であり，投与前入眠時刻の6〜7時間前に投与すると最大の効果が期待できる．

日本ではメラトニンの製造・販売がされていない．これに代わるのが，メラトニン受容体作動薬のラメルテオンである．メラトニンと同様のタイミングで投与するが，ラメルテオンには催眠作用もあるので，内服後の危険な作業は避ける．

d. ベンゾジアゼピン系・非ベンゾジアゼピン系睡眠薬

ハムスターの自覚的昼にブロチゾラムを投与すると，活動リズムを前進させるとともに，時計遺伝子である*Per1*，*Per2*の視交叉上核における発現が抑制されるという報告がある[15]．生物学的治療としては，光，メラトニン・メラトニン受容体作動薬が優先されるが，望ましい結果が得られないとき，睡眠薬投与も検討に値する[3,8]．投与のタイミングはメラトニンと同様だが，睡眠薬の場合，眠気・健忘に十分気をつける必要がある．

以上，CRSWD について，子どもで遭遇しやすい DSWPD，N24SWD を中心に，診断，有病率，発症機序，合併症，治療を概説した．診断・治療に際しては，motivated DSWPD の存在に十分配慮する必要がある．　　　　　　　　　　　　　　　〔碓氷　章〕

■文　献

1) 本間研一：ヒトの生物時計．臨床時間生物学（高橋三郎ほか編），pp.54-68，朝倉書店，1990．
2) American Academy of Sleep Medicine: *International classification of sleep disorders*, 3rd ed. American Academy of Sleep Medicine, Darien, IL, 2014.
3) 碓氷章ほか：睡眠相後退症候群の1例― triazolam, chronotherapy の試み―．脳波と筋電図，**20**: 16-24, 1992.
4) Roenneberg T et al.：A marker for the end of adolescence. *Curr Biol*, **14**: R1038-R1039, 2004.
5) Wittmann M et al.：Social jetlag: Misalignment of biological and social time. *Chronobiol Int*, **23**: 497-509, 2006.
6) 本間研一ほか：生体リズムの研究．北海道大学図書刊行会，1989．
7) Hida A et al.：Evaluation of circadian phenotypes utilizing fibroblasts from patients with circadian rhythm sleep disorders. *Transl Psychiatry*, **7**: e1106, 2017.
8) 碓氷章ほか：フリーランニングリズムを認めた2例．精神科，**8**: 509-514, 2006.
9) 小此木啓吾編著：新・医療心理学読本，日本評論社，1989．
10) Watson NF et al.：Recommended amount of sleep for a healthy adult: A joint consensus statement of the American Academy of Sleep Medicine and Sleep Research Society. *Sleep*, **38**: 843-844, 2015.
11) Hirshkowitz M et al.：National Sleep Foundation's sleep time duration recommendations: methodology and results summary. *Sleep Health*, **1**: 40-43, 2015.
12) Wood B et al.：Light level and duration of exposure determine the impact of self-luminous tablets on melatonin suppression. *Appl Ergon*, **44**: 237-240, 2013.
13) 碓氷章・井上雄一：高照度光療法．外来精神科診療シリーズ メンタルクリニックでの薬物療法・身体療法の進め方（石井一平編），中山書店，pp.284-291, 2015.
14) Esaki Y et al.：Wearing blue light-blocking glasses in the evening advances circadian rhythms in the patients with delayed sleep phase disorder: An open-label trial. *Chronobiol Int*, **33**: 1037-1044, 2016.
15) Yokota SI et al.：Inhibitory action of brotizolam on circadian and light-induced per1 and per2 expression in the hamster suprachiasmatic nucleus. *Br J Pharmacol*, **131**: 1739-1747, 2000.

4.5 過眠症

1997年に発表された睡眠障害国際分類（The International Classification of Sleep Disorder：ICSD）改訂版[1]では，「過眠」を"過眠は，過度に遷延する深い眠りのエピソードによって引き起こされる状態で，尺度などの主観的な測定方法を用いて定量することができる．また，反復睡眠潜時検査（Multiple Sleep Latency Test：MSLT）などの電気生理的な方法を用いて生理学的に評価することもできる．通常は日中に生じるものであるが，シフトワーカーなどでは夜間の勤務中に生じる．"と定義している．ICSDはその後，改版を重ね，最新のものは2014年にアメリカで発刊された睡眠障害国際分類第3版（ICSD-3）[2]であるが，第2版以降，過眠の定義の記載はない．また，ICSD-3では中枢性過眠症群の英語標記が，"central disorders of hypersomnolence"になっているように，ICSD-3での中枢性過眠症とは，"器質性や機能性は問わず脳の中枢機能に原因がある過眠症状を呈する疾患の総称"とされている．

図4.11に，ICSD-2で定義された従来の中枢性過眠症の分類とICSD-3の対比を示す．各疾患の詳細は別項で示すが，変更点について大まかにいうと，ナルコレプシーと特発性過眠症の下位分類の変更，反復性過眠症から「クライネ-レビン症候群」に名称変更，「精神疾患に伴う過眠症」の追加，である．これら，ナルコレプシーや特発性過眠症，クライネ-レビン症候群の初発好発年齢が10代〜20代とされており，子どもの過眠症状の原因として注意を要する疾患ではあるが，近年，子どもの睡眠不足の問題が指摘されているように，眠気・過眠症状を鑑別する際には，睡眠不足も念頭に置いておく必要がある．

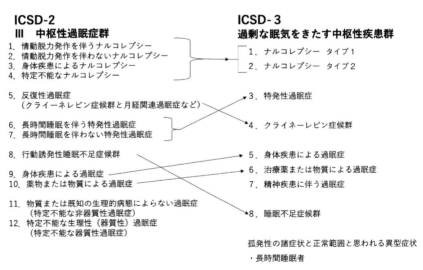

図4.11 中枢性過眠症の分類の変遷（ICSD-2分類からICSD-3へ）

4.5.1 ナルコレプシー

ナルコレプシー（narcolepsy）は，覚醒維持にかかわるオレキシン神経の脱落を原因とする，典型的には日中の過度の眠気，情動脱力発作，入眠時幻覚や睡眠麻痺を特

徴とする過眠症である[3]．欧米での有病率は 0.05% 程度だが，日本人では 0.16 〜 0.18% とやや高く，発症に男女差はない．好発年齢は典型的には 15 〜 25 歳だが，ナルコレプシー患者の 31.9% が 15 歳未満，4.6% が 5 歳未満で発症しているという報告[4]もある．ICSD-2 では，図 4.11 に示すように，下位分類の基準として「情動脱力発作の有無」と「身体疾患に関連したもの」をあげ，情動脱力発作の有無を診断基準の主軸にしていたが，ICSD-3 ではその病態を反映して，脳腫瘍や外傷などに起因した場合も含め"髄液オレキシン濃度が低値"を診断基準の主軸とし，これを満たす「ナルコレプシータイプ 1」と，髄液オレキシン濃度未測定あるいは正常値の「ナルコレプシータイプ 2」の二群のみに分類されている．ICSD-3 におけるナルコレプシーの診断基準を表 4.5 に示すが，次項で紹介する特発性過眠症の鑑別も含め，明らかな情動脱力発作を認めない場合は MSLT 検査が必須である．

　ナルコレプシーの主症状は，「日中の耐え難い強い眠気」であるが，表 4.5 の診断基準にも記されているように，若年小児の場合は，夜間の睡眠時間の延長や，いったんは消失した昼寝の再開という症状で確認されることもある．また，情動脱力発作は，「笑ったり驚いたりという強い陽性の情動を契機に生じる両側対称性の突然の筋緊張消失」であるが，発症初期の小児では，明らかな情動変化が伴わずに顔面筋の筋力低下（眼瞼下垂，開口，挺舌）や歩行不安定を示すことがあり，筋・神経疾患の症状と類似することがある点に注意が必要である[5]．

表 4.5　ICSD-3 によるナルコレプシーの診断基準[2]

ナルコレプシータイプ 1	ナルコレプシータイプ 2
A．耐えがたい睡眠要求や日中に眠り込んでしまうことが毎日，少なくとも 3 か月続く[1]． B．以下のうち最低 1 つが存在する． 　1．情動脱力発作があり，標準的な方法に従って実施された反復睡眠潜時検査（MSLT）において，平均睡眠潜時が 8 分以下，かつ 2 回以上の睡眠開始時レム睡眠期（入眠時レム睡眠期，SOREMP）が認められる．前夜の睡眠ポリグラフ記録で SOREMP（入眠から 15 分以内）があれば，MSLT における 1 回の SOREMP の代替としてよい[2]． 　2．免疫反応性によって測定される脳脊髄液（CSF）中のオレキシン A（ヒポクレチン-1）濃度が 110 pg/mL 以下であるか，あるいは同一の標準化された測定によって得られる健常群の平均値の 1/3 未満である． 注 1．幼児においては，ナルコレプシーの症状が夜間睡眠が非常に長くなること，あるいはすでにやめていた日中の昼寝習慣が再開することとして現れる場合がある． 2．ナルコレプシータイプ 1 が臨床的に強く疑われるが，診断基準 B1 の MSLT 基準を満たさない場合，取り得る方策は MSLT の再検査をすることである．	A．耐えがたい睡眠要求や日中に眠り込んでしまうことが毎日，少なくとも 3 か月続く． B．標準的な方法に従って実施された反復睡眠潜時検査（MSLT）において，平均睡眠潜時が 8 分以下，かつ 2 回以上の睡眠開始時レム睡眠期（入眠時レム睡眠期，SOREMP）が認められる．前夜の睡眠ポリグラフ記録で SOREMP（入眠から 15 分以内）があれば，MSLT における 1 回分の SOREMP の代替としてよい． C．情動脱力発作が存在しない[1]． D．脳脊髄液（CSF）中のオレキシン A（ヒポクレチン-1）濃度が測定されていない，あるいは免疫反応性によって測定される CSF オレキシン A 濃度が 110 pg/mL を超える，または健常群について同一の標準化された測定によって得られる平均値の 1/3 を超える[2]． E．他の原因，例えば睡眠不足症候群，閉塞性睡眠時無呼吸（OSA），睡眠・覚醒相後退障害（DSWPD），あるいは薬物または物質やその離脱の影響では，過眠症状や MSLT 所見をよく説明できない． 注 1．情動脱力発作が後から現れた場合，その疾患はナルコレプシータイプ 1 と再分類すべきである． 2．CSF オレキシン A が後の時期に検査され，その濃度が 110 pg/mL 以下，または健常群について同一の標準化された測定によって得られる平均値の 1/3 未満である場合，ナルコレプシータイプ 1 と再分類すべきである．

治療は，基本的には，対症療法を目的とした薬物療法を行う．ナルコレプシーの過眠症状に対しては，モダフィニルが第1選択薬である．モダフィニルは半減期が10〜12時間時間のため，原則，朝食後服用が望ましいが，午後の眠気や就学上，夕方遅くまでの覚醒維持が必要な場合は，朝食後に加え，昼食後にも追加服用することもある．他にペモリンがあるが，ペモリンの半減期も12時間前後のためモダフィニル同様の服用スケジュールで用いるが，肝機能への負担が懸念されることに注意が必要である．また，モダフィニルやペモリンで十分な覚醒維持効果が得られなかった場合，メチルフェニデートの投与も可能であるが，効果発現が早いものの，消失も早く4時間程度で覚醒維持効果が減弱するため，服用回数が増えることがあり，また，依存・乱用のリスクもある点に注意が必要である．なお，メチルフェニデートは，一定の条件を満たした登録医以外による処方は禁じられている．

日中の眠気に対する非薬物療法として，眠気の増強につながるような不規則な生活や睡眠不足を避けるために睡眠日誌の記録を行う．また，昼休みなどの休憩時間に5〜10分程度の計画的な仮眠を導入することで，仮眠後しばらくは眠気は軽減されることが多い．

情動脱力発作や睡眠麻痺（金縛り），入眠時幻覚といったレム関連症状に対しては，クロミプラミンやイミプラミンなどの三環系抗うつ薬を20 mg〜60 mg・分2〜3，ミルナシプラン50 mg・分2が推奨されるが，便秘・口渇・排尿障害には注意が必要である．

4.5.2 特発性過眠症

特発性過眠症（idiopathic hypersomnia）は，1957年にチェコスロバキアのロス（Bedrich Roth）が'非発作性'過眠症としてその概念を記載し，1976年に臨床単位として「特発性過眠症」の名称を提唱した[6]．特発性過眠症の中核症状は，睡眠維持に障害はなく，十分な睡眠を確保しても，目覚めが悪く（覚醒困難），日中に漫然とした眠気が続くことを特徴としている．また，覚醒困難に起因した睡眠酩酊（覚醒後の錯乱状態）や，片頭痛，起立性低血圧，レイノー症状といった自律神経系の機能不全症状を認めることが多い．ICSD-2では，夜間の連続睡眠時間が10時間以上の「長時間睡眠を伴う特発性過眠症」と夜間の睡眠時間が6〜10時間の標準的な「長時間睡眠を伴わない特発性過眠症」に分類されていたが，その後の研究により，特発性過眠症の中核的な病態は「覚醒困難」であり，臨床的特徴を厳密に評価した結果，この下位分類に差異はないと判明[7]し，「特発性過眠症」のみの診断分類となった．ICSD-3の特発性過眠症の診断基準を表4.6に示す．

特発性過眠症の有病率は100万人に対して50人程度，好発年齢は10〜20歳で緩徐に発症するとされている[8]．オレキシンの欠落がその病態とされているナルコレプシーと違い，病態を反映する指標が不明なため，診断は，過眠を呈しうる他の疾患の除外・鑑別が中心になる．小児・学童・青年期で注意が必要な鑑別疾患としては，概日リズム睡眠・覚醒障害群や睡眠不足症候群があげられる．そのため，入眠時幻覚や睡眠麻痺などのレム関連症状やいびきを認めず，起床困難や日中眠気を主訴とした場合，まずは，睡眠日誌をつけさせ，十分な睡眠時間が確保されているか確認することが重

要である．全米睡眠財団の報告では，思春期世代では8〜10時間の睡眠時間が推奨されているが[9]，我が国の現状では，特に大都市部では受験勉強や習い事に遅くまで時間を割く傾向があり，就寝時刻が23時以降，平日・休日問わず7時間未満の睡眠が当たり前という風潮があることに注意が必要である．

治療は，ナルコレプシー同様に十分な睡眠時間の確保と規則正しい生活の維持といった生活習慣指導と，対症療法的な薬物療法が主体となる．ナルコレプシーと違い，特発性過眠症では，仮眠からの覚醒時にも睡眠酩酊を起こすことがあるので，計画的な昼寝は推奨されない．我が国で保険適応とされている薬剤はペモリンのみであるが，典型的な特発性過眠症（ICSD-2基準での長時間睡眠を伴う特発性過眠症）では，その効果は不十分であることが多い．特発性過眠症では覚醒を維持できる時間が短いため，その時間に日中の活動を集中して行えるよう，生活習慣の工夫も重要である．

表4.6 ICSD-3による特発性過眠症の診断基準[2]

基準A〜Fを満たす．
A. 耐えがたい睡眠要求や日中に眠り込んでしまうことが毎日，少なくとも3か月間続く[1]．
B. 情動脱力発作が存在しない．
C. 標準的な方法に従って実施された反復睡眠潜時検査（MSLT）において，睡眠開始時レム睡眠期（入眠時レム睡眠期，SOREMP）が2回未満であること，もし前夜の睡眠ポリグラフ記録におけるレム睡眠潜時が15分以下である場合には，SOREMPが存在しないこと[2]．
D. 以下のうち最低ひとつが存在する．
1. MSLTで平均睡眠潜時が8分以下である
2. 24時間時間の総睡眠時間が660分以上である（典型的には12時間から14時間）[3]．これは（慢性的な睡眠不足を補正した後に行われる）24時間睡眠ポリグラフ検査，あるいは睡眠日誌記載とあわせて行う手首でのアクチグラフ検査（少なくとも7日間以上，時間制限なしで睡眠をとらせて平均する）[4]によって確認される．
E. 睡眠不足症候群を除外する（もし必要と判断されれば，夜間の臥床時間を増やすよう十分に試みても，眠気の改善がないことを確認する．夜間の臥床時間は，少なくとも1週間の手首でのアクチグラフ検査で確認することが望ましい）．
F. 本疾患の過眠症状やMSLT所見は，その他の睡眠障害，身体疾患や精神疾患，薬物または物質の使用ではよく説明できない．

注
1. 睡眠酩酊（遷延する覚醒困難で，覚醒する際に何回も再び眠り込み，易刺激性，自動症，混乱を伴うものと定義される）として知られる重度で遷延する睡眠慣性や，長く（1時間を超える）爽快感のない昼寝は，診断を支持するさらなる臨床的特徴である．
2. （睡眠不足が除外されるならば）前夜の睡眠ポリグラフ記録で睡眠効率が高いこと（90％以上）も支持する所見である．
3. 診断に必要な24時間中の総睡眠時間は，小児や青年では発達段階に伴う生理的な睡眠時間の変化に合わせて，またすべての年齢層について文化間の多様性に合わせて，変化させる必要があるかもしれない．
4. 特発性過眠症（IH）の他の診断基準を満たす患者で，MSLTの平均睡眠潜時が8分より長く，24時間総睡眠時間が660分より短い場合が時にみられる．患者が特発性過眠症に罹患しているとみなすか否かは，臨床的判断でなされるべきである．特発性過眠症と類似しうる他の病態を注意深く除外すべきである．臨床的に特発性過眠症である疑いが強く残るなら，後日MSLTを再検査することが推奨される．

4.5.3 クライネ-レビン症候群（KLS）

1925年にKlineにより周期性に傾眠を示す疾患群が報告され，1936年にLevinにより過眠期に過食を伴う周期的に過眠を認める疾患群が報告された．これらの周期的に傾眠期を認める疾患群を1942年にCritchleyとHoffmanがクライネ-レビン症候群（Kline-Levin syndrome：KLS）と命名した[10]．その後，1965年に高橋康郎により，

食欲亢進を伴わない周期性傾眠を示す群がいることが報告され，周期性に傾眠を示す疾患群の名称は「周期性傾眠症（反復性過眠症）」に変更された．そのため，ICSD-2までは反復性過眠症が用いられ，下位分類としてクライネ-レビン症候群と月経関連過眠症が含まれていたが，2015年にフランスでの単一施設での系統的評価の結果，中核群では過眠期に食行動異常や知覚変容，脱抑制行動を伴うことが明らかとなり[11]，ICSD-3からはクライネ-レビン症候群に名称が変更された．また，月経関連過眠症はホルモン療法で改善しうる症例が多いことから，中枢性疾患ではなく内分泌疾患の可能性が指摘され，食行動異常や認知変容を伴わず月経周期に関連した過眠のみのエピソードはこの疾患群のカテゴリから除外されている．ICSD-3のクライネ-レビン症候群（KLS）の診断基準を表4.7に示す．

KLSの有病率は，フランスでは10万人に1.5人と報告され[12]，非常に稀な疾患である．発症年齢は青年期に多く，10歳以前の発症症例は3.7%程度とされている．ほとんどの症例が発症後14年で自然寛解しているが，12歳以前の発症例では約半数は症状の軽快を認めていない．過眠の病相期は平均10日，再発までの中央値が3か月で，過眠期の睡眠時間は16〜20時間に及ぶ[11]．インフルエンザ感染や精神的なストレス，飲酒，過労が過眠期移行の誘因になることが多く，明らかな過眠期に突入する2〜3日前からから倦怠感，頭痛，集中力低下を認め，過眠期中は飲食，排泄以外はほとんど寝て過ごしてしまい，回復期では，次第に睡眠時間が短くなっていく傾向がある．なお，過眠期中の活動については軽度の意識障害を疑わせるような健忘を残すことが多い．病態は明確にはなっていないが，過眠期に全般的に背景脳波が徐波化することや，発作性の同期性の中〜高振幅群発を認めることから，脳幹部から間脳における覚醒維持機能の一過性の障害が疑われている[12]．また，HLA（Human Leukocyte Antigen，ヒト白血球抗原）DQB1*0201との関連が指摘されており，感染症により過眠期が誘発されやすいことから，自己免疫機序の関与も指摘されている[13]．

病態生理が不明なため，治療法は確立していない．過眠期を誘発するような環境イベント（過労，不規則な生活，過剰なストレス）を避けるように心がける．保険適応外だが炭酸リチウムの服用により過眠期発現の抑制や軽減される可能性が指摘されている．

なお，重要な鑑別疾患として，睡眠不足と逃避心性がある．過度の睡眠不足により，反跳性に1〜2日間，寝続けることがあるので，睡眠日誌の記録は重要である．また，過眠期が生じる直前にテストや学校行事などの有無を確認し，過眠期にもかかわらず，興味のある活動時（観たいテレビや好きな行事への外出）には覚醒が維持される場合は，逃避心性を疑い，心理的アプローチが必要となる．

表4.7 ICSD-3によるクライネ-レビン症候群の診断基準[2]

基準A〜Eを満たす．
A. 患者は，過度の眠気と睡眠持続時間を伴う病相期を少なくとも2回反復し，それぞれの病相期は2日から5週間持続する．
B. 病相期は年に1回以上反復するのが通常で，少なくとも18か月に1回は繰り返される．
C. 病相間欠期には，患者の覚醒水準，認知機能，行動，気分は正常である．
D. 病相期に，以下のうち最低ひとつが認められる．
　1. 認知機能障害
　2. 知覚変容
　3. 摂食障害（食欲不振あるいは過食症）
　4. 脱抑制行動（性欲亢進など）
E. この過眠症状と関連症状は，その他の睡眠障害，身体疾患，神経疾患，精神疾患（特に双極性障害），薬物または物質の使用ではよく説明できない．

4.5.4 睡眠不足症候群

年齢により必要とする睡眠時間に差はあるが，故意的でないにしろ，正常な覚醒状態を維持するのに必要な睡眠時間が慢性的に不足した場合，結果として，日中に強い眠気をもたらす．睡眠不足による眠気を ICSD-2 では「行動誘発性睡眠不足症候群」，ICSD-3 では「睡眠不足症候群」（insufficient sleep syndrome）として分類されている（表 4.8）．

ICSD-3 の診断基準診断基準 A）であるが，小児の場合，眠気を言語で表現できず，第三者からの評価では，怒りっぽい，落ち着きがない，注意散漫・集中力低下，意欲低下といった，一見，ADHD や「うつ」に類似した行動症状[14]として現れることがあることに注意すべきである．

診断基準 B）の「年齢相応の（睡眠時間の）標準値」であるが，全米睡眠財団が推奨する世代別の睡眠時間は，年長児（3〜5 歳）で 10〜13 時間，就学児童（6〜13 歳）で 9〜11 時間，思春期（14〜17 歳）で 8〜10 時間とされている[9]．一方，2010 年の国民生活時間調査の結果では，我が国での 10 代の平均睡眠時間が 7.5 時間であり，全米睡眠財団の推奨時間を下回っている．その背景として，ちょうど，中学・高校受験の世代であるため，受験勉強のための塾通い，遅くまでの部活動，「睡眠を削ってでも頑張ることが美徳」といった文化的背景も影響していると考えられる．

診断基準 D）であるが，週末や休日に，目覚ましなしで自由に眠らせたときに，平日の睡眠時間よりも 2 時間以上眠るようなら，まずは，睡眠不足を疑う．

日中の眠気を主訴に睡眠医療機関を受診した患者の 7% は睡眠不足だったという報告がある[15]．また，中高生を対象（12〜18 歳，1.5 万人）とした研究で，睡眠時間が全米睡眠財団が推奨する睡眠時間と同等の 8.5 時間で「うつ・不安」のリスクが最も低く，睡眠時間が短くなるほど，「うつ・不安」のリスクは高まることが報告されている[16]．このように，心身の健康維持には十分な睡眠が不可欠であること，睡眠不足による眠気・弊害は十分な睡眠を確保する以外，解消方法がないことを，患児だけではなく，保護者にも力説し，子どもの睡眠時間の確保を第一に家族全体で生活習慣を見直すことが大切である．

表 4.8 ICSD-3 による睡眠不足症候群の診断基準[2]

基準 A〜F を満たす．
- A. 耐えがたい睡眠要求や日中に眠り込んでしまうことが毎日ある．思春期前の小児では，眠気の結果として生じる行動異常を訴える．
- B. 本人もしくは親族から得られる睡眠履歴，睡眠日誌あるいはアクチグラフ検査[1]によって確かめられた患者の睡眠時間が，その年齢相応の標準値[2]よりも通常短い．
- C. 短縮された睡眠パターンは，少なくとも 3 か月間，ほとんど毎日認められる．
- D. 患者は目覚まし時計や他の人に起こされるといった手段で睡眠時間を短くしており，週末や休暇中など，こうした手段を使わないと，ほとんどの場合より長く眠る．
- E. 総睡眠時間を延長させると，眠気の症状が解消する．
- F. 本疾患の症状は，他の未治療の睡眠障害，薬物または物質の影響，その他の身体疾患，神経疾患，精神疾患ではよく説明できない．

注
1. 本人の生活履歴や睡眠日誌の正確さに疑いがあれば，アクチグラフ検査を行うべきである．検査は少なくとも 2 週間行うことが望ましい．
2. 長時間睡眠者の場合，習慣的な睡眠時間が年齢標準値の場合がある．しかし，その睡眠時間は長時間睡眠者には不十分であるかもしれない．

4.5.5 その他，過眠を呈する疾患（薬物，頭部外傷など）

　眠気や興奮・覚醒といった副作用のある薬物，嗜好品の使用状況の確認も必要である．併発する身体疾患（花粉症やアトピーなど）や精神疾患に対して薬剤が処方された後から日中の眠気が強まった場合は，処方医と相談し，疑われる薬剤の減量や変更を促すことが望ましい．

　睡眠・覚醒にかかわる間脳・脳幹部に腫瘍性病変，炎症・感染症，変性が起きることでも，過眠症状を呈しうる．これらに起因して，髄液中オレキシンの低下・欠落を認めた場合，ICSD-3 では「ナルコレプシータイプ1」の診断になり，オレキシンの低下・欠落を認めず，MSLT にて SOREMP（入眠時レム睡眠期，sleep onset REM period）を確認できた場合は「ナルコレプシータイプ2」の診断になる．表4.9 に過眠を呈しうる代表的な身体疾患を示す．

　身体疾患に起因した過眠症状は，原疾患の回復に伴い，改善することがあるが，頭部外傷に伴う過眠（頭部外傷後過眠症）は，過眠症状が遷延化することが多く，また，事故に対する心因反応，不定愁訴ととられてしまうことがある．MRI や CT などの一般的な画像検査では睡眠覚醒維持にかかわる間脳・脳幹部に所見を認めていなくても，びまん性軸索損傷の症状として「過眠」を呈することがある[17]．また，腫瘍摘出など脳外科手術による覚醒維持にかかわる神経投射線維の障害が原因と思われる過眠症の症例報告もある[18]．脳の発育が盛んな幼少期での頭部外傷による過眠症状は改善する可能性が指摘されているが，幼児・小児期に頭部外傷を負った181名を，幼児期，就学前期，小児期中期，後期の4群に分けて追跡した結果，小児期中期以降の受傷は，過眠症状および IQ への影響の予後が不良であると報告されている[19]．

　以上，日中の強い眠気を主症状とする代表的な中枢性過眠症を紹介した．多くの過眠症の好発年齢が10代であるが，上述したように，脳の覚醒維持機能障害がその病態の本質であるナルコレプシーや特発性過眠症，反復性過眠症（クライネ-レビン症候群）は非常に稀な疾患であるにもかかわらず，授業中の居眠りや起床困難の原因を「過眠症」と考え，薬物療法による日中の眠気の改善を求めて医療機関を受診する傾向が少なからず散見される．これらの中枢性過眠症の診断には，少なくとも世代ごとに必要とされる睡眠時間をとっていることが前提条件である．現代日本の就学世代の多くが受験勉強や習い事のために睡眠時間を削り，慢性的な睡眠不足状態に陥った結果，日中に強い眠気が生じたり（睡眠不足症候群），また，夜型生活に慣れたために起床困難や午前中の強い眠気が生じている（睡眠・覚醒相後退障害）ことが多い．このような生活習慣に起因した眠気を除外するためにも，まずは，睡眠日誌の記録が不可欠である．そして，規則正しく，十分な睡眠時間の確保が何よりも重要であることを，患児だけでなく保護者にも理解してもらうことが必要である．〔中村真樹・井上雄一〕

表4.9　過眠を呈しうる身体疾患

A. パーキンソン病
B. 頭部外傷
C. 遺伝病：ニーマン・ピック病C型，ノリー病，プラダー・ウィリ症候群，筋強直性ジストロフィー，メビウス症候群，脆弱X染色体症候群など
D. 脳内占拠性・炎症性疾患：脳腫瘍，感染症，サルコイドーシスなど
E. 内分泌疾患：甲状腺機能低下症など
F. 中毒・代謝性疾患：肝性脳症，慢性腎不全，副腎機能不全，有機溶剤中毒など

■文 献

1) American Academy of Sleep Medicine：*International Classification of Sleep Disorders revised: Diagnositc and Coding Manual*, 1997.
2) American Academy of Sleep Medicine：*International Classification of Sleep Disorders: Diagnositc and Coding Manual*, 3rd ed., American Academy of Sleep Medicine, 2015.（日本睡眠学会診断分類委員会訳：睡眠障害国際分類第3版，ライフ・サイエンス，2015.）
3) Dauvilliers Y et al.：Narcolepsy with cataplexy. *Lancet*, **369**: 499-511, 2007.
4) Challamel MJ et al.：Narcolepsy in children. *Sleep*, **17**: S17-S20, 1994.
5) Postiglione E et al.：The clinical spectrum of childhood narcolepsy. *Sleep Med Rev*, Epub ahead of print, 2017.
6) Roth B：Narcolepsy and hypersomnia: review and classification of 642 personally observed cases. *Schweiz Arch Neurol Neurochir Psychiatr*, **119**: 31-41, 1976.
7) Vernet C and Arnulf I：Idiopathic hypersomnia with and without long sleep time: a controlled series of 75 patients. *Sleep*, **32**: 753-759, 2009.
8) Bassetti C and Dauvilliers Y：*Idiopathic hypersomnia*, Elsevier, 2010.
9) Hirshkowitz M et al.：National Sleep Foundation's sleep time duration recommendations: methodology and results summary. *Sleep Health*, **1**: 40-43, 2015.
10) Pearce JM：Kleine-Levin syndrome: history and brief review. *Eur Neurol*, **60**: 212-214, 2008.
11) Lavault S et al.：Kleine-Levin syndrome in 120 patients: differential diagnosis and long episodes. *Ann Neurol*, **77**: 529-540, 2015.
12) Arnulf I et al.：Diagnosis, disease course, and management of patients with Kleine-Levin syndrome. *Lancet Neurol*, **11**: 918-928, 2012.
13) Dauvilliers Y et al.：Kleine-Levin syndrome: an autoimmune hypothesis based on clinical and genetic analyses. *Neurology*, **59**: 1739-1745, 2002.
14) Gruber R et al.：Short sleep duration is associated with teacher-reported inattention and cognitive problems in healthy school-aged children. *Nat Sci Sleep*, **4**: 33-40, 2012.
15) 駒田陽子・井上雄一：睡眠不足症候群と眠気．睡眠医療，**2**: 139-143, 2008.
16) Ojio Y et al.：Sleep Duration Associated with the Lowest Risk of Depression/Anxiety in Adolescents. *Sleep*, **39**: 1555-1562, 2016.
17) Nakamura M et al.：Tractographic imaging of posttraumatic hypersomnia. *Sleep Med*, **9**: 98-100, 2007.
18) Sakuta K et al.：Possible mechanism of secondary narcolepsy with a long sleep time following surgery for craniopharyngioma. *Intern Med*, **51**: 413-417, 2012.
19) Crowe LM et al.：Timing of traumatic brain injury in childhood and intellectual outcome. *J Pediatr Psychol*, **37**: 745-754, 2012.
20) 本多真：中枢性過眠症群．睡眠医療，**9**: 139-149, 2015.

4.6 むずむず脚症候群（RLS）

むずむず脚症候群（restless legs syndrome：RLS，レストレスレッグス症候群）は，下肢を中心とした不快な感覚とこれに付随する運動促迫（患部を動かしたいという衝動）が安静時（座位もしくは臥位）に生じるものであり，夜間に発現ないし増悪する．RLS罹患者は，下肢の不快感により多くが不眠を訴える．RLSの症状は安静時に顕在化するが，運動中には軽減ないし消失するという特徴を有する．むずむず脚（restless legs）症候群という病名は，この運動促迫に基づいて命名されたものである．このような症状の存在は17世紀から知られており，1945年にスウェーデンの神経内科医エクボム（Karl Ekbom）によってこの病名がつけられた[1]．本疾患に関する臨床研究は睡眠医学が確立された初期から盛んに行われていたが，1990年代に入って小児症例が報告され[2,3]以後小児RLSの臨床特性や病態に関する研究が進みつつある．その成果として，小児においても成人と同様にRLSは日中機能に悪影響を及ぼし，イライラ感，注意集中不良や多動を生じやすく（注意欠陥多動性障害と見誤れるケースも少なくないし，時には両疾患が併存するケースもある），学業成績や両親，友人との関係の悪化を招くことが重要視されている．また成人RLSの診断基準（表4.10）[4]だけでなく，子どもは自覚症状の言語表出が十分でないことを考慮して，表4.11に示したような小児専用の診断基準も作成されている（表4.11)[5]．しかしながら，小児では成

表4.10 成人のRLSの診断[4]

5つの必須診断基準
1. 脚を動かしたいという強い欲求が常にではないものの通常不快な下肢の異常感覚に伴って，あるいは異常感覚が原因と感じて起こる
2. その強い欲求および異常感覚が，安静にして，静かに横になったり座ったりしている状態で始まる，あるいは増悪する
3. その強い欲求および異常感覚は運動によって改善する
4. 安静時におけるその強い欲求および異常感覚が日中より夕方・夜間に増悪する
5. これらの特徴をもつ症状が，他の疾患・習慣的行動で説明できない
（筋肉痛，静脈うっ血，下肢浮腫，関節炎，こむらがえり，特定の体位における不快感，フットタッピングなど類似疾患を鑑別除外）

診断を補助する4つの特徴
1. 睡眠中あるいは安静時の周期性四肢運動の合併
2. ドーパミン受容体作動薬（ドーパミンアゴニスト）が不快感の軽減に効果をもつ
3. RLSの家族歴がある
4. 日中の強い眠気がない

表4.11 小児RLS診断のための注意事項[5]
（簡便な，最新の小児RLS疑診例，可能性例のための診断基準がある）

・患児の言葉で下肢の持続的な不快感を訴えること．
・診察者は子どもがRLSを表現するのに使う典型的な言葉に気付く必要がある．
・診断基準を適応する場合，年齢よりも言語・認知発達のレベルを考慮する必要がある．
・成人に対する臨床経過の確定要因が小児にも適応できるかは不明である．
・成人同様，睡眠，気分，認知，機能への著明な影響がみられる．しかし，行動と学業においてより重大な影響がしばしばみられる．
・PLMDがRLSの診断に先行する場合がある．

■小児RLS疑診・可能性例のための診断基準
〈疑診例〉
　IRLSSG診断基準（表4.10）の5つの診断基準のうち4.以外を満たす．
〈可能性例〉
　安静時に下肢の不快感があるような行動があり，それに伴ってその部分を動かしているところを観察される．その不快感はIRLSSG診断基準（表4.10）の2.〜5.に合致する．

■小児RLSの臨床補助診断
　以下の2つは診断に必須ではないが，小児RLSと関連が深く，併存する場合が多い．
　（1）PSGで睡眠時周期性四肢運動指数（PLMS index：睡眠1時間あたりの周期性四肢運動の頻度）＞5/h＊
　（2）第一親等内の家族歴
　（3）PLMS index＞5/hの家族歴
　（4）第一親等内での周期性四肢運動障害の家族歴

＊：日本人小児では5以下のことが多いので注意が必要である．
PLMD：周期性四肢運動障害．

人以上に鑑別診断が難しいため，専門医の慎重な問診が必要である．本節では，小児RLSの症状，疫学，病態生理，治療について概説したい．

4.6.1 小児RLSの症状

小児においても，成人例と同様に，①運動促迫と不快な感覚の存在，②症状が座位もしくは臥位で安静にしているときに発現もしくは増悪，③症状は運動中（歩行またはストレッチ，マッサージなど）には軽減・消失する，④夜間に限局もしくは夜間に増悪するという特徴を満たすものが，典型的なRLSと考えられる．しかしながら，成人例では重症ないし長期罹患例でない限り日中にはRLS症状が存在することが少ない[6]のと異なり，小児RLSでは比較的軽症段階から昼夜ともに症状が存在することが多く，夜間症状に伴う入眠困難（中途覚醒後の再入眠の障害も含む）だけでなく，学校での座位での授業中や帰宅後宿題をしているときに苦痛を感じることがある[7]．小児用の生活機能スケールや精神機能スケールを用いた研究では，小児RLSではこれらの得点はかなり悪化しているので，本疾患の日常生活に及ぼす悪影響は大きいものと考えられるし[8]，不安・抑うつ症状を呈するケースも散見される[9]．感覚症状の内容は，ちりちりする，泡立つ，むずむずする，火照る，気持ち悪いなど成人例と同様かなり多様である．また，感覚症状を疼痛として表現する場合も少なくなく，このような患児では成長痛と誤認されてしまうこともある[10]．症状の存在する部位は，大腿，下腿，足底など下腿が大半だが，時には腹部，上肢，顔面などにみられることもある．小児例では，先に述べたように症状の言語化が難しいケースも少なくないため，よく聞き分けて見過ごさないことが肝要であり，時によっては描画によって確認されるケースもある（図4.12）[7]．また，小児は「じっとしていられない」という感覚を明瞭に言語化することはほとんどないので，運動・行動全般を総合的に評価する必要もある．夜ベッドに行ってもなかなか眠れずじっとしていられなかったり，寝床へ行くのを怖がる児童では，RLSの可能性を慎重に吟味すべきである．夜間寝付いた後に，寝ぼけた状態で動き回るために，夢中遊行を呈するケースもみられる[9]．後述するように，小児RLSでは遺伝負因を有する者が多いので，RLSが疑われる児童については，親兄弟に同様の症状の既往を有する者が存在することを確認することも補助診断として重視される[5]．

成人のRLSにおいては，しばしば身体疾患に伴う二次性のケース（腎障害やパーキンソン病など）が混在しているが，小児の場合に

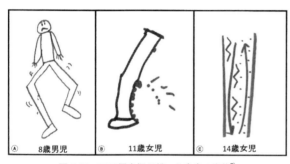

図4.12 RLS罹患児が描いた自身の症状[7]

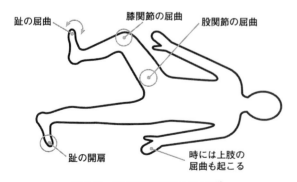

図4.13 周期性四肢運動の模式図[11]
基本的には脚関節の屈曲運動だが，バビンスキー（Babinski）反射様の足趾開扇運動や膝関節・股関節の屈曲を伴った三重屈曲反射様の運動を呈することもある．

は二次性の症例は比較的少ない．しかしながら，神経疾患に基づいて発症した症例や薬剤性（抗うつ薬や抗精神病薬，抗ヒスタミン剤使用に起因する）の症例は無視できない．小児 RLS の鑑別診断には，皮膚疾患（この場合には異常感覚は表面に生じる），関節炎，身体表現性障害などによる精神症状などが挙げられるが，中でも先に述べた成長痛による痛みとの鑑別は重要視される．これらでは，RLS の中核症状である，症状が安静により悪化—運動により改善するかどうかという点を慎重に問診すべきである．なかなか鑑別がつかない場合には，睡眠専門医療機関で，終夜睡眠ポリグラフ検査を実施し，RLS に高頻度に随伴する周期性四肢運動（periodic limb movements：PLMS，図 4.13）[11]の存在（病的基準は単位時間あたり成人では 15 回以上，小児では 5 回以上である）を確認することも補助診断として重要である[12]．特に白人児童では，PLMS が持続するうちに RLS が後発するケースが多いと指摘されている[9]．

4.6.2 小児 RLS の疫学

後述する成人の RLS に関しては世界各国で疫学調査が行われ，白人では一般人口の 4～10％程度が RLS に罹患していると考えられている[13～15]．また，日本を含めたアジア人での有病率はそれより若干低く，2～4％程度とされている[16,17]．これらの疫学調査の中で問題視されているのは，成人 RLS のおよそ 40％で，症状が思春期までに発症している点である[18]．小児での RLS 有病率については，アメリカとイギリスの小児を対象とした大規模調査で，8～11 歳人口における罹患者は 1.9％，12～17 歳でのそれは 2％と報告されており，中等症以上で治療が必要な症状を有する者（週に 2 回以上症状が発現し，苦痛を感じているもの）は，8～11 歳人口で 0.5％，12～17 歳人口で 1％とされている．また，発症年齢に注目した研究では，10～11 歳頃に症状が始まると記載したものが多いようである[9,19]．成人での RLS 罹患者は女性のほうが 1.5 倍高いとされているが，小児 RLS については，明瞭な性差はないようである．一方で，成人 RLS に比べて小児 RLS のほうが遺伝負因を有する者が多いことがわかっており，Picchietti らの報告[9]では，RLS 罹患児の 70～80％で両親のどちらかが RLS 症状を有していたという．しかしながら，成人での RLS 有病率が低いアジア人での，小児 RLS の有病率，重症度，遺伝負因の水準などに関する実態は未だ把握されていない．

注目すべき研究データとして，注意欠陥・多動性障害（ADHD）罹患児で RLS 有病率が 10～40％と高く，RLS 児での ADHD 有病率も 18～30％と一般児童よりかなり高いことが報告されている[20]．RLS においては，入眠障害や PLMS による中途覚醒の散発が生じるので，これによって断眠状態が形成された結果として注意欠陥や多動症状が生じ偽性 ADHD を呈する可能性がある[9]ことは考慮すべきであろう．しかしながら，両疾患が合併する可能性が高いことはほぼ確実視されており，この点に関する研究がなされつつある．現時点では，ADHD 治療に有効な精神刺激薬がドーパミントランスポーター作用を有すること，神経画像研究で ADHD 児において線条体-前頭葉のドーパミン神経連絡障害があり，これが ADHD 症状の原因になっている可能性があるとするものなどがあることから，ADHD 病態においても RLS にみられるような中枢ドーパミン機能障害を有するとの指摘もある．しかしながら，ADHD では RLS の

ような遺伝学的特徴（MEIS1，BTBD9，MAP2 K5 などの SNPs の特性）はみられないし[21]，RLS の代表的な治療薬であるドーパミン受容体作動薬に治療反応を示さない[22]など，一致しない部分も少なくない．同様に，RLS と ADHD の併在に鉄不足が関与しており，鉄剤による補充療法で両症状が改善するとの指摘もあるが[23]，まだこの点についての結論も得られていない．

4.6.3　RLS の病態

RLS は，単一の要因によって発現する病態ではなく，多要因の複合によって発現すると考えられている（図 4.14）．

RLS も PLMS も，ドーパミン製剤ないしドーパミン受容体作動薬投与によって症状が抑制されることから，その発現病態にドーパミン神経の機能異常が関与していると考えられている．現時点では，間脳（A11）領域から脊髄の背側（感覚性），腹側（運動性），中間外側（交感神経性）ドーパミン系の出力の変調の存在が推定されており，ドーパミン2受容体ノックアウトマウスを用いた実験でも脊髄への入力機構の障害が示されている[24]．

また，古くから鉄欠乏が RLS 発現に関与することが知られており[25]，脳内での鉄の含量低下が RLS 病態に関与すると考えられている．その理由として，鉄がドーパミン合成にかかわるチロシン水酸化酵素の生成にかかわっていること，さらにはシナプス後部のドーパミン2受容体機能と関連していることが示されており，鉄欠乏状態では線条体と側坐核のドーパミン受容体の代謝回転が低下することがわかっている．血清フェリチン（鉄を貯蔵するタンパク）値がおよそ 50 ng/mL 以下になると，体内鉄貯蔵量が減少していることになり，RLS 症状発現リスクが上昇する[26]．小児期には成長段階にあるために鉄需要が増大し鉄欠乏状態になりやすいことも RLS 発現の誘因になっていると考えられる．

前述したように若年発症 RLS では遺伝負因を有する者が多く，家系内多発例では常染色体優性遺伝の形態を示すものが報告されている[27]．さらに一塩基多型（single nucleotide polymorphisms：SNPs）を用いたゲノム解析が進む中で，BTBD9（特に PLMS との因果関係が強いものと言われている），MEIS1，MAP2 K5，LBXCOR1 と RLS との因果関係が示されている[28]．しかしながら，RLS の小児期発症を規定する要因は未だ明らかにされていない．

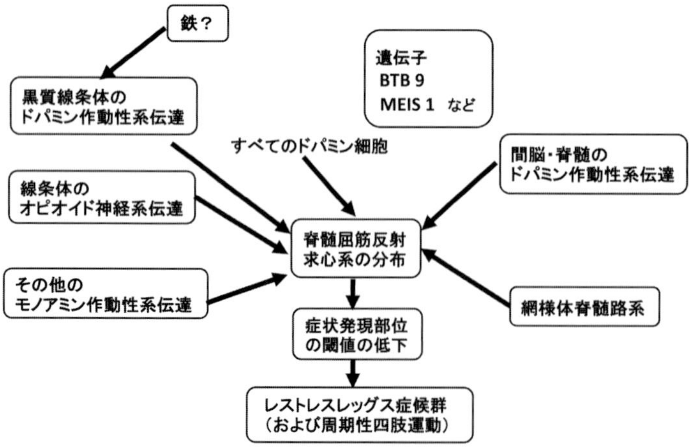

図 4.14　むずむず脚（レストレスレッグス）症候群（および周期性四肢運動）において推測される病態生理
鉄代謝の障害，遺伝的な影響が重要である可能性と，線条体のオピオイド神経系伝達異常が重要である可能性が考えられる．

4.6.4 小児 RLS の治療と対応

小児 RLS では，非薬物的なアプローチを工夫するべきである．夜間，日中の症状が起こりやすい時間帯にはリラックスするように環境を整える，気をそらす（症状にこだわるとかえって悪化することが多いので注意），症状悪化につながるカフェイン飲料を避ける，寝不足を避ける，上述の RLS 増悪リスクを有する薬剤の服用に配慮する，などの工夫が必要である．特に，家族が RLS を気にするあまり，繰り返し症状について質問しすぎると，児童はこだわりが強くなって症状に対して敏感になりすぎる傾向があるので，これは避けるべきである．これらの対応で十分な改善が得られない場合には，以下の薬物療法を考慮すべきである．

a. 鉄剤投与

成人例・小児例ともに血清フェリチンが低値（50 ng/mL 以下）の症例では，積極的に鉄剤を経口投与すべきである．鉄剤治療の効果発現は，開始からおよそ 3 週間程度を要するが，その有効性と安全性は，成人例ではほぼ確立されていると言ってよい[29]．小児例では，プラセボ対照ランダム化比較試験は行われていないが，多くの臨床的観察で有効例が集積されているし[8]，その効果は長期間持続する．経口鉄剤投与（小児ではおよそ 3〜6 mg/kg/日程度）での目的血清フェリチンレベルは 80〜100 ng/mL 程度とされている．なお，感染症，肝疾患などが存在する場合には，鉄不足状態であってもフェリチン値は高値になりやすいので，この場合にはトランスフェリン値，鉄飽和率などを参考にすべきである．成人例では鉄剤静脈内投与の有効性も確認されているが，小児例特に経口鉄剤投与で十分な血清フェリチン値上昇の得られない症例については，鉄剤静脈内投与の必要性は十分認識されており著効例も散見されるが[30]，まだその安全性は確立されていない．いずれにせよ，小児 RLS では低下しがちな血清フェリチン値を一定水準に保つことが肝要なので，鉄剤を用いて正常化した後は，鉄分を多く含有する食物（肉類，魚介類など）をバランスよく摂取しながら，本剤中止後に再度低下していないかどうか定期的に検査することが望まれる．

b. ドーパミン系薬剤

鉄欠乏がないか，十分な鉄補充が行われた後にも RLS 症状が持続している場合には，ドーパミン系薬剤が治療上の重要な選択肢となる．後述する症状促進現象（augmentation）発現の可能性の高い L-DOPA や，長期連用に伴う心臓弁の線維化の可能性のある麦角系ドーパミン受容体作動薬（dopamine agonist：DA）が，小児 RLS に用いられる可能性はごく低いと考えられるが，D2, D3 受容体作動性の非麦角系 DA は，全世界的にも成人 RLS 治療についての適応を取得しているものが多く（pramipexole, ropinirole, rotigotine），このうちプラミペキソール（pramipexole），ロチゴチン（rotigotine）は我が国でも適応を取得している．しかしながら，小児 RLS についてはいずれの薬剤も系統的な臨床試験が行われておらず，有効性と安全性が確立されていない点には十分な注意が必要である．

RLS に対する DA 治療の特徴は，有効例では早期（多くは即日）に効果が発現する点であり，この現象を根拠として，DA ないし L-DOPA を単回投与することで症状が

改善することが，RLS 診断の補助項目にも挙げられている[31,32]．経口の非麦角系 DA は，比較的半減期の短いものが多いため，夕方〜夜間の症状発現時間帯のおよそ2時間程度前に投与する方法が一般的である．問題は投与量だが，多くても成人例の半量以下（未就学児では1/8程度）を最大量として投与するべきだろう．また，前述したように小児例では夜間ほど症状がきつくないものの日中にも症状が存在するケースが少なくないので，このような症例には日中に夜間よりも量を減らして投与することもある．DA 剤では，悪心・嘔吐，頭痛，眠気などが生じる可能性があるので，極力低い量から投与開始し，安全性を確認してから徐々に増量するのが安全であろう．ロピニロール（ropinirole，日本では成人 RLS についても保険適応になっていない）は，RLS 治療効果に年齢依存性がなく[33]，しかもプラミペキソールに比べて低力価なので，小児例で用量調整がしやすいというメリットが期待できそうだが，この点についての検討は現在までのところ行われていない．貼付製剤ロチゴチンは，血中濃度が24時間保たれるため，夜間・日中の両方に症状が存在する症例に対して理論的には好適だが，用量の調節が難しく，さらに上記の副作用に加えて貼りつけた部位のかぶれ，発赤が生じることがあるので，小児への使用はかなり難しい．

　ドーパミン系薬剤による RLS 長期使用中には，ドーパミン受容体の down-regulation によって治療開始前よりも症状発現部位が拡大する上に発現時刻が前進し，同量の薬剤では効果が減弱していく症状促進現象が生じるリスクがある[34]．L-DOPA 使用成人例では40％以上に，日本人でのプラミペキソール使用例では8％程度に生じるが[35]，小児例での実態は検討されていない．臨床的な印象では，小児では成人のような高用量を長期間継続することはほとんどないので，症状促進現象の発現リスクは極めて低いと思われる．しかしながら，ドーパミン系薬剤を小児 RLS に使用する際には細心の注意を払って，必要最小量にとどめるべきであろう．

c. その他の薬剤

　抗てんかん薬クロナゼパム（clonazedpam）は，1990年代から RLS の治療薬に用いられ，効果の安定性という点ではドーパミン系薬剤に劣るものの，ベンゾジアゼピン系薬剤であるため入眠効果もあわせもつことから，不眠を呈する RLS 症例には現在でもかなり用いられている．本剤は，眠気とふらつきが生じないように少用量に調節すれば（しかも粉末製剤があるため，用量が調節しやすい），小児 RLS に使いやすい薬剤と言えるだろう．電位依存性カルシウムチャネルの $\alpha_2\delta$ サブユニットに結合し，興奮性神経伝達物質（グルタミン酸等）の遊離を抑制する $\alpha_2\delta$ リガンドに属するガバペンチンエナカルビル（Gabapentin Enacarbil）は，RLS への効果が確立され国内で RLS 治療薬としての保険適応を取得しており，成人例では幅広く使われるようになっている．しかしながら，本剤は錠剤しかなくしかもそのサイズが大きく，構造上分割して投与することができないため，小児 RLS にはほとんど用いられていない．

4.6.5 経過と予後に関する課題

　現時点では，小児 RLS の長期経過を検討した系統的な研究は乏しいので，その予後は明らかにはなっていない．しかしながら臨床的な印象としては，小児 RLS は急速な

悪化を示す症例は少なく，自然緩解するケース，比較的症状が固定するケース，緩徐に悪化するケースが混在している印象がある．今後は，どのような症状特性を示す症例が，慢性化して日中機能低下を生じるのかを明らかにする必要があるだろう．また，各種治療によって緩解した症例が治療終了後に再発・再燃するリスクをどの程度有するのかという点も検討すべき重要な課題と言えよう．小児RLSの啓発が進み，その診療が充実することを強く期待したい． 〔井上雄一〕

■文 献

1) Ekbom K and Ulfberg J：Restless leg syndrome. *J Intern Med*, **266**(5): 419-431, 2009.
2) Walters AS et al.：Restless legs syndrome in childhood and adolescence. *Pediatr Neurol*, **11**(3): 241-245, 1994.
3) Picchietti DL et al.：Periodic limb movement disorder and restless legs syndrome in children with attention-deficit hyperactivity disorder. *J Child Neurol*, **13**(12): 588-594, 1998.
4) Allen RP et al.：Restless legs syndrome/Willis-Ekbom disease diagnostic criteria: updated International Restless Legs Syndrome Study Group (IRLSSG) consensus criteria--history, rationale, description, and significance. *Sleep Med*, **15**(8): 860-873, 2014.
5) 毛利育子：睡眠時随伴症候群（パラソムニア）および睡眠関連運動異常症候群．睡眠医療，ライフサイエンス，**11**(2): 229-236, 2017.
6) Takahashi M et al.：Restless legs syndrome augmentation among Japanese patients receiving pramipexole therapy: Rate and risk factors in a retrospective study. *PLoS One*, **12**(3): e0173535, 2017.
7) Picchietti DL et al.：Pediatric restless legs syndrome: analysis of symptom descriptions and drawings. *J Child Neurol*, **26**(11): 1365-1376, 2011.
8) Furudate N et al.：Daytime dysfunction in children with restless legs syndrome. *J Neurol Sci*, **336**(1-2): 232-236, 2014.
9) Picchietti DL and Stevens HE：Early manifestations of restless legs syndrome in childhood and adolescence. *Sleep Med*, **9**(7): 770-781, 2008.
10) Rajaram SS et al.：Some children with growing pains may actually have restless legs syndrome. *Sleep*, **27**(4): 767-773, 2004.
11) 井上雄一ほか：レストレッグス症候群の臨床と診断．レストレスレッグス症候群（RLS），アルタ出版，2008.
12) Montplaisir J et al.：Clinical, polysomnographic, and genetic characteristics of restless legs syndrome: a study of 133 patients diagnosed with new standard criteria. *Mov Disord*, **12**(1): 61-65, 1997.
13) Montplaisir J et al.：The treatment of the restless leg syndrome with or without periodic leg movements in sleep. *Sleep*, **15**(5): 391-395, 1992.
14) Ulfberg J et al.：Prevalence of restless legs syndrome among men aged 18 to 64 years: an association with somatic disease and neuropsychiatric symptoms. *Mov Disord*, **16**(6): 1159-1163, 2001.
15) Berger K et al.：Sex and the risk of restless legs syndrome in the general population. *Arch Intern Med*, **164**(2): 196-202, 2004.
16) Picchietti DL et al.：Achievements, challenges, and future perspectives of epidemiologic research in restless legs syndrome (RLS). *Sleep Med*, **31**: 3-9, 2017.
17) Nomura T et al.：Prevalence of restless legs syndrome in a rural community in Japan. *Mov Disord*, **23**(16): 2363-2369, 2008.
18) Walters AS et al.：A questionnaire study of 138 patients with restless legs syndrome: the 'Night-Walkers' survey. *Neurology*, **46**(1): 92-95, 1996.
19) Pullen SJ et al.：Psychiatric comorbidity in children and adolescents with restless legs syndrome: a retrospective study. *J Clin Sleep Med*, **7**(6): 587-596, 2011.
20) Wiggs L et al.：Actigraphic and parent reports of sleep patterns and sleep disorders in children with subtypes of attention-deficit hyperactivity disorder. *Sleep*, **28**(11): 1437-1445, 2005.
21) Schimmelmann BG et al.：Exploring the genetic link between RLS and ADHD. *J Psychiatr Res*, **43**(10): 941-945, 2009.
22) England SJ et al.：L-Dopa improves Restless Legs Syndrome and periodic limb movements in sleep but not Attention-Deficit-Hyperactivity Disorder in a double-blind trial in children. *Sleep Med*, **12**(5): 471-477, 2011.
23) Konofal E et al.：Effects of iron supplementation on attention deficit hyperactivity disorder in children. *Pediatr Neurol*, **38**(1): 20-26, 2008.

24) Clemens S et al.：Restless legs syndrome: revisiting the dopamine hypothesis from the spinal cord perspective. *Neurology*, **67**(1): 125-130, 2006.
25) Nordlander NB：Restless legs. *Br J Phys Med*, **17**(7): 160-162, 1954. No abstract available.
26) Earley CJ et al.：Abnormalities in CSF concentrations of ferritin and transferrin in restless legs syndrome. *Neurology*, **54**(8): 1698-1700, 2000.
27) Winkelmann J et al.：Genetics of restless legs syndrome (RLS): State-of-the-art and future directions. *Mov Disord*, **22** (S18): S449-S458, 2007.
28) Winkelmann J et al.：Genome-wide association study of restless legs syndrome identifies common variants in three genomic regions. *Nat Genet*, **39**(8): 1000-1006, 2007.
29) Allen RP et al.：Evidence-based and consensus clinical practice guidelines for the iron treatment of restless legs syndrome/Willis-Ekbom disease in adults and children: an IRLSSG task force report. *Sleep Med*, **41**: 27-44, 2018.
30) Grim K et al.：Treatment of childhood-onset restless legs syndrome and periodic limb movement disorder using intravenous iron sucrose. *Sleep Med*, **14**(11): 1100-1104, 2013.
31) Allen RP et al.：Restless legs syndrome: diagnostic criteria, special considerations, and epidemiology. A report from the restless legs syndrome diagnosis and epidemiology workshop at the National Institutes of Health. *Sleep Med*, **4**(2): 101-119, 2003.
32) Allen RP et al.：Restless legs syndrome/Willis-Ekbom disease diagnostic criteria: updated International Restless Legs Syndrome Study Group (IRLSSG) consensus criteria--history, rationale, description, and significance. *Sleep Med*, **15**(8): 860-873, 2014.
33) Allen RP and Ritchie SY：Clinical efficacy of ropinirole for restless legs syndrome is not affected by age at symptom onset. *Sleep Med*, **9**(8): 899-902, 2008.
34) Garcia-Borreguero D et al.：Guidelines for the first-line treatment of restless Legsyndrome / Willis-Ekbom disease, prevention and treatment of dopaminergic augmentation: a combined task force of the IRLSSG, EURLSSG, and the RLS-foundation. *Sleep Med*, **21**: 1-11, 2016.
35) Takahashi M et al.：Daytime symptoms of restless legs syndrome--clinical characteristics and rotigotine effectiveness. *Sleep Med*, **16**(7): 871-876, 2015.

4.7 発達障害と睡眠

4.7.1 総論

a. 発達障害とは

発達障害（神経発達症／神経発達障害）とは，発達期に発症する，生活に支障をきたしうる atypicality（非定型性）を幅広く包括したものである．DSM-5[1, 2] においては，「この障害は典型的には発達期早期，しばしば小中学校入学前に明らかとなり，個人的，社会的，学業，または職業における機能の障害を引き起こす発達の欠陥により特徴づけられる．発達の欠陥の範囲は，学習または実行機能の制御といった非常に特異的で限られたものから，社会的技能または知能の全般的な障害まで多岐にわたる」と定義され，知的能力障害（知的発達障害，知的障害，精神発達遅滞）(intellectual disability)，小児期発症流暢症（吃音）(childhood-onset fluency disorder (stuttering))，自閉スペクトラム症／自閉症スペクトラム障害（自閉症，アスペルガー症候群）(autism spectrum disorder: ASD)，注意欠如・多動症／注意欠如・多動性障害（注意欠陥・多動性障害）(attention-deficit / hyperactivity disorder：ADHD)，限局性学習症／限局性学習障害（学習障害）(specific learning disorder)，チック症群／チック障害群 (tic disorders) などを含む幅広い概念である（表 4.12）．これらの発達障害には，おおむね何らかの神経生理学的な問題や変異が見出されており，その器質的な問題に応じて，各々の多彩な症状をきたしていると考えられる．これらの疾患は重

表 4.12 DSM-5 における発達障害（神経発達症／神経発達障害）とその概略

群	症／障害	概略
知的能力障害群	知的能力障害（知的発達症／知的発達障害）	知的機能と適応機能両面の欠陥を含む障害
	全般的発達遅延	5歳未満等における発達の遅延
コミュニケーション症群／コミュニケーション障害群	言語症／言語障害	言語の受容性や表出性の障害
	語音症／語音障害	音韻や構音における障害
	小児期発症流暢症（吃音）／小児期発症流暢障害（吃音）	発音の流暢性や時間的構成の困難，吃音，特定の言葉の回避
	社会的コミュニケーション症／社会的コミュニケーション障害	社会状況的に適切なコミュニケーション様式をとることの障害
自閉スペクトラム症／自閉症スペクトラム障害（自閉症，アスペルガー症候群）		社会的コミュニケーションの欠陥，行動，興味，または活動の限定された反復的な様式など
注意欠如・多動症／注意欠如・多動性障害（注意欠陥・多動性障害）		不注意，多動性，衝動性の持続的な様式
限局性学習症／限局性学習障害		読字，綴字，書字，数字や数値の取り扱い，数学的推論等の困難
運動症群／運動障害群	発達性協調運動症／発達性協調運動障害	協調運動技能の獲得や遂行力の困難
	常同運動症／常同運動障害	反復し，駆り立てられる無目的な運動行動で，しばしば自傷を含む
	チック症群／チック障害群	突発的，急速反復性非律動性の運動または発声

複して存在しうるし，実際に頻繁に合併するものもある．

発達障害は「発達期に発症する」という記載のある通り，発達期を終えた後に何らかの原因によって発生したこれらに類似する症状，例えば，頭部外傷後に新たに注意欠陥・多動をきたしたような場合や，統合失調症の罹患によって新たに自閉症様の症状をきたしたような場合などは，発達障害とは分類されない．

なお，ICD-10 においては，知的障害（F7）と心理的発達の障害（F8），小児期および青年期に通常発症する行動および情緒の障害（F9）とで分類が分かれている．日本においては，行政的には，「『発達障害』とは，自閉症，アスペルガー症候群その他の広汎性発達障害，学習障害，注意欠陥多動性障害その他これに類する脳機能の障害であってその症状が通常低年齢において発現するものとして政令で定めるものをいう（発達障害者支援法　第2条）」と規定されており，知的障害者福祉法によって規定される知的障害とは分けて定義されている．

b. ASD，ADHD と睡眠

このように多岐にわたる発達障害であるが，睡眠との関係性がよく調査されるのは，自閉スペクトラム症／自閉症スペクトラム障害（自閉症，アスペルガー症候群）(autism spectrum disorder)（以下，ASD と記載する），注意欠如・多動症／注意欠如・多動性障害（注意欠陥・多動性障害）(attention-deficit / hyperactivity disorder)（以下，ADHD と記載する）であり，本節では，この2つの発達障害について主に記述する．なお，この2つの発達障害は，考えられている発症機序は後述のようにまったく異なるにもかかわらず，表現型としては高率に合併する．ADHD 児のうち 15〜25% は ASD の診断基準を満たすし，ASD 児のうち 50〜70% は ADHD の診断基準を満たす[3]．

c. 知的障害と睡眠

知的障害についても研究は散見されるが，様々な精神神経疾患に合併することや，その原因が多種多様であること，重症度の幅が広いこともあり，成因やメカニズムというよりは，有病率や，問題行動との関連を示す研究が主である．知的障害を有する子どもにおいて何らかの睡眠の問題を有する率は 16〜36%[4,5] 程度とする報告がある．若年者一般における睡眠の問題を有する者の割合は 25〜45%[6,7] 程度であり，知的障害を有する子どもにおいて顕著に睡眠の問題が多いというわけではない．

知的障害においても，小児全般と同様に，日中の問題行動と睡眠の問題との密接な関連が示されており，睡眠が医療上，あるいは生活上，非常に重要な要因であることを示している．また，治療においては，メラトニンの有用性を示唆する研究が存在する[8]．

4.7.2　ASD と睡眠

a. 診断と疫学

ASD は，社会的コミュニケーションの問題や常同行動，強いこだわりなどによって規定される発達障害である．診断基準について表 4.13 に記した．

DSM-5 では人口の 1% 程度の頻度とされているが，地域差がある．例えば日本と北

表 4.13 自閉スペクトラム症／自閉症スペクトラム障害(autism spectrum disorder：ASD)診断基準
(DSM-5 精神疾患の診断・統計マニュアル 2014 より一部抜粋)

A. 複数の状況で社会的コミュニケーションおよび対人的相互反応における持続的な欠陥があり，現時点または病歴によって，以下により明らかになる．
　(1) 相互の対人的・情緒的関係の欠落で，例えば，対人的に異常な近づき方や通常の会話のやりとりのできないことといったものから，興味情動または感情を共有することの少なさ，社会的相互反応を開始したり応じたりすることができないことに及ぶ．
　(2) 対人的相互反応で非言語的コミュニケーション行動を用いることの欠陥，例えば，まとまりのわるい言語的，非言語的コミュニケーションから，視線を合わせることと身振りの異常，または身振りの理解やその使用の欠陥，顔の表情や非言語的コミュニケーションの完全な欠陥に及ぶ．
　(3) 人間関係を発展させ，維持し，それを理解することの欠陥で，例えば様々な社会的状況に合った行動に調整することの困難さから，想像上の遊びを他者と一緒にしたり友人をつくることの困難さ，または仲間に対する興味の欠如に及ぶ．
B. 行動興味または活動の限定された反復的な様式で現在または病歴によって，以下の少なくとも 2 つにより明らかになる．
　(1) 常同的または反復的な身体の運動，物の使用，または会話（例：おもちゃを一列に並べたり物を叩いたりするなどの単調な常同運動，反響言語，独特な言い回し）．
　(2) 同一性への固執習慣への頑ななこだわり，または言語的，非言語的な儀式的な行動様式（例：小さな変化に対する極度の苦痛，移行することの困難さ，柔軟性に欠ける思考様式，儀式のようなあいさつの習慣，毎日同じ道順をたどったり，同じ食物を食べたりすることへの要求）．
　(3) 強度または対象において異常なほど，極めて限定され執着する興味（例：一般的ではない対象への強い愛着または没頭，過度に限局したまたは固執した興味）．
　(4) 感覚刺激に対する過敏さまたは鈍感さまたは環境の感覚的側面に対する並外れた興味．
C. 症状は発達早期に存在していなければならない（しかし社会的要求が能力の限界を超えるまでは症状は完全に明らかにならないかもしれないし，その後の生活で学んだ対応の仕方によって隠されている場合もある）．
D. その症状は，社会的，職業的，または他の重要な領域における現在の機能に臨床的に意味のある障害を引き起こしている．
E. これらの障害は，知的能力障害（知的発達症）または全般の発達遅延ではうまく説明されない．知的能力障害と自閉スペクトラム症はしばしば同時に起こり自閉スペクトラム症と知的能力障害の併存の診断を下すためには，社会的コミュニケーションが全般的な発達の水準から期待されるものより下回っていなければならない．

米では 3.6 倍（調整済み係数）の開きがある[9]．イギリスにおける通常学級の生徒を対象とした調査では 1.57%[10]，韓国における全数調査では 2.84%（通常学級中の 1.89%）という結果が示されており[11]，決して稀ではない．

ASD の発症機序としては，脳の過成長やシナプスの余剰[12]，他者の行動の共鳴や模倣に関連するミラーニューロンの機能不全[13] など，様々な仮説が示されているが，確定的なものは未だ存在していない．

b. ASD における睡眠の臨床的特徴

ASD の子どもは，50〜80% と，高率に睡眠の問題をきたす[14〜16]．これは若年者一般における 25〜45%[6,7] と比較しても顕著に高い割合であり，特に慢性の不眠症に限っては，一般の子どもに対して 10 倍以上の有病率をもつとする研究がある[17]．

睡眠の問題のパターンも多彩であり，入眠困難や中途覚醒，時間の短縮，早朝覚醒，総睡眠時間の短縮，頻繁なパラソムニア，睡眠リズムの異常などがある[18〜20]．

睡眠リズムの問題は非常に一般的である．生理学的基盤についても研究が行われており，夜間のメラトニン分泌の低さや，光に対する感受性の異常[18,20]，メラトニンの分泌あるいは代謝に関連する遺伝子領域の変異の報告もある[21]．しかしながらこれら

は一部の例の報告であり，そもそも，ASDの神経生理学的基盤自体がまだ明らかではないことから，ASD全体に一般化したり，あるいは睡眠の問題のすべてを説明したりできるものではない．

心理的側面では，不適切な睡眠関連行動や行動誘発性の不眠の要素も強いことが明らかとなっている[22]．また，ASDには感覚過敏が伴うことが多いが[23]，これが入眠あるいは睡眠維持をさらに困難にする場合がある．例えば，ASDの子どもは寝具や衣服の違和感や，わずかな光源の存在，家電製品の稼働音や振動などで容易に睡眠の困難をきたしたりする．

総体としては，何らかの器質的な要因によって睡眠あるいは睡眠リズムに問題が起きやすいところ，心理的特徴である過集中や没頭，こだわりによる不適切な睡眠行動，そして感覚過敏などがあいまって，睡眠の問題が増悪するという機序が考えられる．

c. ASDにおける睡眠障害の治療

発達障害における睡眠の治療に関してはエビデンスが乏しく，ASDに関しても同様である．確立した治療ガイドライン等も存在しないが，それぞれの睡眠の問題と原因に応じて，対処や加療を行うことが望ましいと考えられる[24]．

1）非薬物療法

まず考えられるべきは非薬物療法的介入であり，一般の子どもの睡眠の問題への対処と共通して，生活習慣や睡眠関連行動への対処といった睡眠衛生指導を行う．例えば，覚醒作用およびリズム同調効果をねらった朝昼の光曝露や，睡眠を阻害し概日リズムへ顕著な悪影響を与えることが知られている夜間の光曝露，特に電子機器の光を避けるよう指導するなどの光環境への指導があげられる．概日リズムの問題が頻発するASDにおいては，光曝露に対する教育や介入は特に重要であると考えられる．他にも一般的な注意事項である，例えばカフェインなどへの配慮を行う．

ASDにおいて特徴的な睡眠阻害要因に，前述の通り，その特性からくる過集中やこだわりがある．これらはしばしば指導をしても本人が抵抗し，対処に難渋することがある．なぜそれが睡眠に悪影響を与えてしまうのかということや，睡眠が阻害された場合の悪影響，睡眠の問題が改善された場合の好ましい効果などを説明し，また，本人の不調や，改善したいと考えている事柄を聞き出すなどの動機づけ面接を行いながら，地道に改善を促す必要がある．

感覚過敏に対しては環境調整が主となる．特に保護者に対してASDの特徴について説明し，些細な違和感でも本人にとっては強い睡眠阻害要因となりうることを伝え，現実的な範囲で，対応を考えていく．

2）薬物療法

不眠症状のために多大な問題をきたしており，かつ，非薬物療法では十分な効果が認められないような場合には，薬物療法が検討される．諸外国ではメラトニンの使用知見が蓄積しているが，メラトニンを何mg投与すべきか，1日の中のどのタイミングで投与すべきか，即放性製剤がよいのか徐放性製剤がよいのかなどについてはコンセンサスがなく，明確なガイドラインが存在していない．しかし，それらの投与パターンが混在したレビューにおいても，深刻な有害事象がなく，そして睡眠潜時の短縮に

ついて効果があるとする研究が多い[25, 26]．諸外国ではサプリメントとしても販売されているメラトニンであるが，日本においては現在，「神経発達障害を有する小児の睡眠障害」の治療薬として治験が行われている．また，メラトニン受容体作動薬であるラメルテオンは日本でも使用が可能であるが，半減期の違いや活性代謝物の存在，生理的メラトニンと比較してはるかに高い血中濃度などの点で，その薬物動態がメラトニンとは大きく異なる上に，ASDに対する使用経験も乏しく，効果に関しては不明である．

その他の睡眠薬，例えばベンゾジアゼピン系睡眠薬やZ-drugs（非ベンゾジアゼピン系睡眠薬）についてはさらにエビデンスが少ないが，ASDに睡眠リズムの問題が合併しやすいこと，また，睡眠リズムの問題がある者に睡眠薬を使用すると奇異反応を生じたりするだけでなく，効果が乏しく多剤併用に陥りやすい[27]ことを踏まえると，推奨されないと考えられる．オレキシン受容体拮抗薬などの新規睡眠薬や非定型抗精神病薬についても同様にエビデンスが乏しい．

4.7.3 ADHDと睡眠

a. 診断と疫学

ADHDは，社会生活に悪影響を及ぼすほどの不注意，あるいは多動性および衝動性によって規定される発達障害である．診断基準について表4.14に記した．

DSM-5では，子どもの約5%，成人の約2.5%にADHDが生じるとされる．地域差があり，アフリカや南米で高く，日本では低い傾向がある[28]．また，罹患率はアメリカをはじめとして増加傾向にある[29]．罹患率の上昇は，疾患の社会的認知が進んだ結果なのか，あるいは出産の高齢化など，何らかの生物学的な理由によるものなのかどうかは定かではない．

ADHDの発症機序として，マクロ的視点では衝動を制御する前頭前皮質の発達遅延[30]や機能低下[31]が，ミクロ的視点ではドーパミン神経系の機能異常が知られている．特に注意や報酬にかかわるドーパミン神経系は，tonic相と呼ばれる基礎分泌と，phasic相と呼ばれるイベント時の一過性のピーク分泌があり，平常時の注意の維持や，必要に応じた注意の切り替え，あるいは報酬の成立などにかかわっている．しかしADHDではtonic相のドーパミン分泌レベルが低く，逆にphasic相のドーパミン分泌レベルが過剰となる．この結果，注意欠陥や，あるいは報酬探求行動が生じるとする仮説があり[32]，また，治療薬はこれを改善するとされる[33, 34]．そしてこのような神経学的基盤に関係すると類推されるような睡眠の問題が，後述のようにADHDに頻発する．

b. ADHDにおける睡眠の臨床的特徴

ADHD児においては，調査によりばらつきが大きいものの，22〜74%という高い頻度で睡眠の問題が合併する[24, 35]．

ADHDにおける極めて一般的な睡眠障害に，むずむず脚症候群（レストレスレッグス症候群，RLS）と周期性四肢運動障害（periodic limb movement disorder：PLMD，4.6節参照）がある．小児一般におけるRLSの罹患率は1〜2%であるが，ADHDにおいては10%前後[36, 37]かそれ以上[38]にも及ぶ．これらはいずれもドーパミン神経系の異常を伴う疾患であり，ADHDにおけるドーパミン系の異常と関連している可能性

表 4.14 注意欠如・多動症／注意欠如・多動性障害(attention-deficit/hyperactivity disorder：ADHD) 診断基準（DSM-5精神疾患の診断・統計マニュアル2014より一部抜粋）

A. (1) および／または (2) によって特徴づけられる，不注意および／または多動性-衝動性の持続的な様式で，機能または発達の妨げとなっているもの：
(1) 不注意：以下の症状のうち6つ（またはそれ以上）が少なくとも6か月持続したことがあり，その程度は発達の水準に不相応で，社会的および学業的／職業的活動に直接，悪影響を及ぼすほどである．
　(a) 学業，仕事，または他の活動中に，しばしば綿密に注意することができない．または不注意な間違いをする．
　(b) 課題または遊びの活動中に，しばしば注意を持続することが困難である（例：講義，会話，または長時間の読書に集中し続けることが難しい）．
　(c) 直接話しかけられたときに，しばしば聞いていないように見える．
　(d) しばしば指示に従わず，学業，用事，職場での義務をやり遂げることができない．
　(e) 課題や活動を順序立てることがしばしば困難である．
　(f) 精神的努力の持続を要する課題に従事することをしばしば避ける，嫌う，またはいやいや行う．
　(g) 課題や活動に必要なものをしばしばなくしてしまう．
　(h) しばしば外的な刺激によってすぐ気が散ってしまう（青年期後期および成人では無関係な考えも含まれる）．
　(i) しばしば日々の活動で忘れっぽい．
(2) 多動性および衝動性：以下の症状のうち6つ（またはそれ以上）が少なくとも6か月持続したことがあり，その程度は発達の水準に不相応で，社会的および学業的／職業的活動に直接，悪影響を及ぼすほどである．
　(a) しばしば手足をそわそわ動かしたりトントン叩いたりする．またはいすの上でもじもじする．
　(b) 席についていることが求められる場面でしばしば席を離れる．
　(c) 不適切な状況でしばしば走り回ったり高いところへ登ったりする．
　(d) 静かに遊んだり余暇活動につくことがしばしばできない．
　(e) しばしば"じっとしていない"，またはまるで"エンジンで動かされているように"行動する．
　(f) しばしばしゃべりすぎる．
　(g) しばしば質問が終わる前に出し抜いて答え始めてしまう．
　(h) しばしば自分の順番を待つことが困難である．
　(i) しばしば他人を妨害し，邪魔する．
B. 不注意または多動性-衝動性の症状のうちいくつかが12歳になる前から存在していた．
C. 不注意または多動性-衝動性の症状のうちいくつかが2つ以上の状況において存在する．
D. これらの症状が，社会的，学業的，または職業的機能を損なわせているまたはその質を低下させているという明確な証拠がある．
E. その症状は統合失調症または他の精神病性障害の経過中にのみ起こるものではなく，他の精神疾患ではうまく説明されない．

があるが，確かな証拠はない．RLSは典型的には「むずむずする」「動き回りたくなる」という症状を示すものの，「脚が痛い」という症状でも現れることがあり，見逃さないよう注意を要する．

　他に合併しやすい睡眠の問題として睡眠関連呼吸障害が挙げられる．1時間に1回以上の睡眠時無呼吸低呼吸イベントをもつ子どもの割合は，小児一般の1％に対してADHDの子どもでは56.8％に及ぶとする報告がある[39]．ADHDによって睡眠時無呼吸が生じるというよりは，睡眠時無呼吸による睡眠の悪化が注意欠陥や衝動性などを招くことによって，見かけ上の高い合併率につながっている可能性がある．

　心理面では，就床への抵抗をきたしやすいことが知られている[40]．これにより入眠が遅れ，朝の覚醒困難や睡眠不足による日中の眠気につながることがある．

　また，薬剤性のものとして，ADHDにはメチルフェニデートなどの覚醒作用をもつ治療薬があり，これらを使用した場合に，夜間への効果の持ち越しによって入眠困難をきたす場合がある．

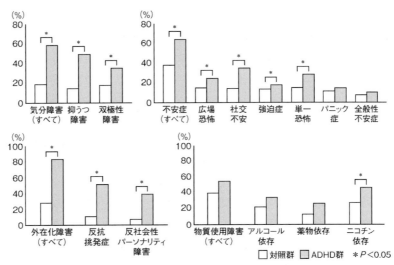

図 4.15 ADHD における併存障害（文献 41 からの抜粋）

他に ADHD の特徴として，双極性障害などの気分障害や，何らかの不安障害，そして依存などを高率にきたしやすいことが明らかとなっている（図 4.15）．気分障害や不安障害はその症状として重篤な不眠をきたしうるし，アルコールやその他の薬物の乱用や依存も睡眠を悪化させる．特に思春期以降の ADHD の子どもの睡眠を評価する際には，併存障害の有無についても検討を行う必要がある．

c. ADHD における睡眠障害の治療

ASD と同様に，ADHD においてもそれぞれの睡眠の問題と原因に応じて，対処や加療を行うことが重要である．

一方，ADHD の場合には，ASD と異なり日本でも承認された治療薬が存在する．詳細な機序は不明であるが，アトモキセチンやメチルフェニデートは中途覚醒を減少させる．ただし，メチルフェニデートは入眠困難を引き起こすことがあるため，入眠困難が目立つ例では，アトモキセチンのほうがより認容的である可能性がある[42]．

RLS/PLMD に関しては，疑わしい原因に応じて投薬や栄養指導などを行う．体内の貯蔵鉄が不足していたり鉄利用が障害されていたりする状態は，ドーパミン神経系の機能低下を介して RLS/PLMD 症状を悪化させるため，フェリチンが 75 mg/dL 以下であれば鉄の積極的な摂取を促すか，あるいは鉄剤の投与を検討する[43, 44]．なお，このフェリチンの値は，鉄欠乏性貧血をきたすほどのレベルではないこと（潜在的鉄欠乏）に注意が必要である．特に思春期以降の女児においては月経によって鉄を喪失するので，鉄欠乏を疑うことが必要である．

睡眠時無呼吸をきたしていたら，無呼吸あるいはそれに合併する行動面も含む諸症状の重症度に応じて加療を検討する．特筆すべきは，睡眠時無呼吸の治療によって ADHD 症状が改善し，さらには ADHD の診断基準すら満たさなくなる者が少なくないということである[45, 46]．これらは言わば，睡眠関連呼吸障害の結果として二次性に ADHD 様の症状をきたしていたと言える例でもある．

精神疾患の合併がある場合にはその加療も行う．うつ病や双極性障害にはいずれも

睡眠を改善させる作用の強い薬剤があり，その使用も考慮に入れる．アルコールや精神刺激物質の乱用があれば，それが睡眠にどのような悪影響を与えているのかを説明した上で，加療するか，控えるよう伝える．

いずれも ASD と同様に，通常のベンゾジアゼピン系や Z-drugs（非ベンゾジアゼピン系睡眠薬）が第一選択となる睡眠障害ではないため，これらの睡眠薬を安易に処方することはやはり望ましくない．

発達障害はそれぞれに特有の神経生理学的，心理学的特徴を持ち，それに関連する睡眠障害が合併することが多い．ASD（自閉スペクトラム症）には睡眠リズムの問題や過敏性による入眠困難が，ADHD（注意欠如・多動症）にはむずむず脚症候群や睡眠関連呼吸障害群が合併しやすい．それぞれの睡眠の問題を特定し，合併している睡眠障害の原因に応じた睡眠衛生指導や家族介入，薬物療法を行うことが必要である．

〔志村哲祥・高江洲義和〕

■文　献
1) 高橋三郎ほか：DSM-5 精神疾患の分類と診断の手引，医学書院，2014.
2) Association AP：*Diagnostic and Statistical Manual of Mental Disorders* (DSM-5®), American Psychiatric Pub, 2013.
3) Antshel KM et al.：An update on the comorbidity of ADHD and ASD: a focus on clinical management. *Expert Rev Neurother*, **16**(3): 279-293, 2016.
4) Didden R et al.：Sleep problems and daytime problem behaviours in children with intellectual disability. *J Intellect Disabil Res*, **46**(Pt 7): 537-547, 2002.
5) Robinson A and Richdale A：Sleep problems in children with an intellectual disability: parental perceptions of sleep problems, and views of treatment effectiveness. *Child: care, health and development*, **30**(2): 139-150, 2004.
6) Moore M：Behavioral sleep problems in children and adolescents. *J Clin Psychol Med Settings*, **19**(1): 77-83, 2012.
7) Reynolds AM and Malow BA：Sleep and autism spectrum disorders. *Pediatr Clin North Am*, **58**(3): 685-698, 2011.
8) Braam W et al.：Exogenous melatonin for sleep problems in individuals with intellectual disability: a meta-analysis. *Dev Med Child Neurol*, **51**(5): 340-349, 2009.
9) Williams JG. et al.：Systematic review of prevalence studies of autism spectrum disorders. *Arch Dis Child*, **91**(1): 8-15, 2006.
10) Baron-Cohen S et al.：Prevalence of autism-spectrum conditions: UK school-based population study. *Br J Psychiatry*, **194**(6): 500-509, 2009.
11) Kim YS et al.：Prevalence of autism spectrum disorders in a total population sample. *Am J Psychiatry*, **168**(9): 904-912, 2011.
12) Lainhart JE and Lange N：Increased neuron number and head size in autism. *JAMA*, **306**(18): 2031-2032, 2011.
13) Sato W et al.：Impaired social brain network for processing dynamic facial expressions in autism spectrum disorders. *BMC Neuroscience*, **13**(1): 99, 2012.
14) Reynolds AM and Malow BA：Sleep and autism spectrum disorders. *Pediatr Clin North Am*, **58**(3): 685-698, 2011.
15) Cohen S et al.：The relationship between sleep and behavior in autism spectrum disorder (ASD): a review. *J Neurodev Disord*, **6**(1): 44, 2014.
16) Richdale AL and Schreck KA：Sleep problems in autism spectrum disorders: prevalence, nature, & possible biopsychosocial aetiologies. *Sleep Med Rev*, **13**(6): 403-411, 2009.
17) Sivertsen B et al.：Sleep problems in children with autism spectrum problems: a longitudinal population-based study. *Autism*, **16**(2): 139-150, 2012.
18) Glickman G：Circadian rhythms and sleep in children with autism. *Neurosci Biobehav Rev*, **34**(5): 755-768, 2010.

19) Cohen S et al.: The relationship between sleep and behavior in autism spectrum disorder (ASD): a review. *J Neurodev Disord*, **6**(1): 44, 2014.
20) Kulman G et al.: Evidence of pineal endocrine hypofunction in autistic children. *Neuro Endocrinol Lett*, **21**(1): 31-34, 2000.
21) Veatch OJ et al.: Melatonin in Children with Autism Spectrum Disorders: How Does the Evidence Fit Together? *J Nat Sci*, **1**(7): e125, 2015.
22) Wiggs L and Stores G: Sleep patterns and sleep disorders in children with autistic spectrum disorders: insights using parent report and actigraphy. *Dev Med Child Neurol*, **46**(6): 372-380, 2004.
23) Lane AE et al.: Brief report: Further evidence of sensory subtypes in autism. *J Autism Dev Disord*, **41**(6): 826-831, 2011.
24) Ramtekkar UP: DSM-5 Changes in attention deficit hyperactivity disorder and autism spectrum disorder: Implications for comorbid sleep issues. *Children (Basel)*, **4**(8), 2017.
25) Gringras P et al.: Melatonin for sleep problems in children with neurodevelopmental disorders: randomised double masked placebo controlled trial. *BMJ*, **345**, 2012.
26) Rossignol DA and Frye RE: Melatonin in autism spectrum disorders: a systematic review and meta-analysis. *Dev Med Child Neurol*, **53**(9): 783-792, 2011.
27) Shimura A et al.: Later sleep schedule and depressive symptoms are associated with usage of multiple kinds of hypnotics. *Sleep Med*, **25**: 56-62, 2016.
28) Moffitt T and Melchior M: Why does the worldwide prevalence of childhood attention deficit hyperactivity disorder matter? *Am J Psychiatry*, **146**(6): 856-858, 2007.
29) Akinbami LJ et al.: Attention deficit hyperactivity disorder among children aged 5-17 years in the United States, 1998-2009. *NCHS Data Brief*, **Awg** (70): 1-8, 2011.
30) Shaw P et al.: Attention-deficit/hyperactivity disorder is characterized by a delay in cortical maturation. *Proc Natl Acad Sci USA*, **104**(49): 19649-19654, 2007.
31) Sebastian A et al.: Frontal dysfunctions of impulse control - a systematic review in borderline personality disorder and attention-deficit/hyperactivity disorder. *Front Hum Neurosci*, **8**: 698, 2014.
32) Levy F: Synaptic gating and ADHD: a biological theory of comorbidity of ADHD and anxiety. *Neuropsychopharmacology*, **29**(9): 1589, 2004.
33) Volkow N.D et al.: Imaging the effects of methylphenidate on brain dopamine: new model on its therapeutic actions for attention-deficit/hyperactivity disorder. *Biol Psychiatry*, **57**(11): 1410-1415, 2005.
34) Chamberlain SR et al.: Atomoxetine modulates right inferior frontal activation during inhibitory control: a pharmacological functional magnetic resonance imaging study. *Biol Psychiatry*, **65**(7): 550-555, 2009.
35) Hvolby A: Associations of sleep disturbance with ADHD: implications for treatment. *Atten Defic Hyperact Disord*, **7**(1): 1-18, 2015.
36) Picchietti DL et al.: Periodic limb movement disorder and restless legs syndrome in children with attention-deficit hyperactivity disorder. *J Child Neurol*, **13**(12): 588-594, 1998.
37) Kwon S et al.: Prevalence of restless legs syndrome and sleep problems in Korean children and adolescents with attention deficit hyperactivity disorder: a single institution study. *Korean J pediatr*, **57**(7): 317-322, 2014.
38) Chervin RD et al.: Associations between symptoms of inattention, hyperactivity, restless legs, and periodic leg movements. *Sleep*, **25**(2): 213-218, 2002.
39) Huang YS et al.: Sleep disorders in Taiwanese children with attention deficit/hyperactivity disorder. *J Sleep Res*, **13**(3): 269-277, 2004.
40) Cortese S et al.: Sleep in children with attention-deficit/hyperactivity disorder: meta-analysis of subjective and objective studies. *J Am Acad Child Adolesc Psychiatry*, **48**(9): 894-908, 2009.
41) 岡田俊:成人期ADHDと気分障害・不安症の併存(特集 大人のADHDの診断はどのようにあるべきか?). 精神神経学雑誌, **117**(9): 768-774, 2015.
42) Sangal RB et al.: Effects of Atomoxetine and Methylphenidate on Sleep in Children With ADHD. *Sleep*, **29**(12): 1573-1585, 2006.
43) Youssef J et al.: Relationship of serum ferritin levels to sleep fragmentation and periodic limb movements of sleep on polysomnography in autism spectrum disorders. *Pediatr Neurol*, **49**(4): 274-278, 2013.
44) Villagomez A and Ramtekkar U: Iron, magnesium, vitamin D, and zinc deficiencies in children presenting with symptoms of attention-deficit/hyperactivity disorder. *Children*, **1**(3): 261-279, 2014.
45) Dillon JE et al.: DSM-IV diagnoses and obstructive sleep apnea in children before and 1 year after adenotonsillectomy. *J Am Acad Child Adolesc Psychiatry*, **46**(11): 1425-1436, 2007.
46) Horiuchi F et al.: Effects of adenotonsillectomy on neurocognitive function in pediatric obstructive sleep apnea syndrome. *Case reports in psychiatry*, **2014**, 2014.

コラム6　子どもの睡眠問題に対する認知行動療法

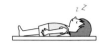

　子どもの睡眠問題は，子どもの睡眠特性だけでなく，環境（昼寝の長さ，夜間の照明環境）や親の睡眠習慣の影響を受けることがわかっている[1,2]．また，睡眠問題は日中の眠気や集中力低下，学業成績の低下などに影響することが示されているものの，実際に改善策を講じた研究は少ない．成人期～老年期の睡眠問題に対する睡眠習慣改善プログラムとしては，認知行動療法（cognitive behavioral therapy：CBT）の有効性が明らかにされており，子どもの睡眠問題に対しても，CBT技法が多く用いられている．ここでは，乳幼児期～青年期の睡眠問題に対するCBT技法の効果研究を紹介する．

●乳幼児の睡眠問題に対するCBT

　生後6か月～36か月の乳幼児とその母親を対象に，インターネットを介した3週間の介入プログラムが行われた[3]．介入内容としては，スキンケアとスキンシップ方法，入浴後30分以内に照明を落とす，就床時刻を規則正しくするというものであり，実施後，介入群は子どもの睡眠に関する問題行動が減少し，入眠潜時と中途覚醒回数が改善した．また，母親の睡眠と気分にも改善がみられた．

●一般児童・生徒の睡眠問題に対するCBT

　一般児童・生徒に対しては，学校ベースの睡眠教育プログラムが行われている．中学校1年生を対象とした研究では，睡眠教育として，睡眠健康と睡眠健康行動に関する知識提供を実施した結果，介入群において，平日と休日の就寝時刻，入眠潜時，平日の睡眠時間，熟睡感，日中の眠気に改善が認められている[4]．

　高校生を対象とした研究[5]では，1回50分の睡眠教育を週1回，合計4回実施している．その結果，介入群の76％が睡眠習慣の改善に取り組み（週末の睡眠時間の短縮，平日の就床時刻の前進，朝日を浴びる，カフェイン制限，昼寝の実施），平日と休日の起床就床時刻の差が有意に縮まり，日中の機能が改善した．

●神経発達障害児の睡眠問題に対するCBT

　ADHD（attention-deficit / hyperactivity disorder，注意欠陥・多動性障害）児を対象とした睡眠改善プログラムとして，Sciberrasら[6]は，ADHD児（5～14歳）をもつ家族を対象に，1セッション（45分），もしくは数セッション（45分×2回＋2週間後の電話）のいずれかの介入を実施した．介入内容として，睡眠教育と睡眠衛生に関する情報，および睡眠問題を改善するための標準的な介入手段についての情報を提供した．5か月後の評価では，67％の親が子どもの睡眠問題が改善したと報告した．数セッション群では，子どものQOLと日中機能の改善だけでなく，親の不安も軽減している．

　Hiscockら[7]は，5～12歳のADHD児で，睡眠障害（例えば，しつけ不足型睡眠障害，入眠時関連障害）の診断を受けたADHD児（5～12歳）とその親を対象に，睡眠衛生指導と標準的な行動療法を実施した．介入後3か月，6か月時点で，介入群は統制群に比べて睡眠習慣が改善し，さらにADHD症状も軽減した．

　不眠症をもつASD（autism spectrum disorder，自閉スペクトラム症）児3名（8～9歳）を対象にしたケース研究[8]では，睡眠習慣に対する行動療法に基づく介入（レスポンス・コスト，正の強化）を5週間実施したことによって，すべての児童の入眠潜時が短縮し，その効果は12週後まで持続することを示した．

●睡眠障害児に対するCBT

　睡眠・覚醒相後退障害（delayed sleep-wake phase disorder：DSWPD）と診断された中学生を対象にCBTの効果を検証した研究では[9]，DSWPDに有効な高照度光治療に加えて，CBT技法（認知再構成法，睡眠教育，睡眠衛生指導）を提供している．その結果，統制群に比べて，入眠潜時，中途覚醒時間，平日・休日の就床-起床時刻などが改善し，日中の眠気と疲労感も軽減した．また，介入群の82％が治療後にDSWPDが寛解していた（統制群：18％）．

　このように，乳幼児期～青年期の睡眠問題に対するCBTは，①教育的要素（例えば，睡眠教育）だけの介入と，教育的要素に認知・行動

の変容要素を組み合わせた介入の混在，および②対象児童だけの介入とその親も含めた介入の混在が認められる．今後は，研究数の増加だけでなく，改善効果の向上と維持という観点からの検討が必要だろう．　　　　　　〔岡島　義〕

■文　献
1) Komada Y et al.：Relationship between napping pattern and nocturnal sleep among Japanese nursery school children. *Sleep Med*, **13**: 107-110, 2011.
2) Higuchi S et al.：Influence of light at night on melatonin suppression in children. *J Clin Endocrinol Metab*, **99**: 3298-3303, 2014.
3) Mindell JA et al.：Efficacy of an internet-based intervention for infant and toddler sleep disturbance. *Sleep*, **34**: 451-458, 2011.
4) Tamura N and Tanaka H：Effects of a sleep education program with self-help treatment on sleeping patterns and daytime sleepiness in Japanese adolescents: a cluster randomized trial. *Chronobiol Int*, **33**: 1073-1085, 2016.
5) Cain N et al.：A motivational school-based intervention for adolescent sleep problem. *Sleep Med*, **12**: 246-251, 2011.
6) Sciberras E et al.：Managing sleep problems in school aged children with ADHD: A pilot randomised controlled trial. *Sleep Med*, **12**: 932-935, 2011.
7) Hiscock H et al.：Impact of a behavioural sleep intervention on symptoms and sleep in children with attention deficit hyperactivity disorder, and parental mental health: Randomised controlled trial. *BMJ*, **350**: h68, 2015.
8) Moon EC et al.：Case study: A case-series evaluation of a behavioral sleep intervention for three children with autism and primary insomnia. *J Pediatric Psychol*, **36**: 47-54, 2011.
9) Gradisar M et al.：A randomized controlled trial of cognitive-behavior therapy plus bright light therapy for adolescent delayed sleep phase disorder. *Sleep*, **34**: 1671-1680, 2011.

4.8 小児の閉塞性睡眠時無呼吸（OSA）

　1976年にギルミノー（Guilleminault, C.）により初めて小児の睡眠時無呼吸症候群（sleep apnea syndrome：SAS）の臨床症状や睡眠ポリグラフ検査（polisomnography：PSG）所見が報告がされてから約40年の年月が経った．しかし，小児の睡眠中の呼吸異常（sleep disordered breathing：SDB）に関する定義が明確に記載されたのは，その報告から約30年後の2005年，睡眠障害国際分類第2版（The International Classification of Sleep Disorders, 2nd ed.：ICSD-2）であり，一般臨床現場での疾患概念が認識され始めてからまだ十数年しか経っていない比較的新しい疾患である．ICSD-2は2014年に改訂され，現在はICSD-3の診断基準が最新版となる．ICSD-3では睡眠時無呼吸症候群は睡眠関連呼吸障害（sleep related breathing disorders：SRDB）の中で閉塞性睡眠時無呼吸障害（obstructive sleep apnea disorders）に分類され，さらに成人閉塞性睡眠時無呼吸（adult obstructive sleep apnea：OSA）とは独立して，小児閉塞性睡眠時無呼吸（pediatric obstructive sleep apnea：OSA）に定義された．小児の閉塞性睡眠時無呼吸は成人とは異なる病態やそれに伴う臨床症状があり，成人のOSAは独立した疾患として分類されている．診断方法としては，PSGが推奨されているが，小児の場合，限られた施設で人手もコストもかかる検査となるため，罹患率が比較的高い本疾患が疑われる患者すべてに実施するのは現実的には不可能である．また治療法としては，アデノイド・口蓋扁桃摘出術が第一選択となるが，我が国においては手術の適応基準は明確ではなく，日常診療の中で医療者は患者や家族に対して，我々はどのような道しるべを示せるのだろうか．徐々に蓄積されてきた小児OSAの病態および治療戦略の課題について述べる．

4.8.1　小児OSAの疫学

　小児の約半数が何らかの睡眠（呼吸）障害（sleep breathing disorders：SDB）を経験したことがあるという．そのうち，小児OSAと最終的に診断されるのは1〜4%程度と報告されている．好発する年齢は2〜8歳で，男児のほうが女児よりも有意に罹患率が高い．いびきは小児OSAの主要な症状で，我が国の疫学調査では，ほぼ毎日起こる習慣性いびきの頻度は10%であり[1]，この中に臨床的に小児OSAと診断される患者が含まれている．

4.8.2　小児OSAの病態

a. 小児特有の病態

　小児の上気道の解剖学的な構造は成人と比較し，喉頭の位置が高く，軟口蓋と喉頭蓋の距離が短く，咽頭が低く，無意識化の呼吸経路としては鼻呼吸が優先される．幼少であればあるほどその傾向は強く，鼻呼吸障害が軽度でも努力性呼吸をきたし小児OSAの要因となる．さらに，小児は上気道面積が小さく，機能的な残気量が少ないため，短時間の無呼吸により体内の酸素飽和度が容易に低下する．感冒やアレルギー性鼻炎をはじめ鼻閉をきたす，すべての鼻疾患は小児OSAのリスクファクターである．

表 4.15 Brodsky 分類（Graduation of Tonsillar Enlargement）

グレード	定義	詳細
0	肥大なし	口蓋扁桃肥大なし，あるいは埋没型
1	25% 以下	口蓋扁桃が口蓋弓を越えない
2	25% 以上 49% 以下	口蓋扁桃が後口蓋弓を越えるが，正中と前口蓋弓の二等分線を越えない
3	50% 以上 74% 以下	口蓋扁桃が正中と前口蓋弓の二等分線を越える
4	75% 以上	口蓋扁桃が正中で接する

生理的なアデノイド・口蓋扁桃肥大がピークとなるのが 4 ～ 6 歳ごろであり，気道に占める相対的なアデノイド・口蓋扁桃肥大による上気道狭小化は小児 OSA の主要な原因である．口蓋扁桃肥大の分類には Brodsky 分類による 5 段階評価を利用する（表 4.15）．ただし，扁桃肥大があるから必ずしも小児 OSA であるというわけではない．さらに小児 OSA 重症度と扁桃肥大の程度の関連も不明で，扁桃肥大というのはあくまでも小児 OSA 発症のリスクファクターの 1 つである．

咽頭部の上気道周囲筋は，呼吸時の開大と発声嚥下時の収縮・虚脱という，相反する機能をもつ．小児は成人に比べ，解剖学的には狭い空間であるが，上気道周囲筋の筋活動レベルが高いため，気道内が狭くなり陰圧がかかった際にも，内腔を保とうとする力が強く，気道の完全閉塞を起こしにくい．換気努力が大きく呼吸ドライブ（駆動力）が高く，かなり重症な OSA の場合でも小児では不完全閉塞を保ち，低換気状態が続くため，高度ないびきが持続する[2]．そのため，無呼吸は認めず症状はいびきのみという場合でも，重症のケースを疑って積極的に検索をすべきである．

また，成人では睡眠中に呼吸数の変動はあまりないが，小児の睡眠時の呼吸数は覚醒時より減少する[3]．レム睡眠期においては，上気道筋活動の減少から上気道抵抗は上昇し，換気ドライブも減少することから換気の不安定性が増大し，ノンレム睡眠に比べると不利な条件となり呼吸イベントが出現しやすい．成人では通常努力性呼吸や高炭酸ガス血症が覚醒をもたらすが，小児は成人に比べて，睡眠からの覚醒閾値が高く，睡眠中に閉塞性の呼吸イベントが起こっても脳波上の覚醒が起こりにくい[4,5]．そのため比較的睡眠構築は保たれることが多く，成人によく認められる日中の過度な眠気を起こしにくい．

では，小児 OSA 児では正常児にもみられる前述のような解剖学的，生理学的な特徴はどのように変化するのであろうか．小児 OSA 児は正常児に比べて，上気道の筋緊張が異なるとの報告がある．Marcus ら[6]，Isono ら[7]は，マスクを通じて気道内に陰圧をかけた際に気道閉塞を来す圧力（critical closing pressure: P_{crit}）を測定する研究で，SBD を伴う小児では P_{crit} が高く（SDB 児：$+3.5 \pm 4.3\,cmH_2O$，正常児：$-7.4 \pm 4.9\,cmH_2O$），その

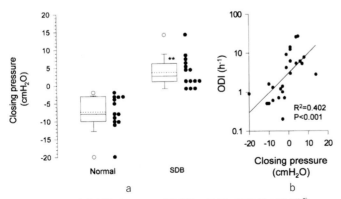

図 4.16 全身麻酔下での P_{crit}（正常児：13 例，SDB 児：16 例）[7]
正常児に比べ SDB 児では P_{crit} が高く（咽頭腔が虚脱しやすく），陽圧でも気道閉塞をきたし（a）重症度 ODI（h^{-1}）* に相関する（b）．*：ODI は，SaO_2 が基線より 4% 低下した 1 時間当たりの回数をプロットしている．

値は重症度と相関することを報告した（図4.16）．P_{crit}が高いということは，すなわちSBDを伴う小児の咽頭腔は正常児に比べ，虚脱しやすい内腔であるということを示唆している．また，このP_{crit}の値は，扁桃手術後も正常児レベルにならないことや，OSAの診断には至らないいびきのみの小児に対しても正常児に比べ虚脱しやすいことが報告されている[7,8]．つまり，小児OSAの病態は，アデノイド・扁桃肥大などの解剖学的な閉塞要因のみではなく，上咽頭開大筋の神経筋活動の反応の低下が発症の背景にあることを示唆している．さらに，小児OSA児は正常児に比べ，すべての睡眠段階で頤筋活動レベルが高い（図4.17）ことをKatzらが[9]報告した．頤筋活動レベルが高いということは，小児OSA児は狭い気道を開存させておくための筋緊張が睡眠中は常に必要であるという病態を示唆している．

呼吸負荷における覚醒反応については，小児OSA児は正常児に比べて吸気時の呼吸負荷に対する覚醒反応に減弱[10,11]のあることが認められている（図4.18）．また小児OSA児の覚醒安静時の呼気終末CO_2レベルが重症度（apnea hypopnea index：AHI，無呼吸低呼吸指数）と相関する（図4.19）こともFregosi RF[12]らによって報告されている．

上気道，呼吸の安定性，上気道拡大筋の神経筋活動，覚醒閾値，換気応答など上気道の機能，呼吸中枢の特性が，小児OSA児では正常児とは異なることが徐々に明らかになりつつある[13]．小児の閉塞性睡眠呼吸障害に対する病態を理解することは，いびきから完全閉塞に至る臨床的な表現型をより細分化することを可能にすると考えられ非常に重要である．さらなる病態理解により，今後は解剖学的および上気道の神経筋活動の代償，換気応答そして，覚醒閾値のそれぞれに関連した標的治療の可能性も期待される．

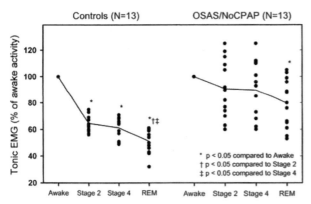

図4.17　小児OSA児（OSAS/NoCPAP）は正常児（Controls）に比べてすべての睡眠ステージで頤筋筋電図レベル（Tonic EMG）の上昇を認める[9]

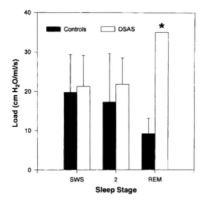

図4.18　吸気時の圧抵抗負荷に対する覚醒閾値
（正常児：$n=9$，OSA児：$n=9$）[11]
レム睡眠期において正常児は覚醒閾値の低下がみられるが，OSA児は有意な覚醒閾値の上昇を認める．

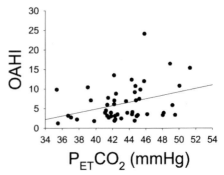

図4.19　覚醒安静時呼気終末CO_2レベルと閉塞性無呼吸低呼吸指数（OSAI）の相関[12]
小児50例（6〜12歳）．

b. 陥没呼吸

小児に陥没呼吸が吸気時に起こる原因としては，胸郭のコンプライアンスの問題がある．新生児は狭い産道を通って娩出されるために，胸郭の変形が必要である．肺よりも胸郭のコンプライアンスを高くし，肺胞内に満ちた羊水を産道通過の際にできるだけ排出し，出生時の第一呼吸に備える哺乳生物の仕組みである．この胸郭の高いコンプライアンスのために，正常児であっても肋間筋の筋緊張が低下するレム睡眠期においては吸気に際して胸郭が陥没し，呼吸努力を要する[14]．神山ら[15]は，RIP（respiratory inductive plethysmography）を用いた努力呼吸指数（labor breathing index：LBI）を睡眠呼吸障害のない小児22名で計測し，3.3歳で正常域に近づくと報告している．これは，Gaultierらが報告した，およそ3歳までに正常児の奇異性呼吸運動（paradoxicial inward rib cage motion：PIRCM）がほぼ消失する，という報告[16]と一致する．他方，小児OSAの患児は3歳以降でも上気道の閉塞により胸郭陥没が遷延し，特にレム睡眠期においてその傾向が強くなり大きな呼吸努力を要する．小児OSAの重症度の判定時に陥没呼吸は上述した理由で重要であるが，3歳までの正常児にもみられる現象であることは，留意すべきである．

c. その他の解剖学的・全身疾患的リスクファクター

上記以外に解剖学的および全身疾患的に小児OSAのリスクファクターと考えられる要因を表4.16に示した[17]．

乳幼児における上気道閉塞症状は，しばしば喘鳴となって認められる．体動や哺乳の際に喘鳴は悪化するが，吸気性の喘鳴か呼気性の喘鳴か（もしくはその両者か）で狭窄部位が異なる．吸気性喘鳴の場合，喉頭軟化症や声門上の狭窄が疑われる．呼気

表4.16 小児OSAの解剖学的・全身疾患的なリスクファクター

解剖学的要因	鼻腔・咽頭領域	鼻中隔弯曲症，鼻腔内粘膜肥厚，アデノイド・扁桃肥大
	気道領域	喉頭，気管軟化症，声帯麻痺，声門下狭窄症
	顎顔面形態異常	ダウン症，ピエール・ロバン（Pierre-Robin）症候群，アペール症候群，クルーゾン症候群，ファイファー症候群，ハーラマン・ストライフ（Hallerman-Strief）症候群など
神経学的機能障害		末梢性：筋緊張亢進または筋緊張低下（先天性・後天性） 中枢性：換気ドライブ低下
肥満		上気道への脂肪混入，腹部内臓脂肪増加，機能的肺気量低下
遺伝的・環境要因		人種 遺伝子多型（プラダー・ウィリ症候群，ベックウィズ・ヴィーデマン症候群，*ApoE4*対立遺伝子，*TNF-α-308G*遺伝子多型など） 鎮静剤（麻酔） 気道刺激要因：喫煙，呼吸器系ウイルス 家族歴（ムコ多糖症，鎌状赤血球症など）
炎症		鼻炎（アレルギー性/非アレルギー性） 鼻腔ポリープ（慢性副鼻腔炎） 喘息 全身性炎症マーカーの上昇（CRP, TNF-α, IL-6, IL-8, IL-1α, IL-1β, IFN-γ, leptin, PAI-1, MMP-9, MCP-1など）

性喘鳴および吸気呼気両者の喘鳴の場合，声帯麻痺（機能不全）もしくは声門下狭窄，気管軟化症が疑われる．強い陥没呼吸に伴い，無呼吸のエピソードやチアノーゼ，体重増加不良などの症状は重症のケースを疑う．早産児や人工呼吸（気管挿管）管理の病歴がある小児は特に注意が必要である．

　ダウン症候群（トリソミー）の小児 OSA の罹患率は 31 〜 100％と報告に幅がある．筋トーヌスの低下，巨舌，下顎の低形成，高いアーチの硬口蓋とそれに伴う鼻咽頭の狭小化などが要因となる．口蓋裂のある小児の 37.5％に OSA の症状を認め，PSG による検査でその中の 8.5％が OSA であったとの報告がある[18]．その他，アペール（Apert）症候群，クルーゾン（Crouzon）症候群，ネイガー（Nager）症候群，ファイファー（Pfeiffer）症候群やムコ多糖症など，解剖学的要因および神経筋障害の両者の要因が組み合わさることが，顎顔面形態異常をもつ小児の OSA 発症の特徴である．頭頸部の血管奇形も高いリスクファクターをもつので注意したい．

　肥満はしばしば小児 OSA 発症の原因となるが，アデノイド・扁桃肥大を伴う場合は手術施行後に非肥満児よりも OSA が残存しやすい，との報告がある[19]．

　先天性の心疾患，肺疾患および鎌状赤血球症をもつ患者は，小児 OSA の発症が先天性の全身疾患と関連して症状を悪化させてしまうので注意が必要である．特に鎌状赤血球症は，アデノイド肥大と繰り返す扁桃炎が OSA 発症のリスクファクターとなり，OSA によって脳虚血症状や頻繁な頭痛のエピソードを起こすことがある．そのようなケースでは，しばしばアデノイド切除術や口蓋扁桃摘出術が必要になるケースがある[20]．

4.8.3　小児 OSA の診断

a. 臨床症状

　アメリカ小児科学会は，2012 年に治療ガイドライン[21]を提示し，いびきを呈する小児に対しては，小児 OSA のスクリーニングとして詳細な臨床症状（病歴および身体所見，表 4.17）の聴取を行うことが推奨されている．この臨床症状を季節変動および成長による変化を加味しながら評価していく．小児のこれらの症状を捉えるには，保護者の観察が重要で，成人にみられる自覚的な眠気以外の日中の影響として，不注意，多動，攻撃的行動など ADHD 様症状，学業成績，身体発育（成長曲線）などが参考となる．夜間の症状としては，いびき，努力性呼吸（陥没呼吸含む），無呼吸，頻回の寝返り，寝汗，頸部伸展の体位，夜尿などがある．

b. 睡眠検査

1）睡眠ポリグラフ検査（PSG）

　2014 年，睡眠障害国際分類第 3 版（The International Classification of Sleep Disorders, 3rd ed.：ICSD-3）の診断基準[22]を表 4.18 に示す．その基準は ICSD-2 に比べて簡略化されているが，PSG にて AHI1 以上であり，

表 4.17　小児 OSA の症状と所見[21]

病歴	・頻回のいびき（1 週間に 3 夜異常） ・睡眠中努力性呼吸 ・あえぎ，いびき音，または無呼吸 ・夜尿症（続発性のもの） ・起坐睡眠あるいは睡眠時頸部過伸展 ・チアノーゼ ・起床時の頭痛 ・日中の眠気 ・注意欠陥，多動 ・学習障害
身体所見	・低体重または肥満 ・口蓋扁桃肥大 ・アデノイド増殖症 ・小顎症または下顎後退症 ・高口蓋 ・成長障害 ・高血圧

表 4.18 小児 OSA の診断基準：A と B（ICSD-3 より概略）

A. 以下の1つ以上.
1. いびき
2. 睡眠中の呼吸努力，奇異呼吸，または閉塞性呼吸
3. 眠気，多動，行動問題または学習問題
B. PSG において以下の一方または両方を示す.
  1時間に1回以上の閉塞性無呼吸，混合性無呼吸または呼吸低下
  または
  睡眠時間中少なくとも25％以上に炭酸ガス過剰（$PaCO_2 > 50$ mmHg）を伴う閉塞性換気低下があり，以下の1つ以上を認める.
  a. いびき
  b. 吸気時の鼻圧波形の平坦化
  c. 胸部腹部の奇異呼吸

かついびきや睡眠中の呼吸努力，奇異呼吸などがみられる場合に確定診断となる．重症度についての明確な基準の記載はなく，AHIの値と他の睡眠補助検査結果の組み合わせにより決定される，としている．重症度分類は AHI1 以上 5 未満を軽症，5 以上 10 未満を中等症，10 以上を重症とする分類が広く使用されている．
ICSD-3 では，成人 OSA に関して PSG だけでなく，OCST（out of center sleep testing, 簡易装置）を用いることが正式に認められたが，小児に関しては PSG のみが標準的な検査となっている．2015年のアメリカ睡眠学会による「睡眠と随伴のためのスコアリングマニュアル ver2.2」6) では，適応年齢として18歳未満（ただし，13歳以上は成人クライテリアが使用可能）とし，小児独特の病態を把握する際に重要となる生理的な中枢性無呼吸との判別や，小児で多いとされる RERA（respiratory effort related arousal）の判定などを考慮した判定ルールを公開している．

2) 簡易モニターおよび補助診断

習慣性のいびきを呈する小児に対する OSA の診断ツールとしては，PSG が唯一確定診断に有用であると認められているが，検査には人手とコストがかかり，現実的にいびきの訴えがある患者すべてに実施することは難しい．小児の簡易モニターに関しては，精度は50～70％と低く，単独での診断には無理がある．また，パルスオキシメーターは簡便であるが感度が低く，かなり重症の努力性呼吸を呈している症例であっても，小児 OSA 特有の病態である気道の不完全閉塞が故に酸素飽和度の低下が少なく，偽陰性となりやすい．そのため簡易装置に関しては，他の補助検査との組み合わせによる総合判断の材料の1つとしての利用にとどまるという現状である．ただし，最近の Kaditis ら[23)] による報告では，パルスオキシメーターによる小児 OSA 診断の可能性について25の報告から得られたデータについて，正常な小児のパラメータ，習慣性のいびきがあり小児 OSA が疑われる患者の抽出方法，OSA に対する治療介入の必要性や合併症の可能性がある症例の異常な反応の予測方法についての検討を行った結果，波形の以下の特徴によりスクリーニングが可能であったと述べた．

① SpO_2 が90％以下に低下し，酸素飽和度が4％以上下がる呼吸イベントのクラスターが2か所以上あること．
② ODI 4％*が2.2/h である小児は OSA はなくとも異常あり．
③ 酸素飽和度低下がおこる箇所（クラスター）が3つ以上あり，SpO_2 が90％以下に低下する箇所が3か所以上ある場合は，中等度から重症の OSA 疑い．

しかしながら，ODI 4％などの使用など，我が国の患児のスクリーニングへの妥当性は疑問である．

---

* ODI : oxygen desaturation index, 酸素飽和度低下指数.

一方，信頼性が高いのがビデオモニタリングによる睡眠中の呼吸状態の撮影で，Sivanらの報告[24]によるとPSGでAHI 1/hr以上としたときに感度94％，特異度68％という結果となった．観察項目としては，いびきの頻度と性状（大きさ），開口呼吸の有無，体動の有無，覚醒のエピソードの有無，無呼吸の頻度，陥没呼吸の有無などであり，それぞれをポイント化し8点以上を陽性と判断する．入眠後10～20分以降の深睡眠期における呼吸努力や，入眠から1時間または早朝覚醒前のレム睡眠期の時間帯のビデオ撮影が有用である．

新しい診断トピックとして，小児OSAの病態でキーとなる努力性呼吸に関して，これまで食道内圧など侵襲性の強い測定法に対してMartinotら[25]は非侵襲的な下顎運動のモニタリング（mandibular movements：MM）の有用性を報告している．アデノイド・口蓋扁桃摘出後のMMモニタリングではMM指数はAHIやODIの改善と強い相関を示したが，MMの長さは手術後に残存するRERAの長さとよく一致した変化を示した．簡易な非侵襲的な検査であるため，今後小児OSAの簡易診断ツールとして家庭でのモニタリングへの応用も期待される．

我々の施設では，習慣性のいびきを主訴に受診した患児のスクリーニングとして，詳細な臨床症状の問診（睡眠呼吸障害の家族歴や睡眠日誌を含む），ビデオモニタリングとパルスオキシメーター，口腔咽頭所見（Brodsky分類），セファログラム（または3D-CT），鼻腔通気度検査等との組み合わせで総合的な診断を行っている．パルスオキシメーターでは，年齢によってODI 2％（2％の動脈血酸素飽和度低下）や，95％未満のSpO_2が占める割合の時間など，成人の診断では用いることのないパラメーターも参考にすることで，重症で手術を優先すべき症例の抽出が高い感度で可能となる見込みがある．いずれにせよ，我が国のPSGの現状を考慮すると精度の高いスクリーニング法が必要とされていることは間違いない．

4.8.4 小児OSAの治療

a. 手術治療

小児OSAに対する治療の第一選択は，アデノイド切除術，口蓋扁桃摘出術である．重症のOSAでかつ高度なアデノイドおよび扁桃肥大を認める患者のほとんどに効果がある．この手術はOSAの概念が提唱される100年以上前から耳鼻咽喉科の教科書に記載されており，睡眠中のいびきや無呼吸，アデノイド顔貌とそれに伴う発育や集中力の低下など認知機能低下の症状を伴う扁桃肥大の患児に対し有効な治療であると述べている．つまり，耳鼻咽喉科では，長い間，就学年齢前後の小児にたびたび観察されるこの上咽頭閉塞性疾患を通して，小児OSAの臨床症状を捉え，治療していたと言える．現代，小児OSAに対する手術による改善率はどれほどなのか，という疑問に多施設前向き検討がアメリカで行われ，Childhood Adeno-Tonsillectomy Trial（CHAT study, 2013[26]）では，5～9歳の小児OSA患児464症例に対しアデノイド切除術・口蓋扁桃摘出術を施行する群と経過観察する群とに分けて前向き検討した．その結果，7か月後の改善率は手術群で79％，経過観察群で46％であった．経過観察群での改善率は患児の成長に伴う扁桃組織の生理的退縮や顎顔面形態の変化，そして経過観察中の対症療法など適切な医療介入の存在などの要因が考えられた．また，7か

月間という観察期間は中山らの報告[27]にあるように季節変動による要因も影響した可能性もあり，アレルギー性鼻炎などの鼻閉症状でも容易にOSAを発症する小児独特の病態を示した結果であると思われる．注目すべきは経過観察群の認知機能の低下（行動上，学習上の問題）が見られていないという点である．CHAT studyではOSAの重症度についての検討はないことから，経過観察群で見られた46%の改善症例の結果は，小児OSAの治療戦略の中に，早期の手術治療を優先するグループとは別に，保存的に経過観察を行い（アンケートや臨床症状の増悪を追跡しながら），一定期間後に睡眠検査をはじめ再評価を行うという治療選択があることを示唆する．また，手術治療群においてOSAが残存する症例が肥満やOSA重症度の高いケースにみられ，この残存症例に対する追加または同時並行で行うべき治療戦略についても，今後検討が必要である．

b. 周術期管理

小児OSA患者のアデノイド・口蓋扁桃手術はOSAがない患者（習慣性扁桃炎など）に比べて周術期管理中の呼吸器系のトラブル（挿管および抜管時の酸素飽和度の低下や喉頭痙攣など）が多いことが報告されている[28]．近年，重症OSAによる慢性的な低酸素症がオピオイドレセプターの感受性を変化させることが明らかになってきており，OSAがない正常児に通常使用する周術期のオピオイドの投与量が，実は過剰投与になっている可能性が示唆されている[29,30]．また，薬物の代謝にかかわるシトクロム（CYP2D6）の人種的（遺伝的）な違いによって，代謝が高度に促進され，例えばコデインを投与したときのモルヒネの血中濃度が急激に上昇するなどの体質にOSAが合併した場合，致死的な合併症をきたす可能性があると報告されている[31]．アデノイド・口蓋扁桃摘出後の致死的な合併症について調査したアメリカの小児麻酔科学会の聞き取り結果[32]によると，OSAリスクの低いグループに起こった致死的イベントはほとんどが術後の後出血に関連していたのに対し（$p=0.006$），OSAリスクが高いグループでは，高い確率で無呼吸に関連していた（$p=0.016$）．小児OSAを合併する症例の周術期管理には注意が必要である．アメリカ小児科学会および小児歯科学会は，共同でガイドラインを発表し[33]，小児OSA手術前後の継続的なモニタリングの重要性とでこれらのイベントを予防できた可能性についても言及している．

アメリカ小児科学会のガイドライン[34]では，ハイリスクの患児は術後の継続的なモニタリングの必要性を述べており，そのハイリスクにあたる患者として，3歳以下，重症OSA（パルスオキシメーターで80%以下またはPSGでAHI 24/h以上），OSAに合併した心合併症（右室肥大や肺高血圧），睡眠中の高CO_2血症（$PECO_2 >= 60$ mmHg），成長障害，肥満，顎顔面形態異常，神経筋疾患，そして呼吸器感染症の罹患，をあげている．アメリカ耳鼻咽喉科・頭頸部外科学会のガイドライン[35]では，リスクファクターの高い患児（肥満，ダウン症，顎顔面奇形，筋疾患，鎌状赤血球症，ムコ多糖疾患）および口腔咽頭所見（扁桃のサイズ）と臨床的な重症度に乖離がある場合は術前にPSGを行うことを勧めている．また麻酔科医との連携の重要性も強調しており，3歳以下で重症のOSAがある場合（AHI 10/h以上や$SpO_2 < 80%$）は術前にPSG所見を共有した上で入院させる．

アメリカ麻酔科学会は，2014年にOSA患者のアセスメントとマネジメントに関するガイドラインを提唱し[36]，A. OSAの重症度，B. 手術侵襲（部位）と麻酔のタイプ（全身麻酔か局所麻酔か），C. 術後のオピオイドの必要性をスコア化し評価することでOSA関連のリスク予測の指針としている．ただし，これはあくまでも大枠であり，最終的なリスク評価については，個々の患者の臨床的な評価を基に判断すべきだ，と述べている．

c. 保存治療

ICSD-3でも，手術療法に対する重症度の記載はなく，AHIがいくつ以上でどのような所見の患者に対して施行するべきなのか，クリアカットな適応基準も示されていない．我が国でも，手術療法に対するコンセンサスはなく，手術に伴う痛みや入院加療の煩雑さ，重篤な合併症が起こるリスクが多少なりともある手術療法に対して，慎重なスタンスをとる保護者も少なくない．また，手術療法は，重症OSAの重症度を減弱させる効果はあるが，単独治療ですべての患児が完治を見込めるわけではない．Gozalら[37]が述べているように，小児OSAの病態に，上気道の炎症機転がかかわっている可能性や，いったん軽快した症例でも小児特有の病態である季節変動や鼻閉症状の出現が影響している場合もある．このような現状の中でステロイド点鼻治療や抗ロイコトリエン内服薬などの薬剤による保存加療や口腔機能訓練などのリハビリ的な保存加療の有効性が近年報告されてきている．軽症から中等症の小児OSAだけでなく，PSGが施行できないケースや，保護者が手術治療を躊躇する重症症例，手術治療後残存するOSAに対しても，治療戦略的なwait and watchingのツールとなることが期待されている．

1）ステロイド点鼻治療

これまでいくつかの報告で，ステロイド点鼻薬（フルチカゾン，ブデゾニド，モメタゾン）の小児OSAへの改善効果が認められている[37]．また点鼻治療によって，扁桃やアデノイドの大きさには変化がないものの，睡眠中の呼吸障害が大幅に改善したという報告もあり，咽頭腔の虚脱メカニズムに炎症機転がかかわっていることを示唆した報告もある．Goldbartら[38]は，小児OSAと習慣性扁桃炎のアデノイドおよび口蓋扁桃組織のグルココルチコイド受容体（GCR）を調べ，サブタイプであるGCRαが小児OSAで増加していたが，GCRβの発現は両者で同じであった．GCRβは過去の喘息患者における研究でステロイド抵抗性に関与していることがわかっており，結果的にGCRα：GCRβ比が高いケースで（小児OSA症例で）点鼻治療（コルチコステロイド）に対するアデノイド縮小などの効果がみられたと示唆された．

我々の施設でも，いびきや無呼吸を主訴として受診した小児42名を対象としたプロピオン酸フルチカゾン（®小児用フルナーゼ）による4週間の前向き検討による点鼻治療を行い，OSA-18をはじめとするアンケートや酸素飽和度低下指数（ODI 3%）の有意な改善を認めた．その中で，点鼻治療に対してよく反応しアデノイドの縮小を認めるケースとそうでないケースを経験した．投与量や投与期間の影響も加味すべき点ではあるが，アメリカではTNF-α，IL-8，IL-6の減少が組織表層で観察されており，これらが小児OSAの点鼻治療効果へのレスポンスの良さにかかわる可能性を示唆し

ている．また，点鼻治療に抵抗性のある症例に対する検討としては，前述した GCR の欠損にかかわるヒストンジアセチラーゼ（HDAC-2）の活性や発現の減少などが，ノンレスポンダー症例に関与しているという報告もあり，今後の基礎レベルでの研究で明らかにしていく必要がある．

2）抗ロイコトリエン薬

小児 OSA 患者の上気道リンパ組織におけるロイコトリエンおよびロイコトリエン受容体の増加を認めており，保存治療として期待されている．Goldbart らは，40 名の小児 OSA 患者を対象にした二重盲検試験で，経口的にモンテルカスト 4～5 mg を 16 週間投与した患者群で AHI の減少（3.2 ± 0.2/hr → 2.0 ± 0.3/hr）を認めた[39]．また，抗ロイコトリエン薬を点鼻薬（ブデゾニド）と併用し，手術治療後の小児 OSA 児の AHI が優位に改善したとの報告もある[40]．

3）口腔機能訓練（MFT）

口腔機能訓練（myofunctional therapy：MFT）とは，口咽頭の運動療法で，口唇筋緊張を高め，口唇閉鎖の改善を行うことで鼻呼吸のリハビリテーションおよび正しい舌の位置の獲得を目指すものである．1918 年に報告[41]されて以来，矯正歯科治療の中で一般的に下顎成長や正常な鼻呼吸の確立などを目的に行われてきた治療法であるが，1990 年代になり Guimaras ら[42]が OSA に対してこれを応用した報告をした．これまで成人 OSA に対する単独効果の報告として 9 研究合計 120 症例の結果[43]があり，AHI は 24.5/h から 12.3/h に改善が認められている．小児に対しては報告は数少なく，ギルミノーらがアデノイド・口蓋扁桃手術後または口蓋拡大後の症例（AHI 0.4 ± 0.3/h）に対し MFT を単独治療として施行し 4 年間の追跡後の後ろ向き検討の結果，コントロール群では（AHI 5.3 ± 1.5/h）と再発を認めたのに対し，MFT 治療群では（AHI 0.5 ± 0.4/h）であった．MFT はアデノイド扁桃切除術後の OSA 再発を予防したり，残存する OSA を改善する効果があると期待される．MFT は毎日行い，舌や口腔顔面の筋肉を強化することで，それらの位置関係，機能を正常化するため，患者本人やサポートする家族の日々の取り組みが効果を左右する可能性がある．このようなアプローチを Active MFT[44]というが，それに対して親や本人の負担を軽減した Passive MFT[45]の効果の可能性についても今後期待される．

4）CPAP 療法・口腔内装置・歯科矯正

CPAP 療法は主に重篤な合併症などによりアデノイド・口蓋扁桃手術の難しい症例，その他神経筋疾患を認める症例に適応となる．口腔内装置や歯科矯正治療は，顎顔面形態の奇形に伴う小児 OSA 症例に対する補助的な治療としての有効性が期待される．急速上顎拡大装置（rapid maxillary expansion：RME）などの治療は 3 歳過ぎに高口蓋をもつ症例で鼻腔の狭小化も改善する効果も期待できるため有効であると考えられるが，治療後の咬合や口腔周囲筋のアンバランスさによる戻り効果などの問題なども含め慎重な導入とフォローアップが必要である．

4.8.5　小児 OSA のマネジメント

世界的に治療の第一選択はアデノイド切除・口蓋扁桃摘出術であるが，その手術の適応についての明確な基準はなく，手術を優先させる症例かどうかを判断するために

は，小児OSAの成人とは異なる病態を理解し，臨床症状についても小児に特徴的なものを見逃さず，重症例を確実に拾い上げ，専門の医療機関につなげるもしくは手術を行うリスクと効果について保護者に判断材料となる情報を提供することが重要である．経過観察症例に対して季節変動や成長を考慮に入れながら定期的に適切な再評価および治療介入（保存治療：点鼻ステロイドやモンテルカスト内服など）が必要となるが，再評価の際にPSGの施行が困難な場合は，詳細な臨床症状の聴取と，簡易モニターやビデオスコアリングなどの補助的検査を組み合わせで総合的に患者の経過を追っていく．さらに小児OSAに対しては成人OSA発症の予防のためにも，なるべく早期に発見，治療的介入をしていくことが重要である．ギルミノーは鼻閉，口呼吸習慣，顎顔面形態発育，長顔症候群（long face syndrome）など成人OSA発症の関連について述べている[46]．鼻閉治療，MFTを含めた歯科矯正治療は，顎顔面発育の遅れにより将来発症するかもしれない成人OSAの予防に，歯科矯正治療とともに寄与する可能性があるとされる．

　小児OSAにおいては，成長過程で発症し，時に不可逆な影響により，患児が本来もつ成長の能力を損なってしまう可能性がある．適切な評価，治療介入の時期・方法に関して，成長を考慮した総合的な治療戦略の構築が今後の課題となる．これらの治療を取り入れたガイドラインづくりが望まれる． 〔池田このみ・千葉伸太郎〕

■文　献

1) Sakamoto N et al.：Sleep duration, snoring prevalence, obesity, and behavioral problems in a large cohort of primary school students in Japan. *Sleep*, **40**(3), 2017.
2) Marcus CL et al.：Developmental changes in upper airway dynamics. *J Appl Physiol*, **97**(1): 98-108, 2004.
3) Scholle S et al.：Normative values of polysomnographic parameters in childhood and adolescence: cardiorespiratory parameters. *Sleep Med*, **12**(10): 988-996, 2011.
4) Avery ME et al.：Ventilatory response to inspired carbon dioxide in infants and adults. *J Appl Physiol*, **18**: 895-903, 1963.
5) Marcus CL et al.：Developmental pattern of hypercapnic and hypoxic ventilatory responses from childhood to adulthood. *J Appl Physiol*, **76**(1): 314-320, 1994.
6) Marcus CL et al.：Upper airway collapsibility in children with obstructive sleep apnea syndrome. *J Appl Phys*, **77**: 918-924, 1994.
7) Isono S et al.：Comparison of static mechanical properties of the passive pharynx between normal children and children with sleep-disordered breathing. *Am J Respir Crit Care Med*, **157**(4 Pt 1): 1204-1212, 1998.
8) Carrera HL et al.：Upper airway collapsibility during wakefulness in children with sleep disordered breathing, as determined by the negative expiratory pressure technique. *Sleep*, **34**(6): 717-724, 2011.
9) Katz ES and White DP：Genioglossus activity during sleep in normal control subjects and children with obstructive sleep apnea. *Am J Respir Crit Care Med*, **170**: 553-560, 2004.
10) McNamara F et al.：Arousal pattern following central and obstructive breathing abnormalities in infants and children. *J Appl Physiol*, **81**: 2651-2657, 1996.
11) Marcus CL et al.：Response to inspiratory resistive loading during sleep in normal children and children with obstructive apnea. *J Appl Phys*, **87**: 1448-1454, 1999.
12) Fregosi RF et al.：Ventilatory drive and the apnea-hypopnea index in six-to-twelve year old children. *BMC Pulm Med*, **4**: 4, 2004.
13) Katz ES and D'Ambroslo CM：Pathophysiology of pediatric obstructive sleep apnea. *Proc Am Thorac Soc*, **5**(2): 253-262, 2007.
14) Gaultier C et al.：Paradoxical inward rib cage motion during rapid eye movement sleep in infants and young children. *J Dev Physiol*, **9**: 391-397, 1987.
15) Kohyama J et al.：Blood pressure in sleep disorder breathing. *Arch Dis Child*, **88**(2): 139-142, 2003.

16) Gaultier C : Cardiorespiratory adaption during sleep in infants and children. *Pediatr Pulmono,* **19**: 105-117, 1995.
17) Li Z et al. : Pediatric sleep apnea syndrome: An update. *J Allergy Clin Immunol Pract,* **4**(5): 852-861, 2016.
18) Robison JG and Otteson TD : Increased prevalence of obstructive sleep apnea in patients with cleft plate. *Arch Otol Head Neck Surg,* **137**: 269-274, 2011.
19) Tan HL et al. : Obstructive sleep apnea in children: a clinical update. *Nat Sci Sleep,* **5**: 109-123, 2013.
20) Tripathi A et al. : Clinical complications in severe pediatric sickle cell disease and the impact of hydroxyurea. *Ann Hematol,* **90**(2): 145-150, 2011.
21) Marcus CL et al. : American Academy of Pediatrics. Diagnosis and management of childhood obstructive sleep apnea syndrome. *Pediatrics,* **130**(3): e714-755, 2012.
22) American Academy of Sleep Medicine : *International Classification of Sleep Disorders,* 3rd ed. Darien, Ill: American Academy of Sleep Medicine, 2014.
23) Kaditis A et al. : Pediatric OSAS: Oximetry can provide answers when polysomnography is not available. *Sleep Med Rev,* **27**: 96-105, 2016.
24) Sivan Y et al. : Screening obstructive sleep apnoea syndrome by home videotape recording in children. *Eur Respir J,* **9**(10): 2127-2131, 1996.
25) Martinot JB et al. : Mandibular movements identify respiratory effort in pediatric obstructive sleep apnea. *J Clin Sleep Med,* **15;11**(5): 567-574, 2015.
26) Carole L et al. : A randomized trial of adenotonsillectomy for childhood sleep apnea. *N Engl J Med,* **368**(25): 2366-2376, 2013.
27) Nakayama M et al. : Seasonal variation in a clinical referral pediatric cohort at risk for obstructive sleep apnea. *Int J Pediatr Otorhinolaryngol,* **77**: 266-269, 2013.
28) Sanders JC et al. : Perioperative complications of adenotonsillectomy in children with obstructive sleep apnea syndrome. *Pediatric Anesthesia,* **103**(5): 1115-1121, 2006.
29) Brown KA et al. : Recurrent hypoxemia in young children with obstructive sleep apnea is associated with reduced opioid requirement for analgesia. *Anesthesiology,* **100**(4): 806-810, 2004.
30) Brown KA et al. : Recurrent hypoxemia in children is associated with increased analgesic sensitivity to opiates. *Anesthesiology,* **105**(4): 665-669, 2006.
31) Kelly LE et al. : More codeine fatalities after tonsillectomy in North American children. *Pediatrics,* **129**(5):e1343-1347, 2012.
32) Coté CJ : Anesthesiological considerations for children with obstructive sleep apnea. *Curr Opin Anaesthesiol,* **28**(3): 327-332, 2015.
33) Coté CJ, Wilson S, American Academy of Pediatric and American Academy of Pediatric Dentistry : Guidelines for monitoring and management of pediatric patients before, during, and after sedation for diagnostic and therapeutic procedures: update 2016. *Pediatrics,* **138**(1): e20161212, 2016.
34) Marcus CL et al. and American Academy of Pediatrics : Diagnosis and management of childhood obstructive sleep apnea syndrome. *Pediatrics,* **130**(3): e714-755, 2012.
35) Roland PS et al. and American Academy of Otolaryngology — Head and Neck Surgery Foundation: Clinical practice guideline: Polysomnography for sleep-disordered breathing prior to tonsillectomy in children. *Otolaryngol Head Neck Surg,* **145**(1 Suppl):S1-15, 2011.
36) American Society of Anesthesiologists, Task Force on Perioperative Management of patients with obstructive sleep apnea : Practice guidelines for the perioperative management of patients with obstructive sleep apnea. *Anesthesiology,* **120**(2): 268-286, 2014.
37) Kheirandish-Gozal L and Gozal D : Intranasal budesonide treatment for children with mild obstructive sleep apnea syndrome. *Pediatrics,* **122**(1):e149-155, 2008.
38) Goldbart AD et al. : Glucocorticoid receptor subunit expression in adenotonsillar tissue of children with obstructive sleep apnea. *Pediatr Res,* **57**(2): 232-236, 2005.
39) Goldbart AD et al. : Leukotriene modifier therapy for mild sleep-disordered breathing in children. *Am J Respir Crit Care Med,* **172**(3): 364-370, 2005.
40) Kheirandish L et al. : Intranasal steroids and oral leukotriene modifier therapy in residual sleep-disordered breathing after tonsillectomy and adenoidectomy in children. *Pediatrics,* **117**(1):e61-66, 2006.
41) Rogers AP : Exercises for the development of muscle of face with view to increasing their functional activity. *Dental osmos LX,* **59**: 857-876, 1918.
42) Guimaras KC : Soft tissue changes of the oropharynx in patients with obstructive sleep apnea. *J Bras Fonoaudiol,* **1**: 69-75, 1999.
43) Camacho M et al. : Myofunctional therapy to treat obstructuive sleep apnea: A systematic review and

meta-analysis. *Sleep*, **38**(5): 669-675, 2015.
44) Guilleminault C et al.: Critical role of myofascial reeducation in pediatric sleep-disordered breathing. *Sleep Med*, **14**(6): 518-525, 2013.
45) Chuang LC et al.: Passive myofunctional therapy applied on children with obstructive sleep apnea: A 6-month follow-up. *J Formos Med Assoc*, **116**(7): 536-541, 2017.
46) Guilleminault C and Huang YS: From oral facial dysfunction to dysmorphism and the onset of pediatric OSA. *Sleep Med Rev*, **40**: 203-214, 2018.

4.9　上気道形態からみたいびきと閉塞性睡眠時無呼吸（OSA）

　睡眠医療における重要課題の1つに，小児におけるいびきや閉塞性睡眠時無呼吸（obstructive sleep apnea：OSA）の治療および予防を挙げることができる．小児のいびきはOSAの典型的なサインであり，小児OSAを未治療で放置すると心身やQOLに悪影響を及ぼし，不可逆的結果を残してしまうことになりかねない．小児OSAに対し，たとえ成人OSAの治療に用いられるCPAP（continuous positive airway pressure）や口腔内装置に即効性があったとしても，個々の患児の病態を把握したうえで可能な限り根本治癒を目指す姿勢が臨床医に求められる．
　現在，成人においては，OSA発症にかかわる因子の多様性が知られ，神経学的要因（上気道拡張筋筋活動の異常）と解剖学的要因（上気道およびその周囲の形態異常）以外に，中心性肥満による肺容量の減少や，呼吸調節システムの不安定性などが関与することも明らかにされている[1]．しかし，特に解剖学的要因は明確なOSA発症因子としてすでに証明され，そのOSA発症への関与も大きく[2]，小児においても同様である．ヒトでは，乳幼児期，学童期，思春期，成人へ至るまでに，身体の成長発育とともに上気道周囲の解剖学的形態はダイナミックに変化し，それに応じて上気道の閉塞性も複雑に変化し，その程度も個体差が大きい[3]．この点が成人OSAの上気道閉塞と比較し小児OSAの病態把握が難しく，かつ治療も一辺倒ではない理由となっている．本項では，小児OSAの発症とその特徴を，成人OSAと対比しながら上気道形態に注目して深く掘削して考える．

4.9.1　上気道閉塞は流体力学的な現象である

　ヒトの上気道は1本のcollapsible tube（つぶれやすいチューブ）である（図4.20A）．このチューブの閉塞と開存は，チューブの形状（半径，断面積，長さ，曲がり，内面の抵抗等）に加え，チューブ自体の硬さ，そして実際にそのチューブ内を空気が通過する際に発生する陰圧の程度などに依存して生じる．この中でも，チューブの硬さを決定する上気道を構成する筋群の弾性は，上気道拡張筋の活動によっても影響を受ける．つまり，上気道拡張筋の活動が活発な覚醒時は，チューブの半径や断面積がいくら小さくてもチューブの硬さが保たれるため，いびきをかいたり上気道閉塞が生じることはない．しかし，入眠によって上気道拡張筋の活動は大きく抑制を受けると，チューブは上気道内陰圧に打ち勝つだけの硬さを得ることができずに，閉塞が生じる．すなわち，一個体において昼間と夜間で上気道閉塞性は大きく変化しているわけである．
　実際にはヒトの上気道形態はもう少し複雑で，1本の単純なチューブというよりも図4.20Bに示すように曲がり部や狭窄部を有する．鼻腔より入った空気は約90度流れる向きを変え肺方向に向かい，この曲がり部では上気道抵抗が大きくなりチューブ内圧はさらに低下する[4]．空気がチューブの最狭窄部位（b-b'）を通過するとき，同部位付近で気流の速度は大きくなり，チューブ内圧は最も低下する（ベルヌーイ（Bernoulli）の定理）．ヒトにおいて上気道の最狭窄部位と曲がり部は軟口蓋レベルに

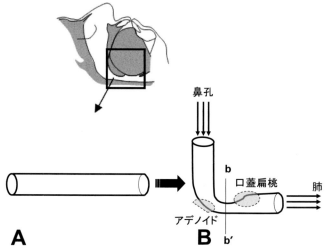

図 4.20 上気道形態といびきと OSA の発生

仰臥位でセファログラム（側面頭部 X 線規格写真）を撮影すると，上気道は A のようにあたかも 1 本の単純なチューブとして存在し，呼吸時にこのチューブを空気が通過する．実際にはそのチューブの形態は B のように 90°曲がり，b-b′ で示す軟口蓋レベルで最も狭窄している．上気道内の抵抗はこのレベルで最も高くなり，上気道開通性は低下し上気道閉塞が好発する．特に軟口蓋の弾性は高く組織自体が柔らかいため，上気道内圧の低下に伴って軟口蓋は振動する結果，いびきが生じる．さらに小児においては B に示すように，アデノイドや口蓋扁桃の著しい肥大がみられることも多く，このとき，上気道開通性はさらに低下することになる．

存在し，軟口蓋はその名の通り生理学的・物理学的に「柔らかく」，チューブ内圧の低下に伴い，容易に変形する．すなわち，軟口蓋レベルの上気道は，吸息時につぶれやすい条件がいくつも重なっているのである．これに加え成人 OSA にない 1 つの特徴として，小児 OSA ではアデノイドや口蓋扁桃などの上気道におけるリンパ組織の肥大が挙げられる．これらの組織は一時期増殖し，上気道の大部分を占めることにより空気の通過を妨げる障害物となることから（図 4.20B），小児 OSA においては軟口蓋レベル以外にも閉塞性が高まっている部位が存在する．

さて，チューブの半径が小さくなるとなぜ上気道抵抗が高まり上気道は閉塞するかを理解するために，もう一度上気道を単純なチューブに置き換えて考え直してみる（図 4.21A）．空気がチューブを通過する際，空気の通りやすさは，チューブの半径と長さに依存して変化する．これは 1 秒間に通過する空気の量（流量）がチューブの上流と下流の圧力差（Δp）に比例し，またチューブ半径（r）の 4 乗とチューブの長さに比例して大きくなるためである（ハーゲン・ポアズイユ（Hagen-Poiseuille）の法則）[5]．すなわち，「細くて長い上気道では閉塞が起こりやすい」のである．図 4.21B に，小児 OSA と成人 OSA のチューブの半径と上気道抵抗の関係が示されている．ハーゲン・ポアズイユの法則によれば，小児 OSA のチューブ半径が 3 から 5 に変化する場合と成人 OSA のチ

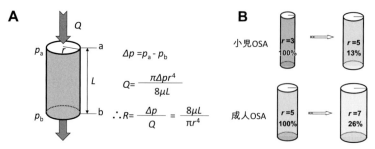

図 4.21 小児 OSA と成人 OSA の上気道閉塞性の違い

A：上気道を単純なチューブとみなすとき，上気道抵抗はチューブの半径に大きく依存して決定される（ハーゲン・ポアズイユの法則）．小児 OSA のほうが成人 OSA よりも上気道抵抗が容易に変化しやすく，それに応じて上気道閉塞性の変化も生じやすい．p_a：a 地点における上気道内圧，p_b：b 地点における上気道内圧，Δp：a 地点における上気道内圧と b 地点における上気道内圧の差，Q：一秒間に通過する空気の量（流量），r：チューブの半径，L：チューブの長さ，μ：定数，R：上気道抵抗．B：チューブ半径と抵抗の関係．

ューブ半径が5から7に変化する場合，すなわち半径の絶対的変化量が両者で同じであっても，小児OSAの上気道抵抗は26％まで減少する．これに対し成人OSAの上気道抵抗は37％までの減少にとどまる．つまり，上気道閉塞性は，もともとチューブの半径が絶対的に小さい小児のほうが成人よりも影響を受けやすく，裏を返せば，小児においては上気道のわずかな形態の異常によっても上気道閉塞が生じやすい．小児OSAではこの点に留意し，漫然と経過観察を行うのではなく，手術によってチューブの半径が根本的に改善しないか，またその適切なタイミングがいつなのかを常に探るようにしたい．

4.9.2　上気道閉塞を解剖学的バランスから考える

次に上気道を水平断にし，上方から眺めながら上気道閉塞性を考えてみる（図4.22A）[6]．一般に成人および小児OSA患者の形態的特徴は，「小下顎」と「大きな舌」と考えられ，確かにこれは一部正しいが，これだけではOSA発症を説明することはできない．例えば，もし小下顎によってOSAが発症するならば，子どもは大人に対して小下顎であるため，子どもは皆OSAを発症しやすいということになる．同様に子どもを基準に考えると，大きな舌によってOSAが発症するならば，大人は皆OSAということになる．

歯は上下顎の歯槽骨上に植立し，馬蹄形のアーチ（歯列弓）を形成している．図4.22Aに示すように，歯列弓・上下顎骨や頸椎など頭蓋顎顔面の硬組織は，あたかも硬い容器（箱と呼ぶ）を構成し，舌・軟口蓋などの軟組織（肉と呼ぶ）をその中に敷きつめ，残った空間を上気道と考えることができる[6]（図4.22A）．

例えば，肥満により箱内の肉量が増加し過剰になると，肉はその空間に「逃げ場」を求めるため上気道は狭窄することになる（図4.22B）．また，舌の大きさに問題のない小児であっても，小下顎によって箱が小さければ上気道閉塞性は高まる（図4.22C）．

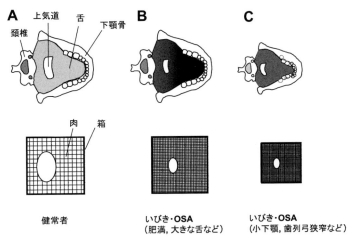

図4.22　上気道閉塞のメカニズム
健常小児（A）では肉量と箱の大きさとのバランスがとれ，十分な上気道断面積が保たれている．肥満者やアデノイド・口蓋扁桃患者（B）では肉量が増大している結果，箱内の軟組織圧が高まり，上気道断面積が小さくなる．肉量が正常でも，下顎の大きさが小さい場合，肥満者と同様に箱内の軟組織圧が高まる（C）．

このように，上気道閉塞性は箱の大きさと肉量のバランスに大きく依存して決定され，このバランスが崩れたときに上気道の閉塞性が高まりOSAが生じるわけである（解剖学的バランス理論）[7,8]．以上をまとめると，「箱内の肉量を相対的に増大させる現象はOSA発症のリスク要因」となる．これには①肥満や大きな舌，さらには後述するアデノイドや扁桃の肥大などにより肉の絶対量が大きいこと以外に，②小下顎，中顔面の低形成や，歯槽基底や歯列弓の狭窄，著しい叢生などの不正咬合により，箱が小さくなっていることが挙げられる[7,8]．小児のいびきやOSAに遭遇した場合，箱と肉とのバランスに着目し，一体どこにその原因があるのか，いくつかの原因がオーバーラップしていないかを考える必要があろう．

4.9.3 小児OSAに対するアプローチ

小児のいびきやOSAの主因は，増殖したアデノイドや口蓋扁桃であると認識され，確かにアデノイド・口蓋扁桃切除術により，いびきやOSAにみられる典型的な臨床症状である多動，集中力欠如，夜尿症などが改善するという報告も多数存在する．また一方で，これらの外科的治療の後にもOSAの残存や再発がみられることも少なくない．Maedaらは，アデノイド・口蓋扁桃切除術に反応しない症例は，下顎の成長が良好でない小児であることを明らかにした（図4.23）[9]．つまり，一見，肉が過剰なことにより解剖学的バランスが崩れていると思われても，その背景にある箱の大きさの問題を見逃すと，OSAは治癒しないことが示唆される．

アデノイド・口蓋扁桃が増殖する時期は，乳歯から永久歯の交換が進む時期でもある．つまり，下顎骨自体の成長のみならず歯列弓の長径や幅径も大きく変化する時期と一致するため，小児では解剖学的バランスが自然に改善する方向に作用する．仮に乳歯から永久歯への交換が上手く進まずに学童期に著しい不正咬合が生じるようであれば，迷わず介入を加え，箱の問題の解決を図るべきあろう．

また，まだまだ認知度が低いと言わざるを得ないが，「小下顎や歯列不正を伴う小児に対し歯科矯正治療は有効」である．歯科矯正治療の目的は，歯，歯周組織，顎骨およびこれらに付随する筋組織などを含めた顎顔面頭蓋の諸構造の不正な成長発育，もしくはそれらの諸構造間の不均衡や不調和から引き起こされる顎の異常形態や咬合の不正を改善し，口腔系を正しく機能させることである．特に，小児の下顎の成長誘導を図る際には，古くから機能的顎矯正装置（口腔内装置に類似構造の下顎前方移動型装置）と呼ばれる装置が多く用いられてきた．主に就寝時にこの装置を用いて下顎前方位を保持することにより，下顎頭付近の成長が促進される[10]．この説によれば，機能的顎矯正装置を用いて箱の絶対的大きさ

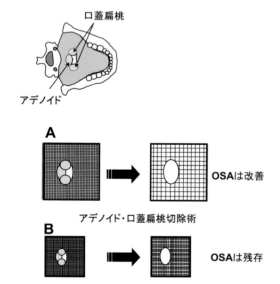

図4.23 小児に対するアデノイド・口蓋扁桃切除術後にOSAが残存する理由（文献9を参考に作成）
Aでは箱の大きさに問題はないため，アデノイド・口蓋扁桃切除術によって，箱と肉のバランスが改善されている．しかし，Bでは箱の大きさが小さいため，アデノイド・口蓋扁桃切除術を行っても，箱と肉のバランスは完全に改善されないため，OSAは残存している．

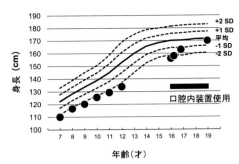

図 4.24 口腔内装置の使用により OSA ばかりでなく低身長の改善がみられた一例[15]

低身長と下顎後退を伴う重症 OSA と診断された 16 歳男性．口腔内装置を 3 年間用いた結果，無呼吸低呼吸指数は 101.6/h から 11/h へ改善した．さらに低身長と下顎後退傾向も改善された．

を大きくすることが可能といえる．ではこのとき，小下顎を伴う小児 OSA は根本的に改善するといえるのだろうか．この点の検証を試みたメタ分析では，解析に有効な無作為化比較試験が少ないため，断定的な結論は得られていない[11]．小児 OSA に対し無作為化比較試験を行う場合，コントロール群に振り分けられた参加者は箱を大きくする適切な治療タイミングを逃す可能性があり，倫理的問題が生じうる．このため，この種の報告は今後も多くはみられないだろう．さらに，機能的顎矯正装置を用いた下顎骨の前方成長の効果は限定的というメタ分析による結果が公表され[12]，臨床現場において混乱が生じている．

しかし一方で，機能的顎矯正装置が小下顎を伴う小児 OSA の下顎成長を促進するという従来の説は十分支持に値する[13〜15]．推測の域を脱しないが，小下顎を伴う小児 OSA に対する口腔内装置を用いた下顎前方移動により一時的に OSA が改善されれば，夜間就寝中の成長ホルモンの分泌が正常化されることにより，低身長の改善と同時に下顎骨の成長も期待しうる（図 4.24）[15]．今後，機能的顎矯正装置による下顎骨の成長を図る際の適応の明確化が望まれる．

4.9.4　いびきや OSA を予防するためには

顎顔面形態や歯列は遺伝的要素が大きく，親が小下顎であれば，子どもも小下顎である場合が多く，いびきや OSA が家族性に発症する理由の 1 つと考えられる．つまり，親が OSA であれば子どもも OSA 発症リスクを抱え，小児期の小下顎は将来の OSA 発症のリスク因子となることが示唆される．乳児では比較的肥満かつ小下顎であるため，解剖学的バランス理論によれば OSA が発症しやすい状況にあるが，実際にはいびきも OSA も稀である．これは，神経性調節がよく機能している，すなわち上気道拡張筋の活動が非常に活発であるため，解剖学的バランスが不利な状態を代償していると考えられる[16]．しかし，この神経性調節は成長とともに次第に消失していくため，成人でのその代償能力はほとんどなくなっている．つまり，乳児や小児期に OSA が発症していなくても解剖学的バランスが崩れた状態を放置したまま成人になると，いびきや OSA が発症する可能性が高いのである．

これまでに述べてきたように，小児期であれば歯科矯正治療によって箱を大きくすることにより解剖学的バランスを改善させることが可能である．このような OSA を発症していないが解剖学的バランスが崩れた状態にある小児に対し，歯科矯正治療が将来の OSA 発症を予防することができるかどうかは現時点では根拠が少なく不明である．しかし，OSA の病態生理からは十分に期待できる魅力的仮説である[16, 17]．

推測を交え上気道形態から小児のいびきと OSA を概説し，以下に要点をまとめた．もちろん形態のみですべてを説明できるわけではないが，問診に加え顔貌や口腔内所見は，小児の特徴をいち早く見つけ出す手段でもある．小児上気道は成長途中であり，

様々な要因によって影響を受ける．したがって，異常所見を疑う場合は，安易に経過観察を提案するのではなく，積極的に歯科矯正専門医，小児科医，耳鼻咽喉科医，麻酔科医などに紹介し，専門的意見を求めるようにしたい．

① いびきやOSAの発症は流体力学的現象で，上気道の形状に大きく依存して生じる．
② 小児いびきとOSAの発症と将来のOSA予防は，解剖学的バランスを用いて考える．
③ 小児OSAにはアデノイド・口蓋扁桃肥大以外に，小下顎や不正咬合が関係する．
④ 小下顎を見逃すとアデノイド・口蓋扁桃切除術を施行してもOSAは残存する．
⑤ 異常所見を疑う場合は，歯科矯正専門医，小児科医，耳鼻咽喉科医，麻酔科医などに紹介し，専門的意見を求める．

〔對木　悟〕

■文　献

1) Isono S: Obstructive sleep apnea of obese adults: pathophysiology and perioperative airway management. *Anesthesiology*, **110**: 908-921, 2009.
2) Isono S et al.：Anatomy of pharynx in patients with obstructive sleep apnea and in normal subjects. *J Appl Physiol*, **82**: 1319-1326, 1997.
3) Isono S: Developmental changes of pharyngeal airway patency: implications for pediatric anesthesia. *Paediatr Anaesth*, **16**(2): 109-122, 2006. Review. No abstract available.
4) 對木悟：Oral Appliance. 13章-III 睡眠時呼吸障害の治療．睡眠時呼吸障害Update2006（井上雄一・山城義広編），日本評論社，pp.190-193, 2006.
5) Mathiasen RA and Cruz RM: Asymptomatic near-total airway obstruction by a cylindrical tracheal foreign body. *Laryngoscope*, **115**: 274-277, 2005.
6) Isono S et al.：Influences of head positions and bite opening on collapsibility of the passive pharynx. *J Appl Physiol* (1985), **97**(1): 339-346, Epub 2004.
7) Watanabe T et al.：Contribution of body habitus and craniofacial characteristics to segmental closing pressures of the passive pharynx in patients with sleep-disordered breathing. *Am J Respir Crit Care Med*, **165**: 260-265, 2000.
8) Tsuiki S et al.：Anatomical balance of the upper airway and obstructive sleep apnea. *Anesthesiology*, **108**: 1009-1015, 2008.
9) Maeda K et al.：Craniofacial contribution to residual obstructive sleep apnea after adenotonsillectomy in children: a preliminary study. *J Clin Sleep Med*, **10**(9): 973-977, 2014.
10) Proffit WR and Fields HW: *Contemporary Orthodontics*, 3rd ed., Mosby, 2000.
11) Carvalho FR et al.：Oral appliances and functional orthopaedic appliances for obstructive sleep apnea in children (Review). *Cochrane Database Syst Rev*, CD005520. Review, 2007.
12) Marsico E et al.：Effectiveness of orthodontic treatment with functional appliances on mandibular growth in the short term. *Am J Orthod Dentofacial Orthop*, **139**(1): 24-36, 2011.
13) Rose E et al.：Orthodontic procedures in the treatment of obstructive sleep apnea in children. *J Orofac Orthop*, **67**: 58-67, 2006.
14) Villa MP et al.：Randomized controlled study of an oral jaw-positioning appliance for the treatment of obstructive sleep apnea in children with malocclusion. *Am J Respir Crit Care Med*, **165**: 123-127, 2002.
15) Ito S et al.：Obstructive sleep apnea syndrome in a pubescent boy of short stature was improved with an orthodontic mandibular advancement oral appliance: a case report. *J Clin Sleep Med*, **11**(1): 75-76, 2015. doi: 10.5664/jcsm.4372.
16) 磯野史朗：上気道：気道維持．麻酔科医として必ず知っておきたい周術期の呼吸管理，解剖生理から気道評価・管理，抜管トラブル，呼吸器系合併症の対策まで（磯野史朗編），羊土社，pp.22-31, 2017.
17) 對木悟：不正咬合．第III部12-4-6，睡眠学（本多和樹ほか編著），朝倉書店，pp.637-639, 2009.

4.10 遺伝性疾患と睡眠

本節では睡眠に問題を有することが知られている遺伝子異常等遺伝の可能性がある疾患を ABC 順に解説した．

1. α1- antitrypsin deficiency（α1-アンチトリプシン欠乏症）

α1-アンチトリプシン（α1-antitrypsin：AAT）の欠乏により，若年性に慢性閉塞性肺疾患を発症する疾患．AAT を含む遺伝的素因，気道や肺の炎症反応の増強，プロテアーゼ・アンチプロテアーゼ不均衡，オキシダント・アンチオキシダント不均衡などが閉塞性換気障害発症に関係している[1]．α1-Pi（SERPINA1）遺伝子変異により血清中の AAT が欠乏する状態が知られているが，病態生理学的には未だ不明な点も多い．睡眠障害国際分類第 3 版（The International Classification of Sleep Disorders, 3rd ed.：ICSD-3）[2] では遺伝性疾患との記載があり，身体疾患による睡眠関連低換気と睡眠関連低酸素血症の項に収載されている．

2. α-thalassemia X-linked intellectual disability syndrome（ATR-X：X 連鎖 α サラセミア・精神遅滞症候群）

X 染色体上（Xq13.3）に局在する *ATRX* 遺伝子が責任遺伝子．男性で発症し，重度の精神運動発達遅滞，αサラセミア（HbH 病），特徴的な顔貌，外性器異常，骨格異常，独特の行動・姿勢異常を特徴とする．先天性心疾患による心不全の有無，呼吸障害や栄養状態の程度が予後を左右する．呼吸障害に対しては酸素投与，気管切開，人工呼吸などを考慮する．我が国では喉頭軟化症による閉塞性睡眠時無呼吸例が報告[3] されている．

3. Angelman syndrome（アンジェルマン症候群）

15 番染色体 q11-q13 に位置する刷り込み遺伝子 *UBE3A* の機能喪失により発症する．*UBE3A* 機能喪失の機序として，母由来染色体 15q11-q13 の欠失，15 番染色体の父性片親性ダイソミー，刷り込み変異，*UBE3A* の変異が知られている．睡眠・覚醒リズムの異常や夜間睡眠の減少，入眠困難，中途覚醒増加，早朝覚醒を認める．メラトニン分泌が低下し概日リズム睡眠・覚醒障害群を呈する場合が多いという[4]．睡眠に関する問題点解決への行動療法の効果が報告されている[5]．ICSD-3[2] では不規則睡眠・覚醒リズム障害と非 24 時間睡眠・覚醒リズム障害の項に記載がある．

4. Beckwith-Wiedemann syndrome（ベックウィズ・ヴィーデマン症候群）

巨舌，腹壁欠損（臍帯ヘルニア，腹直筋解離，臍ヘルニア），過成長を三主徴とする先天奇形症候群．大部分は孤発例だが，15％は家族例．原因遺伝子座は 11 番染色体短腕 15.5 領域（11p15.5）で，この領域には多くの刷り込み遺伝子がクラスターを形成して存在する．本症は，11p15.5 の刷り込み異常によって生じるが，23％では異常を認めないという[6]．患者の 48％に睡眠呼吸障害を認めるとされているが，その要因は巨舌

のみならず，アデノイド・扁桃肥大，喉頭軟化症（Laryngomalacia），摂食に関する問題（feeding problems），胃食道逆流（gastroesophageal reflux）も関与し，治療としては部分的舌摘除術および／あるいはアデノイド・扁桃摘除術（partial glossectomy and/or adenotonsillectomy）が行われているという[7]．

5. congenital central alveolar hypoventilation syndrome
（先天性中枢性肺胞低換気症候群）

ICSD-3[2]の診断基準の必須項目では睡眠関連の低換気があり，*PHOX2B* 遺伝子に変異がある，の2点が必要とされている．新生児期から，神経筋疾患や肺，心臓あるいは呼吸中枢の存在する脳幹部に明らかな病変がないにもかかわらず低換気に陥る稀な疾患で，血中の酸素濃度低下や二酸化炭素濃度上昇に対して換気が高まるという，通常みられる反応を呈することができない．4番染色体に存在する *PHOX2B* 遺伝子の機能が失われ，そのために自律神経系の成熟が障害され，ヒルシュスプルング（Hirschsprung）病や神経堤起源の腫瘍を含む自律神経系の機能異常を呈するとともに，睡眠中の呼吸調節ができなくなる．そこで患児は気管切開を受け，睡眠中には人工換気を余儀なくされる．寝入ると呼吸が停止するため古くはオンディーヌの呪いと称されたが，覚醒時にも人工換気を要する患者も15％ほどいる．最近は横隔膜を刺激するペースメーカーの利用も行われ始めている[8]．しかしこのペースメーカーを使用しても吸気時に声帯が動かない場合があり，この場合は気管切開を閉じることができない．なお併発する不整脈に対する心臓ペースメーカーの併用も行われている[9]．遺伝子変異が軽度の場合には成人で麻酔や呼吸器疾患をきっかけに発症する例もある[10]．その場合には長期間にわたる低酸素の影響で認知障害等が生じている場合もある．

6. Cornelia de Lange syndrome（コルネリア・デランゲ症候群）

優性遺伝疾患であり，多様な症状を伴う，多次元の分化異常疾患[11]．主な症例上の特徴としては患者に共通の特徴的な顔貌（眉毛叢生，長い三毛，小頭症等），多毛症，四肢の形成不全，循環器，消化器の機能不全，精神発達遅延等が挙げられる．四肢の無形成および重度の精神発達障害，循環器障害が伴う非常に症状の重い例から，ごく軽い精神発達遅延のみを伴う症例もあり，見逃されている例も多いと推測される．原因遺伝子の1つは2004年に同定されたが *NIPBL* と呼ばれる，コヒーシンの制御（染色体へのローディング）にかかわる因子であった．さらに，その後，コヒーシンタンパク質複合体のサブユニット（SMCIA，SMC3）そのものに変異をもつ症例も報告されている．

睡眠関連症状としては，1999年の報告[12]では平均年齢10.2歳の49例中55％に睡眠関連の異常（週に2回以上不規則な睡眠，不眠，中途覚醒，日中過眠を認め25％は週3回症状を呈した）を認めたとされている．2011年の報告[13]では重症な睡眠呼吸障害を35〜36％に認めたこと，睡眠呼吸障害の可能性の低い例でも13〜29％が眠気を訴え，全体では23〜25％が眠気を訴えているという．

7. craniofacial syndromes（頭蓋顎顔面疾患）／craniosynostosis syndrome（頭蓋縫合早期癒合症）

頭蓋顎顔面疾患でも頭蓋縫合早期癒合症でも睡眠呼吸障害には留意することが重要と指摘されている[14]．

7-1　craniofacial syndromes（頭蓋顎顔面疾患）

Treacher Chollins syndrome（トリチャー・コリンズ症候群）：常染色体性優性遺伝 頬骨と下顎骨の形成不全，外耳奇形，下眼瞼欠損（亀裂），下睫毛欠損，毛髪位異常（耳介前方の毛髪が頬まで生える）を特徴とする．患者の約40～50%は耳小骨異常（耳小骨の硬化，形成不全や欠損）および中耳腔の形成不全による伝音性難聴を有する．この他，口唇裂を伴うあるいは伴わない口蓋裂，片側あるいは両側の後鼻孔狭窄／閉鎖がある．*TCOF1*（78～93%），*POLR1C*と*POLR1D*（8%）は本症の原因遺伝子として知られている[15]．ノルウェーの5歳時での検討で19名中18名が閉塞性睡眠時無呼吸と診断されている[16]．なお本症での閉塞性睡眠時無呼吸には小下顎の関与が大と指摘されている[17]が，小下顎はピエール・ロバン連鎖（Pierre Robin sequence）でもしばしば認める．

Emanuel syndrome（エマヌエル症候群）：特異顔貌，口蓋裂，先天性心疾患，精神運動発達遅滞を呈する先天性奇形症候群[18]．染色体転座 t（11;22）に由来する22番派生染色体を47本目の染色体として過剰にもつことが本疾患の原因である．本症には小顎症もしばしば認めるが，睡眠時無呼吸の記載については調べ得た限りでは文献としては見当たらなかった．

7-2　craniosynostosis syndromes（頭蓋縫合早期癒合症）

頭蓋・顔面骨縫合早期癒合をきたす疾患群であり，頭蓋・顔面の異常，頸部・気管の異常および四肢の異常を認める[19]．代表的な疾患としてクルーゾン症候群，アペール症候群，ファイファー症候群，アントレー・ビクスラー症候群がある．アントレー・ビクスラー症候群は主に*POR*（cytochrome P450 oxidoreductase）の変異だが，クルーゾン症候群，アペール症候群，ファイファー症候群では*FGFR2*の変異が多く，ファイファー症候群では*FGFR1*の変異も認められる．Spruijtら[20]によると39名の患者（年齢中央値5.9歳）19名には閉塞性睡眠時無呼吸も頭蓋内圧亢進もなく11名には閉塞性睡眠時無呼吸を認め，6名に頭蓋内圧亢進を認め，3名で両者を認めたことより，本症患者でも無呼吸が睡眠構築を乱すものの，基本的な睡眠構築には異常はない，と結論している．

8. cystic fibrosis（嚢胞性線維症）

嚢胞性線維症膜貫通伝導制御（cystic fibrosis transmembrane conductance regulator：CFTR）を原因分子とする全身性の疾患である．気道内液，腸管内液，膵液など全身の分泌液／粘液が著しく粘稠となり，管腔が閉塞し感染しやすくなる．典型的な症例では，胎便性イレウスを起こし，膵臓が萎縮して膵外分泌不全による消化吸収不良をきたし，呼吸器感染を繰り返して呼吸不全となる．汗中の塩化物イオン濃度の高値は特徴的な所見であり，診断に用いられる[21]．*CFTR*遺伝子の変異を原因とするが報告された遺伝子変異は1900種類を超え，人種や国により多様である．同じ遺伝子変

異をもつ患者でも，障害される臓器および重症度が異なり，病態形成の機序には不明な部分が多い．呼吸器症状は，ほぼ全例のCF患者に見られる．出生後，細気管支に粘稠度の高い粘液が貯留し，病原細菌が定着すると細気管支炎や気管支炎を繰り返し，ついには気管支拡張症をきたす．ICSD-3[2)]では身体疾患による睡眠関連低換気，睡眠関連低酸素血症，睡眠関連胃食道逆流症の項に記載がある．

9. Down syndrome（ダウン症候群）

21番染色体のトリソミー．睡眠呼吸障害が問題となる．閉塞性睡眠時無呼吸に加え，脳幹部由来の中枢性睡眠時無呼吸も存在する．肺の低形成，合併するてんかんや甲状腺機能低下症の関与にも注意したい[22, 23)]．ICSD-3[2)]では閉塞性睡眠時無呼吸，睡眠関連歯ぎしりの項に記載がある．

10. fragile X syndrome（脆弱X染色体症候群）

X染色体長腕末端部の*FMR1*遺伝子に存在する3塩基（CGG）繰り返し配列が，代を経るごとに延長するために発症するトリプレットリピート病の1つ[24)]．知的障害を示す独立した疾患としては頻度が高い．Kiddらの総説[25)]によると，患者の約半数が睡眠関連の問題を有しているという報告，32%に入眠困難や夜間中途覚醒があるという報告，27%が睡眠に問題を有するという報告があるという．さらに34〜38%に大きないびきや閉塞性睡眠時無呼吸があるという報告がある一方，Kiddら[25)]によると後者の頻度は7%という．ICSD-3[2)]では身体疾患による過眠症の項に記載がある．

11. Freeman-Sheldon syndrome（フリーマン・シェルドン症候群）

小さな口など特徴的な顔貌と手の尺側偏位，指趾の関節拘縮を主症状とする先天性の症候群で*MYH3*遺伝子変異が原因．ただし多くは家族歴のない孤発症例．生命予後は良好だが，麻酔管理には注意が必要という[26)]．閉塞性睡眠時無呼吸が報告[27)]され，最近の治療として骨延長術（distraction osteogenesis）が報告[28)]されている．

12. Gorlin syndrome（ゴーリン症候群）

奇形（手掌・足底皮膚小陥凹，二分肋骨ないし癒合肋骨，椎骨異常，顎骨嚢胞，大脳鎌石灰化）と遺伝性高発癌性（基底細胞癌，髄芽腫，卵巣腫瘍）をあわせもつ稀な常染色体性劣性遺伝性の神経皮膚症候群疾患[29)]．がん抑制遺伝子*PTCH1*の遺伝子（9q22-31）変異が報告されている．閉塞性睡眠時無呼吸を伴う例が報告[30)]されているが，病態生理学的な関連は不明．我が国でもキアリ（Chiari）奇形を合併し，いびき・無呼吸を主訴とした例の記載がある[31)]．

13. mandibuloacral dysplasia（MAD，下顎骨異形成）

常染色体性劣性遺伝性疾患．顎形成不全，先端骨融解，頭蓋縫合癒合遅延，皮膚萎縮，斑状の色素沈着，脂肪分布異常，関節拘縮等を示し，小下顎，なで肩となる．皮膚萎縮，歯牙や毛髪の喪失等早老を呈する場合もある．皮下の脂肪沈着がない例（脂肪萎縮，脂肪異栄養）が多く，四肢中心に脂肪のないA型（MADA）と顔を含む全

身性の脂肪萎縮を認める B 型（MADB）がある．*LMNA* 遺伝子の異常が MADA をもたらし，*ZMPSTE24* 遺伝子の変異が MADB をもたらす[32]．我が国から閉塞性睡眠時無呼吸を呈した MADB の姉妹例が報告されている[33]．

14. Marfan syndrome（マルファン症候群）

常染色体優性遺伝の形式をとる細胞間接着因子（フィブリンと弾性線維）の先天異常症による結合組織病[34]．組織の間を埋める結合組織に必要なタンパク質の種類によっていくつか原因が特定されている．2016 年の総説[35]では患者さんの約 30％で睡眠時無呼吸を呈し，閉塞性のみならず中枢性も認める[36]という．また通常睡眠時無呼吸患者に認める日中の眠気をきたすことがなく，CPAP 導入を遅らせる要因となっているという．

15. mitochondrial diseases（ミトコンドリア病）

ミトコンドリア機能が障害され，臨床症状が出現する病態の総称．機能異常の主体はエネルギー産生低下と考えられており，そのエネルギー代謝障害による病態が基本．病因は，核 DNA 上の遺伝子の変異の場合とミトコンドリア DNA（mtDNA）の異常の場合があり，後者では母系遺伝する[37]．

筋力低下をきたす場合も多く，睡眠時無呼吸併発は想定できるが，文献的な記載は多くない．無呼吸例の記載ならびに脳幹病変を伴い深睡眠が減少しレム睡眠を認めなかった例が報告[38]されている．

16. Moebius syndrome（メビウス症候群）

先天性顔面神経麻痺，外転神経麻痺，四肢異常（特に欠損）を特徴とする．多くは孤発例であるが，30 家系ほどの家族例の報告がある．遺伝形式は，常染色体優性遺伝，常染色体劣性遺伝，X 連鎖劣性遺伝が推定されている．遺伝子座は，染色体相互転座例から 13q12.2-q13，1p22 が推定されている[39]．原因は未だ不明ながらも日中過眠を生じ，ICSD-3[2]では身体疾患による過眠症の項に記載[2,40]がある．

17. neuromuscular disorders（神経筋疾患）

原因部位等により，脊髄性筋萎縮症，ミオパチー，筋ジストロフィー，筋強直性ジストロフィー等に大別される[41]が，多くは呼吸筋筋力低下に基づく閉塞性睡眠時無呼吸が問題となる．ただし筋強直性ジストロフィー（1 型と 2 型）では過眠症状も呈する．

17-1 spinal muscular atrophy（脊髄性筋萎縮症）

脊髄の前角細胞の変性による筋萎縮と進行性筋力低下を特徴とする下位運動ニューロン病で，体幹，四肢の近位部優位の筋力低下，筋萎縮を示す．小児期に発症する I 型，II 型，III 型の多くは第 5 染色体に存在する *SMN1* 遺伝子の欠失あるいは変異を呈し劣性遺伝する[42]．I 型では睡眠脳波での交代性パターンの特徴からノンレム睡眠期の覚醒反応低下の可能性が指摘され[43]，また相当数の II 型，III 型患者で睡眠関連疾患の存在を示唆する調査結果もある[44]．

17-2 congenital myopathies（先天性ミオパチー）

骨格筋の先天的な構造異常により，新生児期ないし乳児期から筋力，筋緊張低下を示し，また筋症状以外にも呼吸障害，心合併症，関節拘縮，側弯，発育・発達の遅れ等を認める疾患群．経過は緩徐ながら進行性の経過をたどる．いくつかの病型がありそれぞれに特有の遺伝形式が知られている[45]．

17-3 muscle dystrophy（筋ジストロフィー）

いくつかの病型がありそれぞれに特有の遺伝形式が知られている．人類が罹患している遺伝性疾患として頻度の高い疾患として知られているデュシェンヌ（Duchenne）型（劣性遺伝する）では近年ステロイド治療が行われているが，ビタミンD欠乏と骨粗鬆症が副作用として指摘されている[46]．

17-4 myotonic dystrophy（筋強直性ジストロフィー）

タイプ1とタイプ2が存在する．出生時より著明な筋力低下を示す先天型筋強直性ジストロフィーというやや特殊な病態もある．常染色体優性遺伝．我が国においてはほとんどがタイプ1であり，19番染色体に存在するミオトニンプロテインキナーゼ（*DMPK*）遺伝子の3′非翻訳領域に存在するCTG反復配列の異常な伸長が原因で，反復が50回以上が異常とされる．先天型では数千以上と非常に増加している[47]．

手を強く握ったり，診察用ハンマーで母指球を叩打したときの筋強直現象が有名．呼吸筋筋力低下に加え，呼吸中枢の障害も加わり，呼吸不全をきたしやすい．誤嚥を起こしやすく肺炎を合併しやすい．呼吸・嚥下障害による呼吸不全や肺炎と心伝導障害による致死性不整脈が生命予後に最も関与する．

Gagnonら[48]によると，DM1では日中過眠，無呼吸，周期性四肢運動障害，レム睡眠の異常をしばしば認めるが，このうち日中過眠の成因は未だ不明だが，睡眠呼吸障害というよりは中枢性の睡眠・覚醒調節障害に基づく可能性もあるというという．またRomigiら[49]はDM2で睡眠効率が低くその要因として睡眠関連呼吸異常症を指摘，また6名で筋緊張低下を伴わないレム睡眠を認めたほか，DM1における周期性四肢運動障害も指摘している．

18. Niemann-Pick type C（ニーマン・ピック病C型）

膜タンパク質である*NPC1*の欠損またはエンドゾームで*NPC1*と共存する分泌性タンパク質である*NPC2*の欠損により，リソソーム内に遊離型コレステロール，糖脂質が蓄積する常染色体劣性遺伝する．*NPC1*遺伝子は染色体18番，*NPC2*遺伝子は染色体14番にある[50]．過眠を呈するが，1例で髄液中のオレキシン低値が報告されている[51]．適切に診断されていない例も多く存在すると想定されているが，カタプレキシー，脾腫，核上性の垂直方向の注視麻痺の合併が診断の手がかりになるという[52]．ICSD-3[2]では身体疾患による過眠症の項に記載がある．

19. Norrie disease（ノリエ病）

重篤な両眼の先天網膜剥離を起こし，難聴や精神遅滞を併発するX連鎖性劣性遺伝性疾患[53]．1990年代に本症とカタプレキシーならびに覚醒困難を呈する例が報告されている[54]．ICSD-3[2]では身体疾患による過眠症の項に記載がある．

20. Pompe disease（ポンペ病，糖原病Ⅱ型）

リソソーム酵素であるαグルコシダーゼ（αGAA）の欠損または活性低下を原因とする遺伝性疾患．糖原病Ⅱ型に分類され，糖原病の中では唯一のリソソーム蓄積疾患．多くの組織のリソソーム，特に筋（骨格筋，心筋，平滑筋）にグリコーゲンが蓄積するため筋型糖原病の代表的疾患の1つとされる．責任遺伝子の染色体上の座位は17q25.2-q25.3で，常染色体劣性遺伝形式を取る[55]．最近酵素補充療法が行われ生命予後は改善したが，その結果年長例での筋力低下に伴う症状（低換気，閉塞性および中枢性睡眠時無呼吸）がクローズアップされてきている[56]．

21. Prader-Willi syndrome（プラダー・ウィリー症候群）

15番染色体短腕q11-q13に位置する父由来で発現する複数の遺伝子の機能喪失で発症する[57]．日中の過眠は必発症状とされ，肥満，筋緊張低下に基づく閉塞性睡眠時無呼吸や，成因不明の中枢性睡眠時無呼吸も存在し，レム睡眠期主体の酸素飽和度の低下が生じる．しかし睡眠呼吸障害を欠いていても日中過眠を呈する場合もあり，本症の昼間の眠気は合併する睡眠呼吸障害だけでは説明できない．視床下部由来の原因も推測されている[58,59]．ICSD-3[2]ではナルコレプシータイプ2と身体疾患による過眠症の項に記載がある．

22. Rett syndrome（レット症候群）

X染色体に存在する*MECP2*遺伝子の異常で生ずる[60]．2007年オーストラリアから大規模な調査結果が報告され，患者の80%が眠りに関し何らかの問題を抱えていることが指摘された[61]．リズム障害も高頻度で認める[62]．ICSD-3[2]ではナルコレプシータイプ2と身体疾患による過眠症の項に記載がある．

23. Rubinstein-Taybi syndrome（ルビンシュタイン・テイビ症候群）

幅広い母指趾と特有の顔貌（小頭，大泉門開大，前頭部突出，太い眉毛，長い睫毛，眼瞼裂斜下，内眼角贅皮，両眼開離，上顎低形成，幅広い鼻稜，鼻翼より下方に伸びた鼻中隔，小さい口，小顎，耳介変形，後頭部毛髪線低位），多毛，発達遅滞を特徴とする先天奇形症候群の1つ．16p13.3の*CBP*遺伝子の欠失もしくは変異で発症する．ほとんどが突然変異によると思われる散発例だが，親子例の報告もある[63]．2015年の報告[64]では17名の患者中10名でいびきないしは睡眠時無呼吸を呈していたという．

24. skeletal dysplasia（骨系統疾患）

2011年時点で本症としては456疾患が知られ，うち316で原因遺伝子が判明しているという[65]．北岡[66]は，本症が睡眠に悪影響を与える要因として，顔面骨低形成，頭蓋頸骨移行部狭窄，胸郭低形成，頭蓋石灰化亢進に伴う神経圧迫，を挙げている．

24-1 chondrodystrophy（軟骨異栄養症）

軟骨無形成症（achondroplasia）と軟骨低形成症（hypochondroplasia）が該当．ともに3型線維芽細胞増殖因子受容体（FGFR3）異常ファミリーに分類され，常染色体優性の遺伝形式を呈する[67]．小児患者の75%で睡眠関連症状を認め，24例中8例で塞

性睡眠時無呼吸，24例中1例で中枢性睡眠時無呼吸と診断したとの報告がある[68]．本症では喉頭軟化症や気管軟化症も睡眠時無呼吸のリスクになる[66]．

24-2 osteogenesis imperfecta（骨形成不全症）

常染色体優性遺伝あるいは常染色体劣性遺伝する．全身の骨脆弱性による易骨折性や進行性の骨変形に加え，様々な程度の結合組織症状を示す先天性疾患．結合組織の主要な成分であるI型コラーゲンの遺伝子変異（*COL1A1, COL1A2*）により，質的あるいは量的異常が原因で発症するとされているが，I型コラーゲン遺伝子に異常を認めない症例も存在する．近年それらの遺伝子異常が続々見つかっており，*FKBP10*，*LEPRE1*，*CRTAP*，*PPIB*，*SERPINH1*，*SERPINF1*，*BMP1*などの異常が報告されている[69]．本症においても喉頭軟化症が睡眠時無呼吸発症要因となった例が報告されている[70]．脊柱変形による呼吸機能障害は睡眠医療の観点から注目しておく必要がある．

25. Smith-Magenis syndrome（スミス・マジェニス症候群）

17番染色体p11.2領域の欠失が原因．欠失領域内の*RAI1*遺伝子の一部欠失や*RAI1*遺伝子変異によって発症すると考えられている[71]．質問紙による調査では60%を超える例で，いびきや日中過眠の訴えがある[72]．顔面中部の低形成を考慮すると睡眠呼吸障害が存在する可能性の高いことが予想されている．また睡眠時間，レム睡眠の減少も報告されている[72]．Itohら[73]は合併した小人症治療として成長ホルモン投与を開始したところ，睡眠・覚醒リズムとレム睡眠量の改善を認めた例を報告している．メラトニンの日内変動に異常があり，日中の眠りや夜間の中途覚醒を呈する例では，βブロッカーを朝投与することで，異常な日中のメラトニン増加を抑え，場合によってはメラトニンの夕刻投与をもあわせ行い，睡眠関連の症状が改善する例が報告されている[74〜76]．メラトニンの分泌の日内変動に異常がある場合への応用が期待される．ICSD-3[2]では身体疾患による過眠症，睡眠・覚醒相前進障害，不規則睡眠・覚醒リズム障害の項に記載がある．

26. Williams syndrome（ウィリアムズ症候群）

7番染色体q11.23微細欠失が病因．この領域にはエラスチン（*ELN*）など20余の遺伝子が座位する[77]．臨床的には入眠や睡眠の継続に問題があることが知られていたが，睡眠ポリグラフ検査により，対照群よりも中途覚醒が長いことと，周期性四肢運動の頻度が対照よりも高いことがわかった．そして，周期性四肢運動障害の治療としてクロナゼパムが投与され，明らかに臨床的な改善を認めた例もあると報告されている[78]．ICSD-3[2]では不規則睡眠・覚醒リズム障害と周期性四肢運動障害の項に記載があるが，前項では非24時間睡眠・覚醒リズム障害も呈すると記載されている．

〔神山　潤〕

■文　献

1) 難治性呼吸器疾患・肺高血圧症に関する調査研究班：α1-アンチトリプシン欠乏症（指定難病231）．難病情報センター（http://www.nanbyou.or.jp/entry/4739）
2) American Academy of Sleep Medicine：*International Classification of Sleep Disorders*, 3rd ed. Darien,

IL: American Academy of Sleep Medicine, 2014.

3) 海老島優子ほか：喉頭軟化症による無呼吸発作を繰り返したX連鎖αサラセミア・精神遅滞症候群（ATR-X）の1症例. 脳と発達, **45**(1): 44-48, 2013.

4) Takaesu Y et al.：Melatonin profile and its relation to circadian rhythm sleep disorders in Angelman syndrome patients. *Sleep Med*, **13**: 1164-1170, 2012.

5) Allen KD et al.：Evaluation of behavioral treatment package to reduce sleep problems in children with Angelmen syndrome. *Res Dev Disabil*, **34**: 676-686, 2013.

6) 「ゲノム・エピゲノム解析に基づく刷り込み疾患Beckwith-Wiedemann症候群の診断基準作成と治療法開発基盤の確立」班：Beckwith-Wiedemann症候群. 難病情報センター（ベックウィズ-ヴィーデマン症候群）（平成23年度）(http://www.nanbyou.or.jp/entry/2404)

7) Follmar A et al.：Prevalence of sleep-disordered breathing in patients with Beckwith-Wiedemann syndrome. *J Craniofac Surg*, **25**(5): 1814-1817, 2014.

8) Chen ML et al.：Diaphragm pacersphragm pacing for congenitatient with dia as a treatment for congenital central hypoventilation syndrome. *Expert Rev Med Devises*, **2**: 577-585, 2005.

9) Kolb C et al.：Cardiac pacing in a patient with diaphragm pacing for congenital central hypoventilation syndrome（Ondine's curse）. *J Cardiovasc Electrophysiol*, **17**: 789-791, 2006

10) Antic NA et al.：*PHOX2B* mutation-confirmed congenital central hypoventilation syndrome: presentation in adulthood. *Am J Resp Crit Care Med*, **174**: 923-927, 2006.

11) st-medica：コルネリア・デ・ランゲ症候群（Cornelia de Lange Syndrome: CdLS）(http://www.st-medica.com/2013/09/cornelia-de-lange-syndrome-cdls.html?m=1)

12) Berney TP et al.：Behavioural phenotype of Cornelia de Lange syndrome. *Arch Dis Child*, **81**(4): 333-336, 1999.

13) Stavinoha RC et al.：Characterization of sleep disturbance in Cornelia de Lange Syndrome. *Int J Pediatr Otorhinolaryngol*, **75**(2): 215-218, 2011.

14) Tan HL et al.：Craniofacial syndromes and sleep-related breathing disorders. *Sleep Med Rev*, **27**: 74-88, 2016.

15) Gene Reviews Japan：トリーチャー・コリンズ症候群（Treacher Collins Syndrome）(http://grj.umin.jp/grj/tcs.htm)

16) Akre H et al.：Obstructive sleep apnea in Treacher Collins syndrome. *Eur Arch Otorhinolaryngol*, **269**(1): 331-337, 2012.

17) Cielo CM and Marcus CL：Obstructive sleep apnoea in children with craniofacial syndromes. *Paediatr Respir Rev*, **16**(3): 189-196, 2015.

18) エマヌエル症候群の疾患頻度とその自然歴の実態調査班：エマヌエル症候群（平成23年度）. 難病情報センター (http://www.nanbyou.or.jp/entry/2415)

19) 先天異常症候群領域の指定難病等のQOLの向上を目指す包括的研究班：アントレー・ビクスラー症候群（指定難病184）. 難病情報センター (http://www.nanbyou.or.jp/entry/4670)

20) Spruijt B et al.：Sleep Architecture Linked to Airway Obstruction and Intracranial Hypertension in Children with Syndromic Craniosynostosis. *Plast Reconstr Surg*, **138**(6): 1019e-1029e, 2016.

21) 小児期発症の希少難治性肝胆膵疾患の移行期を包含し診療の質の向上に関する研究班：嚢胞性線維症（指定難病299）. 難病情報センター (http://www.nanbyou.or.jp/entry/4532)

22) 神山潤：睡眠の生理と臨床. 第3版, pp.91, 診断と治療社, 2015.

23) 岡本伸彦：先天異常症候群・染色体異常症. 子どもの睡眠障害（谷池雅子編）, pp.94-98, 診断と治療社, 2015.

24) 先天異常症候群領域の指定難病等のQOLの向上を目指す包括的研究班：脆弱X症候群（指定難病206）. 難病情報センター (http://www.nanbyou.or.jp/entry/4613)

25) Kidd SA et al.：Fragile X syndrome: a review of associated medical problems. *Pediatrics*, **134**(5)：995-1005, 2014.

26) 国際標準に立脚した奇形症候群領域の診療指針に関する学際的・網羅的検討：フリーマン-シェルドン症候群. 難病情報センター (http://www.nanbyou.or.jp/kenkyuhan_pdf2014/gaiyo039.pdf)

27) Kohyama J and Shiiki T：Sleep disordered breathing during REM sleep in Freeman-Sheldon syndrome. *Acta Neurol Scand*, **102**(6): 395-397, 2000.

28) Toranto JD et al.：Freeman-Sheldon syndrome and respiratory obstruction: a novel use of distraction osteogenesis. *J Craniofac Surg*, **25**(3): e287-e289, 2014.

29) Gorlin症候群の病態解明と治療法確立のための臨床的研究班：Gorlin症候群（ゴーリン症候群）. 難病情報センター（平成22年度）(http://www.nanbyou.or.jp/entry/900)

30) Grundig H et al.：Obstructive sleep apnea syndrome in the setting of Gorlin-Goltz syndrome. *HNO*, **61**(9): 786-790, 2013.

31) 加藤久美：小児の睡眠関連疾患を診る―外来診療の立場から. 睡眠医療, **11**: 171-176, 2017.

32) U.S. National Library of Medicine：Mandibuloacral dysplasia. *Genetics Home Reference*（https://ghr.nlm.nih.gov/condition/mandibuloacral-dysplasia#inheritance）
33) Kato-Nishimura K et al.：nCPAP Improves the quality of life of siblings with Mandibuloacral dysplasia. *The Open Sleep J*, **4**: 26-28, 2011.
34) 先天異常症候群領域の指定難病等のQOLの向上を目指す包括的研究班：マルファン症候群（指定難病167）．難病情報センター（http://www.nanbyou.or.jp/entry/4793）
35) von Kodolitsch Y et al.：The role of the multidisciplinary health care team in the management of patients with Marfan syndrome. *J Multidiscip Healthc*, **9**: 587-614, 2016.
36) Rybczynski M et al.：Frequency of sleep apnea in adults with the Marfan syndrome. *Am J Cardiol*, **105**(12): 1836-1841, 2010.
37) 難治頻回部分発作重積型急性脳炎の病態解明のための包括的研究班：先天性中枢性低換気症候群．難病情報センター（http://www.nanbyou.or.jp/entry/335）
38) Yasaki E et al.：Characteristics of breathing abnormality in Leigh and its overlap syndromes. *Neuropediatrics*, **32**: 299-306, 2001.
39) 先天異常症候群領域の指定難病等のQOLの向上を目指す包括的研究班：メビウス症候群（指定難病133）．難病情報センター（http://www.nanbyou.or.jp/entry/5327）
40) Sabaneeff L et al.：Moebius syndrome and narcolepsy: A case dissertation. *Sleep Sci*, **7**(1): 43-46, 2014.
41) 富永康仁：神経筋疾患．子どもの睡眠障害（谷池雅子編），pp.113-117，診断と治療社，2015.
42) 神経変性疾患領域における基盤的調査研究班：脊髄性筋萎縮症（指定難病3）．難病情報センター（http://www.nanbyou.or.jp/entry/285）
43) Verrillo E et al.：Sleep architecture in infants with spinal muscular atrophy type 1. *Sleep Med*, **15**(10): 1246-1250, 2014.
44) Pera MC et al.：Sleep disorders in spinal muscular atrophy. *Sleep Med*, **30**: 160-163, 2017.
45) 希少難治性筋疾患に関する調査研究班：先天性ミオパチー（指定難病111）．難病情報センター（http://www.nanbyou.or.jp/entry/4727）
46) Jeronimo G et al.：Impact of corticotherapy, nutrition, and sleep disorder on quality of life of patients with Duchenne muscular dystrophy. *Nutrition*, **32**(3): 391-393, 2016.
47) 筋チャネル病および関連疾患の診断・治療指針作成および新規治療法開発に向けた基盤整備のための研究班：筋強直性ジストロフィー（筋緊張性ジストロフィー）（平成22年度）．難病情報センター（http://www.nanbyou.or.jp/entry/718）
48) Laberge L et al.：Daytime sleepiness and myotonic dystrophy. *Curr Neurol Neurosci Rep*, **13**(4): 340, 2013.
49) Romigi A et al.：Sleep disorders in myotonic dystrophy type 2: a controlled polysomnographic study and self-reported questionnaires. *Eur J Neurol*, **21**(6): 929-934, 2014.
50) ライソゾーム病（ファブリー病含む）に関する調査研究班：ニーマンピック病C型．厚生労働省難治性疾患等政策研究事業（http://www.japan-lsd-mhlw.jp/lsd_doctors/nimann_pick_c.html）
51) Oyama K et al.：Niemann-Pick disease type C: cataplexy and hypocretin in cerebrospinal fluid. *Tohoku J Exp Med*, **209**: 263-267, 2006.
52) Nevsimalova S and Malinova V：Cataplexy and sleep disorders in Niemann-Pick type C disease. *Curr Neurol Neurosci Rep*, **15**(1): 522, 2015.
53) Nikopoulos K et al.：Overview of the mutation spectrum in familial exudative vitreoretinopathy and Norrie disease with identification of 21 novel variants in FZD4, LRP5, and NDP. *Hum Mutat*, **31**(6): 656-666, 2010.
54) Vossler DG et al.：Cataplexy and monoamine oxidase deficiency in Norrie disease. *Neurology*, **46**(5): 1258-1261, 1996.
55) ライソゾーム病（ファブリー病含む）に関する調査研究班：ポンペ病．厚生労働省難治性疾患等政策研究事業（http://www.japan-lsd-mhlw.jp/lsd_doctors/pompe.html）
56) Kansagra S et al.：Longitudinal polysomnographic findings in infantile Pompe disease. *Am J Med Genet A*, **167A**(4): 858-861, 2015.
57) プラダー・ウィリ症候群における診療ガイドラインの作成研究班：プラダー・ウィリ症候群（指定難病193）．難病情報センター（http://www.nanbyou.or.jp/entry/4768）
58) Hiroe Y et al.：Relationship between hypersomnia and respiratory disorder during sleep in Prader-Willi syndrome. *Psychiatry Clin Neurosci*, **54**: 323-325, 2000.
59) Nixon GM and Brouillette RT：Sleep and breathing in Prader-Willi syndrome. *Pediatr Pulmonol*, **34**: 209-217, 2002.
60) Amir RE et al.：Rett syndrome is caused by mutations in X-linked MECP2, encoding methyl-CpG-binding protein, 2. *Nat Genet*, **23**: 185-188, 1999.
61) Young D et al.：Sleep problems in Rett syndrome. *Brain Dev*, **29**: 609-616, 2007.

62) Nomura Y：Early behavior characteristics and sleep disturbance in Rett syndrome. *Brain Dev*, **27** (Suppl 1): S35-42, 2005.
63) Rubinstein-Taybi 症候群の臨床診断基準の策定と新基準にもとづく有病率の調査研究班：Rubinstein-Taybi 症候群（平成 22 年度）．難病情報センター（http://www.nanbyou.or.jp/entry/914）．
64) Wincent J et al.：CREBBP and EP300 mutational spectrum and clinical presentations in a cohort of Swedish patients with Rubinstein-Taybi syndrome. *Mol Genet Genomic Med*, **4**(1): 39-45, 2015.
65) Warman ML et al.：Nosology and classification of genetic skeletal disorders: 2010 revision. *Am J Med Genet A*, **155A**(5): 943-968, 2011.
66) 北岡太一：骨系統疾患・内分泌疾患．子どもの睡眠障害（谷池雅子編），pp.99-102，診断と治療社，2015.
67) 柏木博子・清野佳紀：軟骨無形成症と軟骨低形成症の違い．club-bone.jp（http://www.club-bone.jp/disease-information/cartilage-dystrophy/treatment-of-cartilage-dystrophy/differences-in-cartilage-hypoplasia-and-achondroplasia/differences-in-cartilage-hypoplasia-and-achondroplasia.html）
68) Schlüter B et al.：Diagnostics and management of sleep-related respiratory disturbances in children with skeletal dysplasia caused by FGFR3 mutations (achondroplasia and hypochondroplasia). *Georgian Med News*, **196-197**: 63-72, 2011.
69) 指定難病に該当する胎児・新生児骨系統疾患の現状調査と診療ガイドラインの改訂に関する研究班：骨形成不全症（指定難病 274）．難病情報センター（http://www.nanbyou.or.jp/entry/4568）
70) Li HY et al.：Laryngomalacia causing sleep apnea in an osteogenesis imperfecta patient. *Am J Otolaryngol*, **23**(6): 378-381, 2002.
71) 染色体微細欠失重複症候群の包括的診療体制の構築研究班：スミス・マギニス症候群（指定難病 202）．難病情報センター（http://www.nanbyou.or.jp/entry/4854）
72) Smith AC et al.：Sleep disturbance in Smith-Magenis syndrome（del 17 p11.2）. *Am J Med Genet*, **81**: 186-191, 1998.
73) Itoh M et al.：Systemic growth hormone corrects sleep disturbance in Smith-Magenis syndrome. *Brain Dev*, **26**: 484-486, 2004.
74) De Leersnyder H et al.：Beta-adrenergic antagonists improve sleep and behavioural disturbances in a circadian disorder, Smith-Magenis syndrome. *J Med Genet*, **38**: 586-589, 2001.
75) De Leersnyder H et al.：Beta 1-adrenergic antagonists and melatonin reset the clock and restore sleep in a circadian disorder, Smith-Magenis syndrome. *J Med Genet*, **40**: 74-78, 2003.
76) Carpizo R et al.：Smith-Magenis syndrome: a case report of improved sleep after treatment with beta1-adrenergic antagonists and melatonin. *J Pediatr*, **149**: 409-411, 2006.
77) 先天異常症候群領域の指定難病等の QOL の向上を目指す包括的研究班：ウィリアムズ症候群（指定難病 179）．難病情報センター（http://www.nanbyou.or.jp/entry/4766）
78) Arens R et al.：Periodic limb movement in sleep in children with Williams syndrome. *J Pediatr*, **133**: 670-674, 1998.

索引

欧文

anticipatory activity 32
antidiuretic hormone (ADH) 92
Apert syndrome 144
apnea hypopnea index (AHI) 142
apparent life threatening event (ALTE) 83
attention-deficit / hyperactivity disorder (ADHD) 123, 129, 133, 138
autism spectrum disorder (ASD) 130, 138

behavioral insomnia 55
brief sleep questionnaire 73

central disorders of hypersomnolence 113
child and adolescent sleep checklist (CASC) 73
children's chronotype questionnaire (CCTQ) 76
children's sleep habits questionnaire (CSHQ) 73
chronotype, sleep-corrected mid-sleep on free days 107
circadian rhythm sleep-wake disorder (CRSWD) 106
cognitive behavioral therapy (CBT) 138
Co-sleeping 51
CPAP 149
Crouzon syndrome 144
Cry It Out 50

delayed sleep-wake phase disorder (DSWPD) 107, 138
DHA 13
dim light melatonin onset (DLMO) 21, 40, 76
distal proximal gradient (DPG) 9
dopamine agonist (DA) 125

EPA 13
Epworth sleepiness scale (ESS) 79

Human Leukocyte Antigen (HLA) 117
hypnagogic hallucinations 98

idiopathic hypersomnia 115
insufficient sleep syndrome 118
intrinsically photosensitive retinal ganglion cell (ipRGC) 23, 59

Japanese sleep questionnaire for preschoolers (JSQP) 75
jet lag 40

Kline-Levin syndrome (KLS) 116

labor breathing index (LBI) 143
later school start times 44
LED 24, 28
limit-setting sleep disorder 55
long face syndrome 150

Magic Spray 56
mandibular movements (MM) 146
melanopsin 23, 59
Monster Spray 56
morningness-eveningness questionnaire (MEQ) 39
motivated DSWPD 110
MSF 75
MSFsc 40, 76, 107
Multiple Sleep Latency Test (MSLT) 113
Munich chronotype questionnaire (MCTQ) 40, 75
myofunctional therapy (MFT) 149

Nager syndrome 144
narcolepsy 98, 113
National Sleep Foundation 56
night cry 92
nightmares 93
No Cry Sleep Solution 50
non-24-hour sleep-wake rhythm disorder (N24SWD) 106, 108
non-image-forming vision 59

obstructive sleep apnea (OSA) 140, 153
obstructive sleep apnea disorders 140
out of center sleep testing (OCST) 145

paradoxicial inward rib cage motion (PIRCM) 143
PDSS 79
periodic limb movements (PLMS) 123
periodic limb movement disorder (PLMD) 133
Pfeiffer syndrome 144
phase response curve (PRC) 21, 109
pictorial sleepiness scale 81
polysomnography (PSG) 72, 144
posttraumatic stress disorder (PTSD) 95

rapid maxillary expansion (RME) 149
REM sleep motor parasomnia (RMP) 94
respiratory effort related arousal (RERA) 145
restless legs syndrome (RLS) 121, 133

school start times 71
SIDSガイドライン 85
sleep breathing disorders (SDB) 140
sleep enuresis 89
sleep onset REM periods (SOREMPs) 98
sleep paralysis 98
sleep related breathing disorders 140
social jetlag 37, 40, 107
sudden infant death syndrome (SIDS) 49, 83
suprachiasmatic nucleus (SCN) 20, 29, 106

the pediatric daytime sleepiness scale 79
triple-risk model 86

X連鎖αサラセミア・精神遅滞症候群 159

Zeitgeber 29

あ行

青色光　23
青色光遮断眼鏡　111
アクチグラフィ　78
悪夢　41, 56, 93, 99, 100, 101
　──の出現頻度　93
朝型・夜型　39
朝型─夜型質問票　39, 76
アデノイド　140, 154
アデノイド・口蓋扁桃切除術　156
アデノイド・口蓋扁桃肥大　141
アデノイド切除術　146
アペール症候群　144, 161
アラーム療法　91
アンジェルマン症候群　159
α1-アンチトリプシン欠乏症　159

位相後退　27
位相反応曲線　21, 109
位相変位　59
いびき　140, 144, 153
色温度（K：ケルビン）　24
インスリン　13

ウィリアムズ症候群　166
うつぶせ寝　85
運動　28
運動パルス　32

エネルギー　1
エプワース眠気尺度　79

オレキシン　15
オレキシン神経　113

か行

概日リズム　5, 20, 55, 62, 106
概日リズム睡眠・覚醒障害　71, 106
概日リズム睡眠・覚醒障害群　42
解剖学的バランス　155
下顎骨異形成　162
学業成績　42, 63
覚醒閾値の上昇　90
覚醒困難　115
覚醒反応　86
金縛り　98, 100
カフェイン　14
鎌状赤血球症　144
刈り込み　7
簡易装置　145
感覚過敏　132
陥没呼吸　143

奇異性呼吸運動　143
記憶　3

起床困難　67
機能的な膀胱容量　90
休止期と活動期　1
急速上顎拡大装置　149
仰臥位　98
筋強直性ジストロフィー　164
筋ジストロフィー　164

クライネ-レビン症候群　113, 116
クルーゾン症候群　144, 161
クロナゼパム　104, 126
クロノタイプ　39, 107

月経関連過眠症　117

口蓋扁桃　140, 154
口蓋扁桃摘出術　146
交感神経　2
口腔機能訓練　149
口腔内装置　153, 157
高照度光治療　111
行動性不眠症　55
行動的体温調節　10
行動療法　91
抗利尿ホルモン　92
抗ロイコトリエン薬　149
国際小児尿禁制学会　89
午睡　58, 61
骨形成不全症　166
骨系統疾患　165
子どもの睡眠習慣質問票　73
子どもの日中眠気評価尺度　79
ゴーリン症候群　162
コルネリア・デランゲ症候群　160
コンスタントルーチン法　20

さ行

サーカディアンリズム　5, 20, 55, 62
　──の乱れ　63
錯乱性覚醒　100

歯科矯正治療　156
自覚的評価　72
弛緩　2
時間栄養学　12, 15
時間療法　69
始業時間　44
視交叉上核　11, 20, 29, 106
時差障害　40
自殺願望　95
思春期　53
しつけ　54
しつけ不足型睡眠障害　55, 138
疾病利得　110
児童青年期睡眠チェックリスト　73
自閉スペクトラム症　130, 138
死亡率　4

社会的ジェットラグ　40, 107
社会的時差ぼけ　37
尺度　72
周期性傾眠症　117
周期性四肢運動　123
周期性四肢運動障害　133
自由継続リズム　109
就眠儀式　53
授乳　49
小下顎　155
上気道拡張筋　153
上気道周囲筋　141
上気道閉塞　153
照度　24, 59
情動脱力発作　113
食事　58
食料（餌）　1
徐波睡眠　5
自律神経活動　36
自律神経系　6
歯列弓　155
寝衣　10
進化　1
神経筋疾患　163
人口動態統計　85
寝床内気候　9
深睡眠量　102
新生児　6, 48
深部体温　20, 30, 59

髄液オレキシン濃度　114
推奨睡眠時間　57
水晶体　25
睡眠衛生　43, 45, 110, 132
睡眠・覚醒相後退障害　107, 119, 138
睡眠・覚醒リズム　3, 30
睡眠環境　48, 87
睡眠関連呼吸障害　140
睡眠教育　54, 56, 63, 138
睡眠検査　72
睡眠時遺尿症　89, 100
睡眠時間　3
　必要とする──　4
睡眠時驚愕症　101
睡眠時随伴症　100
睡眠姿勢　99
睡眠時前頭葉てんかん　94
睡眠指導　67
睡眠時無呼吸　134
睡眠習慣　48
睡眠周期　5
睡眠時遊行症　101
睡眠促進行動　64
睡眠中の異常行動　100
睡眠日誌　66, 76, 115
睡眠表　76
睡眠負債　37, 40, 75
睡眠不足　62

睡眠不足症候群　118
睡眠ポリグラフ検査　72, 144
睡眠麻痺　98, 113
睡眠○×クイズ　64
睡眠酩酊　115
ステロイド点鼻治療　148
ストレス　95
スミス・マジェニス症候群　166
スリープログ　76

生活習慣マネジメント　71
生活リズム健康法　63
生活リズムチェック　64
脆弱Ｘ染色体症候群　162
精神的な健康被害　93
生体リズム　28
成長ホルモン　3, 8, 157
生物時計　29
生理的な必要性　2
脊髄性筋萎縮症　163
セルフモニタリング　68
セロトニン神経系　6
先天性中枢性肺胞低換気症候群　160
先天性ミオパチー　164
前頭葉機能　62
前頭葉のシナプス密度　7
前頭連合野　7
喘鳴　143

添い寝　49, 51

た　行

体温　2
体動　10
体内時計　11, 19, 27
体内時計作用栄養学　12
ダウン症候群　144, 162
断眠　102

知的障害　130
知能テスト　8
注意欠陥・多動性障害　123, 129, 138
中枢性過眠症群　113
中途覚醒　2, 5, 103
中途覚醒回数　99
長顔症候群　150
朝食欠食　16
朝食時差ぼけ　17

涕泣　92
　──の原因　92
デスモプレシン　91
鉄欠乏　124, 135
鉄剤投与　125, 135

頭蓋顎顔面疾患　161
頭蓋縫合早期癒合症　161

動機づけられたDSWPD　110
糖原病Ⅱ型　165
瞳孔　25
瞳孔光反射　59
同調因子　29
頭部外傷後過眠症　119
特発性過眠症　113, 115
時計遺伝子　11
突然死　86
ドーパミン　124
ドーパミン受容体作動薬　125
トリソミー　144
トリチャー・コリンズ症候群　161
努力呼吸指数　143

な　行

内因性光感受性網膜神経節細胞　59
内的同調　29
ナルコレプシー　98, 113

日中機能　42
日本版幼児睡眠問質問票　75
乳児　51
入眠困難　67, 122, 131
入眠時幻覚　98, 113
入眠時レム睡眠　98
乳幼児突然死症候群　49, 83
乳幼児突発性危急事態　83
入浴　58
認知行動療法　138

ネイガー症候群　144
寝かしつけ　53
寝ぼけ　100
眠気　42

脳時計　11
脳内の老廃物　3
嚢胞性線維症　161
ノビレチン　14
ノリエ病　164

は　行

ハーゲン・ポアズイユの法則　154
バソプレシン　89
発汗　2, 10
発達障害　129
鼻呼吸　140
早寝早起き朝ごはん　46
腹時計　12
パルスオキシメーター　145
反復睡眠潜時検査　113
反復性過眠症　113, 117
反復性孤発性睡眠麻痺　100

非24時間睡眠・覚醒リズム障害　108
非イメージ形成視覚　59
ピエール・ロバン連鎖　161
光同調　30
光曝露　59, 109, 132
光パルス　32
非視覚的作用　20
非侵襲的な下顎運動のモニタリング　146
ヒト白血球抗原　117
肥満　8, 16, 41
昼寝　4, 52, 55, 57
ファイファー症候群　144
不規則性　67
複雑な過程　1
不登校　42, 58, 62, 69
不眠　41, 94
プラダー・ウィリー症候群　165
フリーマン・シェルドン症候群　162
ブルーライト　27, 59

閉塞性睡眠時無呼吸　86, 140, 153
閉塞性睡眠時無呼吸障害　140
ベックウィズ・ヴィーデマン症候群　159
ペモリン　115
ベルヌーイの定理　153

保育園　57
保育所保育指針　58, 61
ポンペ病　165

ま　行

末梢時計　11, 29
マルファン症候群　163

ミッドポイント　41
ミトコンドリア病　163
ミュンヘンクロノタイプ質問紙　40, 75

無呼吸低呼吸指数　142
むずむず脚症候群　121, 133

メチルフェニデート　115, 135
メビウス症候群　163
メラトニン　20, 30, 132
メラトニン受容体作動薬　111
メラトニン分泌開始時刻　21, 40
メラトニン抑制　59
メラノプシン　23, 59

網膜視床下部路　20
目標設定　64
モダフィニル　115
問診・チェックリスト　87

や 行

夜間尿量の増大 90
夜驚 101
夜食 18
夜尿 89, 100
夜尿症診療ガイドライン 89
夜尿症の重要な危険因子 89

夕食 58

夢 98
夢体験 93, 101
幼児 52
幼稚園 57
抑うつ 41
予知行動 12, 32
夜泣き 52, 92, 93
夜ふかし 57

ら 行

リズムの周期解析 6
ルビンシュタイン・テイビ症候群 165
レストレスレッグス症候群 121, 133
レット症候群 165
レム睡眠運動性随伴症 94
レム睡眠のプレッシャー 94

編集者略歴

駒田陽子（こまだようこ）
1971年　三重県に生まれる
2002年　早稲田大学大学院人間科学研究科
　　　　生命科学専攻博士課程修了
現　在　明治薬科大学リベラルアーツ准教授
　　　　博士（人間科学）

井上雄一（いのうえゆういち）
1956年　鳥取県に生まれる
1986年　鳥取大学大学院医学研究科博士課程修了
現　在　東京医科大学睡眠学講座・精神医学講座教授
　　　　（公財）神経研究所附属睡眠学センター長
　　　　睡眠総合ケアクリニック代々木理事長
　　　　医学博士

子どもの睡眠ガイドブック
―眠りの発達と睡眠障害の理解―　　　定価はカバーに表示

2019年7月1日　　初版第1刷
2020年2月20日　　　　第2刷

　　　　　　　　　編集者　駒　田　陽　子
　　　　　　　　　　　　　井　上　雄　一
　　　　　　　　　発行者　朝　倉　誠　造
　　　　　　　　　発行所　株式会社　朝　倉　書　店
　　　　　　　　　　東京都新宿区新小川町6-29
　　　　　　　　　　郵便番号　162-8707
　　　　　　　　　　電　話　03(3260)0141
　　　　　　　　　　FAX　03(3260)0180
　　　　　　　　　　http://www.asakura.co.jp

〈検印省略〉

© 2019〈無断複写・転載を禁ず〉　　新日本印刷・渡辺製本

ISBN 978-4-254-30119-9　C 3047　　Printed in Japan

JCOPY　〈出版者著作権管理機構　委託出版物〉

本書の無断複写は著作権法上での例外を除き禁じられています．複写される場合は，そのつど事前に，出版者著作権管理機構（電話 03-5244-5088，FAX 03-5244-5089，e-mail: info@jcopy.or.jp）の許諾を得てください．